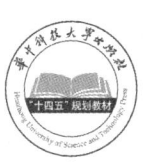

卫生职业教育"十四五"规划新形态一体化教材

供护理、助产、药剂、检验、康复、口腔等专业使用

药物学基础

主　　编　沙　红　刘超华　杨　实

副 主 编　张亚平　倪晓菲　叶群芳　董举霞　陈　佳

编　　者　（以姓氏笔画为序）

王锦迪　西双版纳职业技术学院

布正兴　云南省临沧卫生学校

叶群芳　铜仁职业技术学院

付江琴　铜仁市碧江区中等职业学校

刘　璇　滕州市中等职业教育中心学校

刘超华　武汉市第二卫生学校

李永芬　滕州市中等职业教育中心学校

杨　实　云南省临沧卫生学校

杨飞雪　安徽省淮北卫生学校

汪凤淋　铜仁市碧江区中等职业学校

沙　红　滕州市中等职业教育中心学校

张亚平　云南省临沧卫生学校

陈　佳　铜仁市碧江区中等职业学校

周　静　滕州市中等职业教育中心学校

娜仁花　广东省食品药品职业技术学校

倪晓菲　枣庄科技职业学院

董举霞　西双版纳职业技术学院

编写秘书　刘　璇

华中科技大学出版社

中国·武汉

内 容 简 介

本书为卫生职业教育"十四五"规划新形态一体化教材。

本书分为基础理论与实践技能两部分,共十七个项目,其中基础理论部分包括药物学基础概论、传出神经系统药、局部麻醉药、中枢神经系统药、利尿药与脱水药、心血管系统药、血液与造血系统药、抗组胺药和作用于子宫药、消化系统药、呼吸系统药、激素类药、抗微生物药、抗恶性肿瘤药、抗寄生虫药、免疫功能调节药、盐类与调节酸碱平衡药。

本书可供护理、助产、药剂、检验、康复、口腔等相关专业使用。

图书在版编目(CIP)数据

药物学基础 / 沙红,刘超华,杨实主编. -- 武汉 : 华中科技大学出版社,2024. 8. -- ISBN 978-7-5772-1186-2

Ⅰ. R9

中国国家版本馆 CIP 数据核字第 2024US0880 号

药物学基础　　　　　　　　　　　　　　　　　　　　　　　　　沙　红　刘超华　杨　实　主编

Yaowuxue Jichu

策划编辑:黄晓宇

责任编辑:黄晓宇　　马梦雪

封面设计:廖亚萍

责任校对:刘　竣

责任监印:周治超

出版发行:华中科技大学出版社(中国·武汉)　　　电话:(027)81321913

　　　　　武汉市东湖新技术开发区华工科技园　　　邮编:430223

录　　排:华中科技大学惠友文印中心

印　　刷:武汉市洪林印务有限公司

开　　本:889mm×1194mm　1/16

印　　张:16

字　　数:513 千字

版　　次:2024 年 8 月第 1 版第 1 次印刷

定　　价:58.00 元

本书若有印装质量问题,请向出版社营销中心调换

全国免费服务热线:400-6679-118　　竭诚为您服务

版权所有　侵权必究

卫生职业教育"十四五"规划新形态一体化教材

丛书编委会

主任委员

胡　野　全国卫生健康职业教育教学指导委员会
教学质量评价专门委员会副主任委员

委员（按姓氏笔画排序）

丁　博　安徽省淮北卫生学校
丁志强　湖南护理学校
王　辉　秦皇岛水运卫生学校
王绍才　南阳科技职业学院
王彩罡　枣阳市卫生职业技术学校
方国强　广东省潮州卫生学校
邓翠珍　湖南护理学校
任正超　滕州市中等职业教育中心学校
刘宗生　江西省吉安市卫生学校
刘超华　武汉市第二卫生学校
杨　毅　湖北职业技术学院
肖天杰　云南省临沧卫生学校
吴　静　台江县中等职业学校
吴文全　重庆市护士学校
邹远志　铜仁市中等职业学校
沈丽芳　杭州市萧山区第四中等职业学校
张晶晶　秦皇岛水运卫生学校
张翠玉　广东省湛江卫生学校
陈　琼　云南省临沧卫生学校
易元红　咸宁职业教育(集团)学校
周洪梅　重庆工业管理职业学校
赵永峰　邓州市职业技术学校
胡煜辉　江西省吉安市卫生学校
袁松平　西双版纳职业技术学院
黄利丽　武汉市东西湖职业技术学校
符　莹　成都铁路卫生学校
蔡明华　湖北省潜江市卫生学校
樊　斌　湖北新产业技师学院

网络增值服务

使用说明

欢迎使用华中科技大学出版社医学资源网 yixue.hustp.com

1 教师使用流程

（1）登录网址：**http://yixue.hustp.com**（注册时请选择教师用户）

注册 ▷ 登录 ▷ 完善个人信息 ▷ 等待审核

（2）审核通过后，您可以在网站使用以下功能：

下载教学资源　　建立课程　　管理学生　　布置作业　查询学生学习记录等

教师

2 学员使用流程

（建议学员在PC端完成注册、登录、完善个人信息的操作）

（1）**PC端操作步骤**

　① 登录网址：http://yixue.hustp.com（注册时请选择普通用户）

注册 ▷ 登录 ▷ 完善个人信息

　② **查看课程资源：**（如有学习码，请在个人中心–学习码验证中先验证，再进行操作）

选择
课程

首页课程 ▷ 课程详情页 ▷ 查看课程资源

（2）**手机端扫码操作步骤**

手机
扫码 ⇢ 登录 → 查看数字资源

注册

总序

职业教育是国民教育体系和人力资源开发的重要组成部分。中共中央办公厅、国务院办公厅印发的《关于深化现代职业教育体系建设改革的意见》指出,要以习近平新时代中国特色社会主义思想为指导,深入贯彻党的二十大精神,坚持和加强党对职业教育工作的全面领导,把推动现代职业教育高质量发展摆在更加突出的位置。

随着健康中国战略的不断推进,党和国家加大了对卫生人才培养的支持力度。新形势下卫生职业教育秉持着"以服务为宗旨,以就业为导向"的指导思想,取得了长足的进步与发展,为国家输送了大批高素质应用型医药卫生人才。

根据《"十四五"职业教育规划教材建设实施方案》,为进一步贯彻落实文件精神,适应职业教育改革发展的需要,充分发挥教材建设在提高职业教育人才培养质量中的基础性作用,在广泛调研卫生职业教育的实际需求后,在全国卫生健康职业教育教学指导委员会和部分中高等职业院校领导的指导下,华中科技大学出版社组织全国40余所医药类中高等职业院校的近200位老师编写了本套卫生职业教育"十四五"规划新形态一体化教材。

本套教材充分体现了新一轮教学计划的特色,坚持以就业为导向、以能力为本位、以岗位需求为标准的理念,遵循"三基"(基本理论、基本知识、基本技能)、"五性"(思想性、科学性、先进性、启发性、适用性)、"三特定"(特定目标、特定对象、特定限制)的编写原则,充分反映各院校的教学改革成果。教材编写体系和内容均有所创新,着重突出以下编写特点。

(1)紧跟"十四五"教材建设工作要求,引领职业教育教材发展趋势,密切结合最新专业目录、专业教学标准,以岗位胜任力为导向,参照高素质应用型医药卫生人才的培养目标,提升学生的就业竞争力,体现鲜明的卫生职业教育特色。

(2)有机融入思政教育,结合专业知识教育背景,深度融入思政元素,注重加强医者仁心教育,对学生进行正确价值引导与人文精神滋养。

(3)强调"岗课赛证融通"的编写理念,选择临床典型案例,强化技能培养,紧密衔接最新护士执业资格考试大纲,提高岗位胜任力,注重吸收行业新技术、新工艺、新规范,突出体现"医教协同、理实一体"的教材编写模式。

(4)采用"互联网+"思维的教材编写模式,增加大量数字资源,构建信息量丰富、学习手段灵活、学习方式多元的新形态一体化教材体系,推进教材的数字化建设。

本套教材得到了各相关院校和领导的高度关注与大力支持,我们衷心希望本套教材能为新时期卫生职业教育的发展做出贡献,并在相关课程的教学中发挥积极作用,得到广大读者的青睐。相信本套教材在使用过程中,通过教学实践的检验和实际问题的解决,能不断得到改进、完善和提高。

卫生职业教育"十四五"规划新形态一体化教材
丛书编委会

前言

随着社会经济水平和医药卫生行业的发展,合理用药与临床用药护理越来越凸显出其至关重要的地位。根据华中科技大学出版社举行的教材编审会议精神,以及三年制护理专业的培养目标,按照德育为先、能力为重、全面发展、系统培养的要求,我们组织了全国 9 所院校的专家和一线专业教师精心编写了本教材。

本教材以立德树人为根本,结合"岗课赛证"的需求,融入理实一体化理念,根据职业教育学生的认知水平和理解能力,遵循技能型人才成长规律,吸收近年来卫生职业教育改革的最新成果,以基本理论、基本知识"必需、够用"为度,删繁就简,整体优化,贴近护士执业资格考试,贴近临床,凸显护理专业的特色,体现"以人的健康为中心"的大健康理念。本教材注重培养学生的理解、创新和解决实际问题的能力,强调基本技能的训练,面向医疗、卫生、康复和社区保健等方面的需求,以培养具有药物学基础知识、具备临床用药护理技术的技能型人才为目标,以期发挥出职业教育的基础性作用。

本教材以项目化教学形式,完成任务学习目标,分为基础理论与实践技能两部分,基础理论部分包括 16 个项目,为突出专业性,增强实用性,设计"案例引导""考点提示""知识拓展""记忆口诀"等模块,以增强学生学习兴趣、拓展他们的知识面,并且方便记忆;实践技能部分遴选了药物学经典实验,讲述了药物一般常识及药物的配伍禁忌等 14 个实用性技能训练,以培养学生的动手操作能力,夯实对基础理论的理解记忆;同时还在编写中结合了护士执业资格考试的相关要求,以贴近专业岗位需求,培养学生终身学习的意识。为方便教学、灵活学习,充分发挥数字资源的教学优势,按照纸数融合型教材编写理念,每个项目都配有对应的 PPT 课件,部分项目后还配有"常用制剂与用法"以及"直通护考"模块,学生可通过扫描二维码随时随地便捷学习。

本教材编写过程中,参阅并借鉴了部分教材和相关著作,在此向原作者及出版社深表敬意和感谢!同时对参编者及参编学校领导和同行们的鼓励与支持,在此一并致谢!虽然编者尽心尽力、字斟句酌、反复审核,但由于水平有限,仍有诸多不足或疏漏之处,恳请同行和广大师生批评指正,共同完善。

沙 红 刘超华 杨 实

目录

项目一　药物学基础概论　/1

　　任务一　绪言　/1

　　任务二　药物对机体的作用——药效学　/3

　　任务三　机体对药物的处置过程——药动学　/7

　　任务四　影响药物作用的因素　/12

项目二　传出神经系统药　/16

　　任务一　传出神经系统药概述　/16

　　任务二　拟胆碱药　/20

　　任务三　抗胆碱药　/24

　　任务四　拟肾上腺素药　/28

　　任务五　抗肾上腺素药　/32

项目三　局部麻醉药　/38

项目四　中枢神经系统药　/42

　　任务一　镇静催眠药与抗惊厥药　/42

　　任务二　抗癫痫药　/47

　　任务三　抗精神失常药　/52

　　任务四　抗帕金森病药与抗阿尔茨海默病药　/60

　　任务五　镇痛药　/64

　　任务六　解热镇痛抗炎药与抗痛风药　/70

　　任务七　中枢兴奋药　/77

项目五　利尿药与脱水药　/81

　　任务一　利尿药　/81

　　任务二　脱水药　/85

项目六　心血管系统药　/87

　　任务一　抗高血压药　/87

　　任务二　抗慢性心功能不全药　/93

　　任务三　抗心律失常药　/98

　　任务四　抗心绞痛药　/104

　　任务五　调血脂药　/107

项目七　血液与造血系统药　/112

　　任务一　促凝血药　/112

　　任务二　抗凝血药和抗血栓药　/114

任务三　抗贫血药 /117

任务四　血容量扩充药 /119

项目八　抗组胺药和作用于子宫药 /122

任务一　抗组胺药 /122

任务二　作用于子宫药 /125

项目九　消化系统药 /128

任务一　抗消化性溃疡药 /128

任务二　助消化药 /133

任务三　止吐药与促胃肠动力药 /133

任务四　泻药和止泻药 /135

项目十　呼吸系统药 /139

任务一　平喘药 /139

任务二　镇咳药 /144

任务三　祛痰药 /146

项目十一　激素类药 /150

任务一　肾上腺皮质激素类药 /150

任务二　甲状腺激素与抗甲状腺药 /154

任务三　降糖药 /157

任务四　性激素类药与避孕药 /160

项目十二　抗微生物药 /166

任务一　常用基本概念 /166

任务二　抗生素 /167

任务三　人工合成抗菌药 /178

任务四　抗结核药 /186

任务五　抗真菌药和抗病毒药 /189

任务六　常用消毒防腐药 /194

任务七　抗菌药物应用新理念 /198

项目十三　抗恶性肿瘤药 /202

任务一　概述 /202

任务二　常用抗恶性肿瘤药 /204

项目十四　抗寄生虫药 /209

任务一　抗疟药 /209

任务二　抗阿米巴药与抗滴虫药 /212

任务三　抗血吸虫药与抗丝虫药 /213

任务四　抗肠蠕虫药 /214

项目十五　免疫功能调节药 /216

任务一　免疫抑制药 /216

任务二　免疫增强药 /218

项目十六　盐类与调节酸碱平衡药 /221

任务一　盐类 /221

任务二　调节酸碱平衡药 /223

项目十七　实践技能 /226

技能一　常用实验动物的捉拿、给药与处死 /226

技能二　不同给药途径、给药剂量对药物作用的影响 /229

技能三　拟胆碱药与抗胆碱药对瞳孔的影响 /230

技能四　有机磷酸酯类中毒及解救 /231

技能五　局部麻醉药的表面麻醉作用与毒性比较 /232

技能六　地西泮的抗惊厥作用 /234

技能七　氯丙嗪的镇静作用及对体温调节的影响 /235

技能八　抗凝血药的抗凝血作用 /236

技能九　硫酸镁不同给药途径的作用 /236

技能十　可待因的镇咳作用 /238

技能十一　氢化可的松对细胞膜的保护作用 /238

技能十二　药物的配伍禁忌 /239

技能十三　链霉素的毒性反应及解救 /241

技能十四　药物一般常识 /242

参考文献 /244

药物学基础概论

扫码看课件

学习目标

【知识目标】 掌握药物、药理学、药效学、药动学、受体激动药、受体阻断药、首过消除、药酶诱导剂、药酶抑制剂、极量、治疗量、安全范围、治疗指数等药物学基本概念;掌握并辨别副作用、毒性反应、后遗效应、继发反应、耐受性等不良反应;掌握药物的基本作用、半衰期及其意义;熟练掌握不同给药途径的药物吸收部位与特点及其他影响药物作用的因素;熟悉药物体内过程的变化规律及其影响因素;熟悉药物作用类型、作用机制。

【能力目标】 学会用药物学的基础理论指导各个项目的学习及临床合理安全用药,具备观察药物疗效、辨别各种不良反应并应对处置的能力。

【思政目标】 能够以辩证思维认识药物作用的两重性,筑牢敬佑生命、护卫健康的职业意识,坚守安全用药理念,养成严遵医嘱、严守护理程序的职业习惯。

项目导言

本项目是本课程最重要的内容,是学习药物学基础的入门篇,也是后续各项目学习的理论基础。通过对药物学基本概念,药物的基本作用、作用类型、作用机制、不良反应、体内过程的变化规律及影响药物作用因素等内容的系统学习,掌握本课程的基本知识,学会以药物学的思维模式指导全课程的学习。

任务一 绪 言

一、药物学相关概念及课程性质

药物(drug)是指能改变或查明机体的生理功能或病理状态,用于预防、治疗、诊断疾病的化学物质。药物与毒物之间以剂量为界限,任何药物剂量过大都可产生毒性反应。

药理学(pharmacology)是研究药物与机体间相互作用及作用规律的一门学科。研究药物对机体的作用及作用机制的学科,称为药物效应动力学(pharmacodynamics),简称药效学;研究机体对药物的处置过程,即药物的吸收、分布、代谢和排泄的动态变化过程及其规律的学科,称为药物代谢动力学(pharmacokinetics),简称药动学。

药物学基础是一门实用性较强的综合性学科,涵盖了药理学、药物治疗学、药剂学等学科,主要研究药物的作用、临床应用、不良反应与用药护理、制剂与用法等内容。以药理学基本理论及基本技能为核心,结合现代护理理论,使学生掌握临床用药基本知识与技能,熟悉合理用药原则,正确执行医嘱、评估药物疗效,指导科学、安全用药。药物学基础是基础医学与临床医学之间的桥梁课程,是卫生职业教育护理、助产、检验、康复、口腔、影像等相关专业的核心课程。

二、临床用药护理要素

临床用药中,护士是具体实施者,更是用药前后的主要监护者。对安全、有效、及时地进行药物治疗评估起着至关重要的作用。牢固的药物学基础知识是做好临床用药护理的重要保障。

（一）熟悉药物种类，妥善管理

领取药物后要认真核对，按药物种类和性质分类管理并做好明确标识。①遇光易变质和易氧化的药物，如肾上腺素注射液等应避光、密闭、放置阴凉处保存。②遇热易破坏的药物，如胰岛素等生物制品应冷藏存放。③易挥发、潮解或风化的药物，应密闭保存，用后及时盖紧瓶盖。④特殊药物，如贵重药、剧毒药、麻醉药等应由专人负责并加锁保管。⑤易燃药物应远离明火，单独妥善存放。⑥定期检查药物质量和保质期，如发现变色、异味、沉淀、发霉或标识不清等问题，应及时更换。

（二）做好用药护理，提高疗效，减轻不良反应

1.用药前　应准确核对医嘱，认真做好护理评估，应了解患者病史、用药史及过敏史；熟悉药物作用、用法、不良反应和禁忌证；如有疑问或患者病情有变化，应及时与医生沟通核准后方可用药。

2.用药时　严格执行"三查、八对、一注意"；性质不稳定的药物应即溶即用，尤其注意配伍禁忌；不同患者，病情不同阶段，要根据药物学基础知识合理把握给药时间；做好患者的心理疏导，提高疗效，减轻不良反应。

 **知识拓展**

"三查、八对、一注意"

三查：操作前查、操作中查、操作后查。

八对：对床号、姓名、药名、剂量、浓度、时间、用法、有效期。

一注意：注意观察药物作用和不良反应。

3.用药后　应细心观察并评估药物疗效与不良反应，及时对症处理，并做好护理记录；对易过敏或毒性强的药物，应严密观察并备好解救药物，确保临床用药安全有效。

三、药物学基础的学习方法

学好药物学基础，能够指导临床合理、安全用药，提高疗效，预防和减轻不良反应，为开展医药卫生服务及从事相关工作岗位奠定专业知识与技能基础。

药物学基础是一门综合性学科，内容抽象，专业性强，与相关学科联系广泛，知识点的掌握多以记忆为主。学习时应把握以下几点。

1.牢固掌握基本理论　概论及各项目的概述部分，是本课程的重要知识点，应重点学习记忆。熟练掌握药物学基本概念、药物的基本作用、药物体内过程的变化规律及用药原则，是学好本课程的重要保障，也是后续学习的基础。同样，对于各类代表药物应全面了解，牢固掌握，以指导同类药物的学习，以点带面，融会贯通。

2.多联系，善归纳，牢记忆　要对本专业的前期课程如生理学、病理学、病原生物与免疫学等做好针对性的复习，做到用中学、学中用，温故知新。要善于归纳总结各类药物的共性与具体药物的特性，可采用歌诀记忆、图表记忆等方法，同时充分利用好教材中PPT课件、案例引导、知识拓展、直通护考等资源，提升学习兴趣，提高学习效率。

3.谨记药物作用的两重性　要谨记药物是把"双刃剑"，在临床工作中要结合护理程序与用药护理知识，最大限度地预防和减轻不良反应，严格执行安全用药原则。

（沙　红　倪晓菲）

任务二　药物对机体的作用——药效学

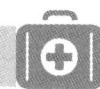

案例引导

患者,男,38岁,因"入睡难"就诊,近日因工作压力大、焦虑而失眠,诊断为焦虑性失眠。给予地西泮每次2.5 mg,每日1次,睡前口服,用药后睡眠改善,停药2日后,患者仍有嗜睡、乏力现象。

工作任务:

1. 口服地西泮治疗失眠,药物发挥的是哪种作用类型?

2. 患者出现了哪种不良反应?发生的原因是什么?

案例解析

一、药物的基本作用

药物的基本作用是指药物对机体原有功能水平的改变。使机体原有功能水平提高或增强的作用称为兴奋作用,如腺体分泌增多、脉搏加快、酶活性增强等;使机体原有功能水平降低或减弱的作用称为抑制作用,如肌肉松弛、血压降低、心肌收缩力减弱等。在一定条件下,兴奋作用与抑制作用可发生转化,如中枢神经兴奋过度,可出现惊厥,长时间的惊厥又会转为衰竭性抑制,甚至死亡。某些药物在同一机体内对不同的组织器官可产生不同的作用,如肾上腺素对心脏呈现兴奋作用,而对支气管平滑肌舒张则呈现抑制作用。

二、药物作用的主要类型

1. 局部作用和吸收作用　局部作用是指药物被吸收入血之前,在用药部位所产生的作用,如乙醇的皮肤消毒作用,碳酸氢钠的中和胃酸作用,局部麻醉药的局部麻醉作用。吸收作用是指药物被吸收入血之后随血液循环分布到各组织器官所产生的作用,又称全身作用。如口服对乙酰氨基酚产生的解热镇痛作用,注射硫酸镁产生的抗惊厥作用。

2. 直接作用和间接作用　药物对所接触的组织器官直接产生的作用称为直接作用,又称原发作用;由直接作用引发的其他作用称为间接作用,又称继发作用。例如,去甲肾上腺素激动α受体,使血管收缩、血压升高,是直接作用;由于血压升高反射性引起心率减慢,是间接作用。

3. 选择作用和普遍作用　药物对机体不同组织器官在作用性质或作用强度上的差异称为药物作用的选择性,即选择作用。药物的选择作用主要与以下因素有关:①不同组织器官对药物的亲和力或敏感性不同,使得药物的分布不同,如甲状腺对碘的摄取力强,使得碘在甲状腺的分布明显多于其他组织。②受体在不同组织器官上分布的种类和数量不同。③机体不同组织器官结构或生化机能不同。

药物的选择作用是药物分类的依据,也是临床选药的基础。药物的选择作用是相对的,随剂量增大,选择性降低,作用范围扩大。如咖啡因服用小剂量可以兴奋大脑皮层,较大剂量可以兴奋延髓,大剂量则能够兴奋脊髓。因此,临床用药既要考虑药物的选择作用,更要掌握好用药剂量,以确保安全高效。

选择性低的药物对机体各组织器官均产生相似的作用,称为普遍作用。此类药物大多对细胞原生质有害。如酚、甲醛等可使蛋白质变性,因而不能用于体内,仅作为消毒防腐药用于体外杀菌。

4. 防治作用和不良反应　药物作用具有两重性,既可产生对机体有利的防治作用,又可产生对机体不利的不良反应。

(1)防治作用:凡符合用药目的或能够达到防治疾病的作用,分为以下两种。

①预防作用(preventive action),是指提前用药以防止疾病或症状发生的作用,如接种疫苗等。

②治疗作用(therapeutic action),是指能够改善或消除疾病或症状而产生的作用。包括对因治疗(etiological treatment),即消除致病因子,从根本上治愈疾病,又称治本,如应用异烟肼杀灭结核分枝杆菌,

以治疗结核病;对症治疗(symptomatic treatment),即缓解疾病症状或减轻患者痛苦的治疗,又称治标,如解热镇痛药的解热作用。临床治疗原则为急则治标,缓则治本,标本兼治。

(2)不良反应(adverse reaction):凡不符合用药目的并给患者带来不适甚至危害的反应。多数不良反应是药物固有的,一般是可预知的,停药后多数可以恢复,少数较严重的或不易恢复的不良反应,也称为药源性疾病(drug-induced disease),如链霉素引起的神经性耳聋。常见的不良反应有以下几种。

①副作用(side effect),是指药物在治疗量时出现的与用药目的无关的作用,也称副反应(side reaction)。一般对机体危害较轻,停药可恢复,多是由于药物作用的选择性低,其药理效应涉及多个器官,当某一效应为用药目的时,其他效应即为副作用。因此,副作用与治疗作用可随用药目的的不同而相互转化,如阿托品用于麻醉前给药时,其治疗作用为抑制腺体分泌,而副作用则为松弛胃肠平滑肌引起的腹胀;用于治疗腹痛时,其治疗作用为松弛胃肠平滑肌,副作用则为抑制腺体分泌。

②毒性反应(toxic reaction),是指用药剂量过大、用药时间过长或机体对药物过于敏感而引起的对机体危害较大的反应。临床上应当避免发生。用药剂量过大或用药后迅速发生的称为急性毒性反应,多损害循环、呼吸和神经系统的功能;若长期用药,药物在体内逐渐蓄积而缓慢发生的称为慢性毒性反应,多损害肝、肾、骨髓及内分泌等功能。此外,致癌(carcinogenesis)、致畸(teratogenesis)、致突变(mutagenesis)称为三致反应,属于慢性毒性反应。

 知识拓展

"反应停"事件

沙利度胺(又称反应停)于20世纪50至60年代初期在美国、荷兰等国家广泛使用,它能够有效地阻止早期妊娠呕吐,但也阻碍了孕妇对胎儿的血液供应,导致大量四肢短小的"海豹肢畸形婴儿"出生。历史上这一严重事件被称为"反应停"事件。反应停是第一个明确有人类致畸作用的药物。

③变态反应(allergic reaction),是指药物作为抗原或半抗原,刺激机体所产生的病理性免疫反应,常称为过敏反应(anaphylaxis)。过敏反应的发生与药物剂量和药物原有作用无关,用药理性拮抗药解救无效,过敏体质者易发生。过敏原可能是药物本身或其代谢产物,或药物制剂中的杂质或辅剂等。首次用药较少发生,常在第二次用药后发生,再用时可再发生,结构相似的药物还可发生交叉过敏反应。过敏反应常见的表现有药物热、皮疹、血管神经性水肿、哮喘等,严重者可发生过敏性休克,如不及时抢救,可导致死亡。因此,用药前应详细询问患者用药史及过敏史,必要时做皮肤过敏试验,阳性者禁用,同时还应该注意少数假阳性或假阴性反应。

④后遗效应(residual effect),是指停药后血浆药物浓度(简称血药浓度)降至有效浓度以下时残存的药理效应。此效应持续时间可长可短,如服用巴比妥类催眠药,次日晨起后仍感困倦、乏力等。

⑤继发反应(secondary reaction),是指由药物治疗作用而产生的不良后果,也称治疗矛盾。如长期应用广谱抗生素而引起的继发感染,称为二重感染。

⑥特异质反应(idiosyncratic reaction),是指少数特异体质患者对某些药物特别敏感而产生的异常反应,多因先天遗传缺陷所致,反应严重度与剂量成正比。如葡萄糖-6-磷酸脱氢酶缺乏患者,在应用伯氨喹等药物治疗时易发生溶血现象。

⑦停药反应(withdrawal reaction),是指长期用药后突然停药,导致原有疾病或症状重现或加剧的现象,也称为反跳现象。如长期服用可乐定降压,突然停药后血压可明显回升。有反跳现象的药物,不可突然停药,应逐渐减量、缓慢停药。

⑧耐受性(tolerance),是指连续用药后,机体对药物的敏感性降低,需不断增加药量方可维持原有的药理效应。在短时间内多次用药后迅速发生者,称为快速耐受性(tachyphylaxis)。

⑨依赖性(dependence),是指长期使用某些药物后,机体对该药物产生了躯体性或精神性的依赖和需求,因此,依赖性可分为躯体依赖性(physical dependence)和精神依赖性(psychic dependence)。精神依赖性

也称为心理依赖性(psychological dependence),是指患者对药物产生精神上的依赖,停药后有主观上的不适,但无戒断症状。易产生精神依赖性的药物被称为"精神药品",如催眠药等。躯体依赖性也称为生理依赖性(physiological dependence),是指反复用药后易成瘾,患者对药物不仅有精神上的渴望,而且有躯体上的依赖,一旦停药就会出现戒断症状,表现为一系列的生理功能紊乱。易产生躯体依赖性的药物被称为"麻醉药品",如吗啡等。产生躯体依赖性的患者,为求得继续用药可不择手段,甚至丧失道德人格。我国于2016年修订实施《麻醉药品和精神药品管理条例》,医药工作者应严格遵守。

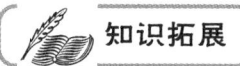

药源性疾病

药源性疾病(drug-induced diseases,DID),是指药物引起的与治疗作用无关,并能导致机体某一处或几处组织器官发生功能性和(或)器质性损害的不良反应。包括正常用法用量下患者对药物敏感性增高所引起的B型药物不良反应,此类反应难以预测,发生率较低,但病死率较高,可能与患者遗传基因变异的特异质反应有关,或者是获得性药物过敏反应所致;以及因超量、超时、误服或错用等不正确使用药物所引起的A型药物不良反应,此类反应是药物作用的延伸,或者是药物及其代谢产物引起的毒性反应。因此,通过了解药物的毒性反应即可预测该药物可能引发的药源性疾病。

药源性疾病与不合理用药密切相关,随着新药品种的增多和新型中药制剂的涌现,药源性疾病发生率逐年升高,引起全社会的关注。

三、药物作用机制

药物作用机制又称为药物作用原理,是研究药物为什么会产生作用或如何产生作用的。明确药物作用机制,有助于理解药物作用和不良反应,以便更好地发挥药物疗效,减轻不良反应。

(一)药物与受体作用

1. 受体及其特性

(1)受体的概念:受体(receptor)是存在于细胞膜或细胞内,能识别并结合特异性配体,通过信息传递,产生特定的生物放大效应的功能性蛋白质。

(2)配体的概念:能与受体特异性结合的物质称为配体,也称第一信使,包括内源性配体,如神经递质、激素、自体活性物质等;外源性配体,如药物、毒物等。

(3)位点:受体上与配体的结合部位。

(4)受体的特性:①特异性,受体对与其结构相适应的配体具有特异性识别及结合的能力。②敏感性,受体只需与很低浓度的配体结合就能产生显著的效应。③饱和性,由于受体的数目或位点有限,因此配体与受体的结合具有饱和性,作用于同一受体的配体之间存在竞争现象。④可逆性,受体与配体的结合是可逆的,受体-配体复合物可以解离,且可被其他配体置换。⑤多样性,同一类型受体可广泛分布于不同的细胞,从而产生不同的效应,受体的多样性是受体亚型分类的基础。

2. 作用于受体的药物分类 药物与受体结合发挥效应,必须具备两个条件:一是药物与受体结合的能力,即亲和力;二是药物与受体结合时激动受体的能力,即内在活性,又称效应力。作用于受体的药物可分为以下几类。

(1)受体激动药(又称完全激动药):指与受体既有较强的亲和力,又有很强的内在活性,能激动受体产生效应的药物。

(2)受体部分激动药:指与受体虽具有亲和力,但仅有较弱的内在活性,单独应用时可产生较弱的受体激动效应的药物。当与受体激动药合用时,则呈现拮抗受体激动药的效应,即减弱受体激动药的效应,故又称为具有内在活性的拮抗药。

（3）受体阻断药（又称受体阻滞药或受体拮抗药）：指与受体有很强的亲和力，而无内在活性的药物，与受体结合后，会阻碍激动性配体与受体的结合，从而产生阻断效应。

根据药物与受体的结合是否可逆，可将其分为：①竞争性阻断药，与受体的结合是可逆的，通过与激动性配体竞争同一受体，阻断其激动效应。当与受体激动药合用时，其效应取决于二者的浓度及亲和力。②非竞争性阻断药，与受体的结合牢固且不可逆，通过引起受体构型的改变，阻碍激动性配体与同一受体的结合，改变效应器的反应性。受体激动药不能竞争性对抗非竞争性阻断药的效应。

3. 受体调节　受体的数目、亲和力和内在活性等，受到生理、病理或药理等因素影响而发生的变化，称为受体调节。受体调节是维持机体内环境稳定的一个重要因素，其调节方式有以下两种。

（1）向下调节（又称受体脱敏）：指长期应用受体激动药，使受体的数目减少或亲和力、内在活性、敏感性降低的现象。受体脱敏是产生耐受性的原因之一。

（2）向上调节（又称受体增敏）：指长期应用受体阻断药或受体激动药水平降低，使受体的数目增多或亲和力、内在活性、敏感性增强的现象。受体增敏是突然停药所致反跳现象的原因。

（二）药物的其他作用机制

1. 影响酶的活性　有些药物通过对酶产生激活、抑制或复活等作用而引起药理效应。如阿司匹林抑制前列腺素合成酶、解磷定复活胆碱酯酶等。

2. 参与或干扰代谢过程　有些药物通过参与或干扰机体的代谢过程而产生药理效应。如铁剂等的补充治疗；氟尿嘧啶因与尿嘧啶结构相似，可掺入恶性肿瘤 DNA 和 RNA 中干扰蛋白质合成，从而产生抗癌作用。

3. 影响物质转运过程　有些药物通过影响体内的物质转运过程而产生药理效应。如硝苯地平阻滞 Ca^{2+} 通道，减少 Ca^{2+} 内流而扩张血管；利尿药影响离子转运而利尿。

4. 改变理化环境　有些药物通过改变机体的理化环境而产生药理效应。如甘露醇提高血浆渗透压、碳酸氢钠中和胃酸等。

5. 影响递质释放或激素分泌　有些药物通过影响递质释放或激素分泌而产生药理效应。如麻黄碱促进去甲肾上腺素递质的释放等。

▷ **任务小结**

学习内容			学习要点
药效学	药物对机体的作用及作用机制	药物基本作用	兴奋作用：使机体原有功能水平提高或增强的作用
			抑制作用：使机体原有功能水平降低或减弱的作用
		药物作用类型	局部作用和吸收作用、直接作用和间接作用、选择作用和普遍作用、防治作用和不良反应
		药物作用机制	药物与受体作用：受体及其特性、作用于受体的药物分类、受体调节
			其他作用机制

（沙　红　倪晓菲）

任务三 机体对药物的处置过程——药动学

案例引导

患者,男,56岁,因服用阿司匹林过量,出现恶心,呕吐,头晕,耳鸣,胃部疼痛,视物模糊,恐惧不安,语无伦次,诊断为急性中毒。急救措施:①立即停用阿司匹林,洗胃,给予10 g硫酸钠导泻,对症支持治疗;②静脉滴注碳酸氢钠。

工作任务:

1. 分析硫酸钠导泻的用药目的。

2. 说出静脉滴注碳酸氢钠的用药依据。

案例解析

药物代谢动力学是研究机体对药物的处置过程,即研究药物的吸收、分布、代谢和排泄的动态变化过程及其规律的学科,简称药动学。

一、药物的跨膜转运

药物在体内通过各种生物膜的过程称为药物的跨膜转运。药物在体内被吸收、分布、代谢和排泄时都要通过各种细胞膜。其转运方式主要有被动转运和主动转运两种。

(一)被动转运

被动转运是指药物由细胞膜高浓度一侧向低浓度一侧的转运,其特点是顺浓度差、不耗能,转运速度与膜两侧的药物浓度差和药物脂溶性成正比。主要有以下三种类型。

1. 简单扩散 简单扩散又称脂溶扩散,药物以其脂溶性溶解于细胞膜脂质层,依靠膜两侧的药物浓度差通过细胞膜,是多数药物的转运方式。不需要载体,药物之间无竞争性抑制现象,当膜两侧药物浓度达到平衡时转运停止。影响简单扩散的因素主要有细胞膜两侧的药物浓度差、膜的面积及厚度、药物的脂溶性。因大多数药物呈弱酸性或弱碱性,在一定的 pH 环境下可发生解离,故药物在体液中常以解离型(离子型)或非解离型(分子型)存在。非解离型药物的极性小,脂溶性较高,易于跨膜转运;而解离型药物的极性大,脂溶性较低,则不易跨膜转运。因此通过调整体液的 pH 可以改变药物的解离度,从而影响药物的跨膜转运。

2. 膜孔扩散 膜孔扩散又称滤过、水溶扩散,受流体静压和渗透压的影响,小分子水溶性药物可通过细胞膜的膜孔扩散。细胞膜的膜孔较小,只有小分子药物可以通过;毛细血管壁的膜孔较大,有些药物易通过。

3. 易化扩散 易化扩散是不耗能的跨膜转运,如不溶于脂质的葡萄糖、氨基酸、核苷酸等,可依赖细胞膜上的特定载体进行不耗能的顺浓度差转运,其特点是载体具有高度特异性、饱和性及竞争性抑制现象。

(二)主动转运

主动转运是指药物由细胞膜低浓度一侧向高浓度一侧的转运,其特点是需要载体、逆浓度差、耗能、有饱和性及竞争性抑制现象。如甲状腺细胞膜上的碘泵,可将碘主动转运至细胞内,肾小管上皮细胞主动转运系统可将青霉素转运至肾小管管腔由尿排出。

二、药物体内过程

药物体内过程包括药物的吸收、分布、代谢和排泄(图1-1)。

(一)药物的吸收

药物从给药部位进入血液循环的过程称为药物吸收。药物吸收的速度和程度直接影响药物作用的快慢和强弱。吸收快而完全的药物,起效快、作用强,反之则起效慢、作用弱。

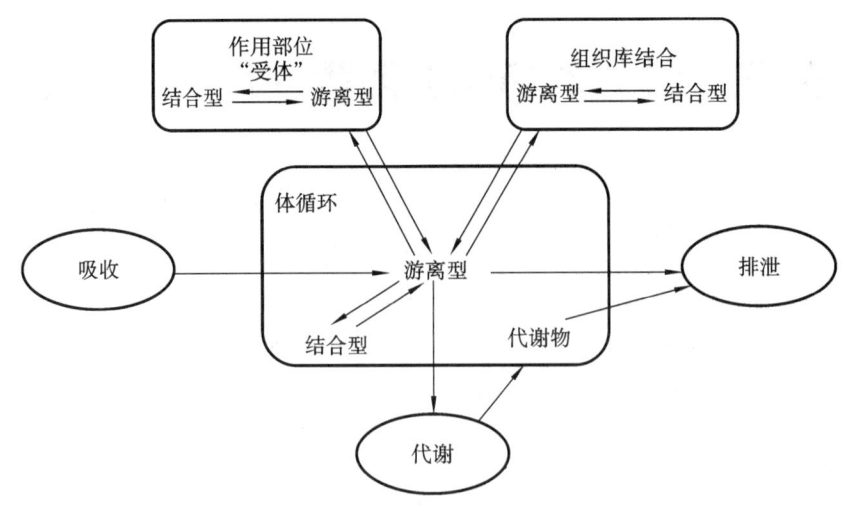

图 1-1　药物的体内过程

考点提示　不同给药途径的吸收部位及特点。

1. 吸收部位及特点

（1）消化道的吸收。

①口服给药：简便安全，为最常用的给药途径，药物主要经胃肠道吸收。胃黏膜的吸收面积较小，排空较快，除少部分弱酸性药物，如阿司匹林等，可在胃内部分吸收外，绝大多数药物主要在小肠吸收。小肠黏膜吸收面积大、血流丰富、酸碱性适中（pH 5.0～8.0）、对药物解离影响小，有利于多数药物的吸收。

由胃肠道吸收的药物，经门静脉进入肝脏再到体循环，有些药物在首次通过肠黏膜及肝脏时便被部分代谢，使得进入体循环的药量减少、药效降低，这种现象被称为首过消除（first pass elimination），又称首关效应。首过消除率高的药物不宜口服给药，如硝酸甘油口服的首过消除率可达 90%，宜舌下给药、皮肤给药或注射给药。

②舌下给药：给药方便，吸收迅速，起效快，可避开首过消除。舌下黏膜血流丰富，但吸收面积较小，适用于脂溶性较高、用量较小的药物。

③直肠给药：药物经肛门灌肠或使用栓剂置入直肠或结肠，由直肠或结肠黏膜吸收，虽然吸收面积不大，吸收量较口服给药少，但起效快，且可以在一定程度上避开首过消除。

（2）皮下或肌肉组织的吸收：在皮下注射或肌内注射时，药物通过给药部位的毛细血管进入血液循环，其吸收速度主要与局部组织血流量及药物剂型有关。由于肌肉组织血流量较皮下组织丰富，故肌内注射比皮下注射吸收快。当出现休克时，由于周围循环不良，皮下和肌内注射吸收速度均明显减慢，此时需静脉注射才能达到急救的目的。

（3）皮肤、黏膜和肺泡的吸收：完整的皮肤吸收能力很差，外用药物时，因皮脂腺的分泌物覆盖在皮肤表面，会阻止水溶性药物的吸收，皮肤角质层只能使部分脂溶性高的药物通过；黏膜给药除前述的舌下和直肠给药外，还包括鼻腔黏膜给药，如安乃近滴鼻用于小儿高热等；吸入给药时，得益于肺泡的表面积较大且血流丰富，气体、挥发性液体和气雾剂等均可通过肺泡壁而被迅速吸收。

2. 影响药物吸收的因素　除上述给药途径外，尚与以下因素有关。

（1）药物的理化性质：一般来说分子量小、解离度低、脂溶性高、溶解度大的药物易被吸收；反之则难以被吸收。

（2）药物的剂型：同一药物，剂型、批号、厂家不同，其吸收率及生物利用度都可能不同。口服给药时，液体制剂较固体制剂吸收快，固体制剂的吸收速度为胶囊剂＞片剂＞丸剂；皮下或肌内注射给药的吸收速度为水溶液＞混悬液＞油剂；缓释剂和控释剂可缓慢或恒速释放药物，使血药浓度平稳，疗效持久。

（3）吸收环境：局部吸收面积、pH、血流情况、胃肠排空速度等因素均会影响药物的吸收情况。局部吸收面积大、血流丰富、药物解离度低时，药物吸收快而完全；空腹时药物吸收快；餐后药物吸收平稳。

药物被机体实际吸收利用的程度可用生物利用度来表示,公式如下:

$$生物利用度 = \frac{实际吸收药量}{给药剂量} \times 100\%$$

(二)药物的分布

药物吸收后随体循环到达机体各组织器官的过程称为药物的分布。药物在体内的分布是不均匀的,主要受以下因素的影响。

> **考点提示** 改变体液pH对药物中毒的解救。

1.体液pH与药物的理化性质 生理情况下细胞内液pH为7.0,细胞外液pH为7.4,因此弱碱性药物在细胞外解离少,易扩散进入细胞内液;弱酸性药物则相反,在细胞外液的浓度较高。如果改变体液pH,则可影响药物的分布。如用碳酸氢钠碱化血液及尿液,可促使苯巴比妥等弱酸性药物从组织向血浆转移、减少其在肾小管的吸收,从而加速酸性药物从尿液中排出,用于解救酸中毒。此外,脂溶性或水溶性的小分子药物易通过毛细血管壁,由血液分布到组织;水溶性的大分子药物则难以透出血管壁进入组织,如甘露醇由于分子较大,不易透出血管壁,故采用静脉滴注后,可提高血浆渗透压,使组织脱水。

> **考点提示** 药物与血浆蛋白结合对药物作用的影响。

2.药物与血浆蛋白结合 多数药物进入血液后,可不同程度地与血浆蛋白结合,药物与血浆蛋白结合率是影响药物在体内分布的重要因素,其结合具有以下特点:①结合是可逆的。②结合型药物分子体积会增大,不易透出血管壁,不易转运,暂时失去药理活性。③具有饱和现象。④当两种以上的药物与同一血浆蛋白结合时,会出现竞争置换现象,即结合率高的药物可将结合率低的药物从血浆蛋白上置换下来,使该药物的游离型浓度增高,作用增强,毒性加大。血浆蛋白结合率高的药物显效慢,作用维持时间长;反之则显效快,作用维持时间短。

3.药物与组织的亲和力 有些药物对某些组织有较高的亲和力,因而在该组织中的浓度较高,如抗疟药氯喹口服后在肝脏中的浓度比血浆中浓度高数百倍;碘在甲状腺中的浓度比血浆中浓度高约25倍。药物与组织的亲和力不同,导致药物在不同组织中的分布并不均匀。

4.局部组织血流量 血流量丰富的组织器官中药物分布较多,尤其是在分布早期,随后才分布到血流量相对少的组织器官中。

5.血脑屏障与胎盘屏障

(1)血脑屏障(blood-brain barrier):指血液与脑组织、血液与脑脊液、脑脊液与脑组织之间三种屏障的总称。脑组织中毛细血管的内皮细胞间连接紧密,基底膜外还有一层星形胶质细胞包围,这使许多大分子、水溶性或解离型药物不能通过血脑屏障,难以进入脑组织,故脑脊液中药物浓度一般低于血药浓度。这虽有利于保持中枢神经系统内环境的相对稳定,但会影响中枢神经系统疾病的给药疗效。当发生脑膜炎时,血脑屏障的通透性会增加,使药物易于通过,如青霉素在脑膜炎患者的脑脊液中可达到有效浓度。

(2)胎盘屏障(placental barrier):指胎盘绒毛与子宫血窦之间的屏障。由于母亲与胎儿间交换营养成分与代谢废物的需要,其通透性与一般毛细血管无明显差别,几乎所有的药物都能通过胎盘进入胎儿体内。故妊娠期间禁用对胎儿生长发育有影响或毒性强的药物。

(三)药物的代谢

药物在体内发生化学结构改变的过程称为药物的代谢,即药物的转化。大多数药物经代谢后会失去其药理活性,称为灭活;有些药物的代谢产物仍具有药理活性,如地西泮、水合氯醛等;有些药物进入机体经过代谢后才具有药理活性,称为活化,如环磷酰胺等;还有些药物不经代谢,而是以原形由肾排泄,如青霉素等。肝脏是药物代谢的主要器官,其次是肠、肾、肺和血浆等。肝功能会影响药物在肝脏的代谢,肝功能不全时可导致经肝脏代谢的药物在体内蓄积,其作用与毒性均增强。

1.药物代谢方式 Ⅰ相反应包括氧化、还原、水解反应,多数药物经Ⅰ相反应被灭活,而少数药物则可被活化,甚至产生毒性代谢产物;Ⅱ相反应即结合反应,可使药物或其代谢产物在酶的作用下,与葡萄糖醛酸、硫酸、醋酸、甘氨酸等内源性物质或与乙酰基、甲基等化学基团结合,形成无活性或活性小、极性大、易溶于水的代谢产物随尿液排出体外。

2. 药酶 药物的代谢有赖于酶的催化。参与药物代谢的酶可分为两类：一类为特异性酶，其催化特定的底物，如胆碱酯酶选择性水解乙酰胆碱；另一类为非特异性酶，即肝脏微粒体混合功能酶系统，此酶系统可代谢数百种化合物，是促进药物代谢的主要酶系统，这类酶多存在于肝细胞的内质网，故又称为肝药酶，简称药酶。药酶选择性低，其活性和数量个体差异较大，受到遗传、年龄、营养状况、病理状态及药物作用等因素的影响。

考点提示 药酶诱导剂与药酶抑制剂。

3. 药酶诱导剂与抑制剂 凡能使药酶活性增强或合成增多的药物称为药酶诱导剂，如苯妥英钠、利福平等，药酶诱导剂能促进药酶活性，使自身及其他药物的代谢加快，血药浓度降低，药物作用减弱；凡能使药酶活性减弱或合成减少的药物称为药酶抑制剂，如异烟肼、氯霉素等，药酶抑制剂可抑制药酶活性，使自身及其他药物的代谢减慢，血药浓度增高，药物作用与毒性增强。在联合用药时需加以注意。

(四)药物的排泄

药物及其代谢产物经不同途径排出体外的过程，称为药物的排泄。肾脏是药物排泄的主要器官，部分药物也可经胆道、肠道、肺、乳腺、唾液腺、汗腺及泪腺等排泄。

1. 肾脏排泄 肾脏排泄的主要方式是肾小球滤过，其次是肾小管主动分泌。

(1)肾小球滤过：肾小球毛细血管膜孔较大，血流丰富，除与血浆蛋白结合的结合型药物外，游离型药物及其代谢产物均可滤过进入肾小管。部分药物会被肾小管重吸收，脂溶性高的药物重吸收多，排泄少；水溶性药物重吸收少，排泄多。当尿量增多，尿液中药物浓度降低，可使重吸收减少，排泄增多。尿液 pH 的改变也可影响药物的排泄。弱酸性药物在碱性尿液中解离度大，脂溶性低，不易被重吸收，排泄多；而在酸性尿液中解离度小，脂溶性高，易被重吸收，排泄减少，弱碱性药物则与之相反。如弱酸性药物巴比妥类、水杨酸类中毒时，静脉滴注碳酸氢钠碱化尿液，可促进药物的解离，减少重吸收，加快排泄，达到解救中毒的目的。

记忆口诀 酸酸碱碱促吸收，酸碱碱酸促排泄。

当肾功能不全时，经肾脏排泄的药物减少。经肾脏排泄的药物浓度较高时，有利于尿路感染的治疗，但同时也会增加对肾脏的毒性。

(2)肾小管主动分泌：同一载体分泌的两种药物相互间会出现竞争性抑制现象，如青霉素和丙磺舒合用时，后者可竞争性抑制青霉素的主动转运，使肾小管分泌青霉素减少，青霉素血药浓度增高、作用时间延长。

2. 胆汁排泄 分泌到胆汁内的药物及其代谢产物经胆道及胆总管进入肠腔后随粪便排出，有的药物会在肠道再次被重吸收进入门静脉，形成肠肝循环。肠肝循环可使药物的半衰期及作用时间延长。如强心苷中毒后，口服考来烯胺，可阻断其肠肝循环，促进排泄，是解救其中毒的措施之一。在胆汁排泄中浓度高的药物(如红霉素等)，有利于胆道疾病的治疗。

3. 其他排泄途径 乳汁偏酸性，弱碱性药物(如吗啡等)易经乳汁排泄，可对婴儿产生影响；挥发性药物(如吸入性麻醉药)可经肺排出；某些药物可经唾液排泄，采血困难时可采取唾液测定药物浓度；还有的药物(如利福平)可经汗腺排泄；微量金属元素可经头发排泄，有助于中毒诊断。

三、 药动学的基本概念

(一)时量关系

药物的吸收、分布、代谢及排泄是同时进行的一个连续变化的动态过程，药量、血药浓度等会随着给药时间的变化而变化，以血药浓度(药物作用强度)为纵坐标，时间为横坐标作图，即为时量(效)关系图。

单次非静脉给药后，当药物的吸收大于消除时，时量曲线上升，其坡度反映了药物吸收的速度，坡度陡，则药物吸收快，此时药物作用逐渐增强；当药物的吸收与消除基本相等时则达到最高血药浓度，即药峰浓度，此时药物作用也达到高峰；当药物的消除大于吸收时，时量曲线下降，其坡度反映了药物消除的速度，坡度陡，则药物消除快，此时药物作用逐渐减弱直至消失(图 1-2)。

(二)药物的消除与蓄积

药物的消除是指药物自体内逐渐减少至消失的过程，它包括药物的代谢和排泄过程。按药物消除速率

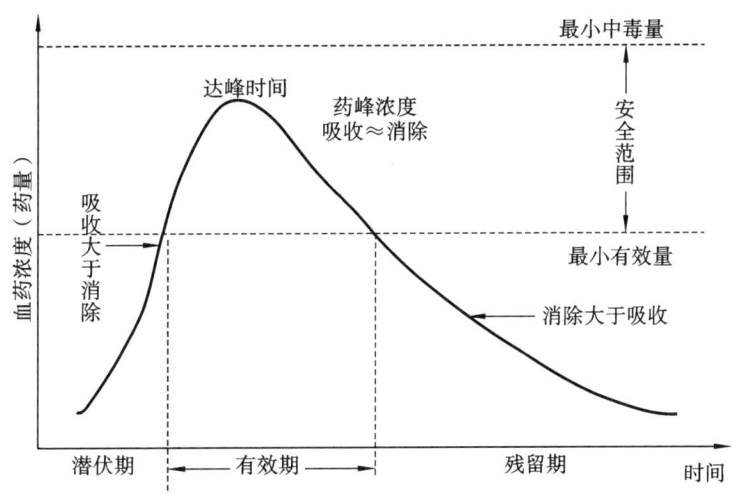

图 1-2　单次非静脉给药的时量曲线

与血浆药物浓度之间的关系可将药物消除分为以下两种类型。

1. 恒比消除　恒比消除又称一级动力学消除,是指单位时间内药物按恒定比例消除。其特点如下:①单位时间内消除的药物量与血药浓度成正比,即血药浓度高时,单位时间内消除的药物量多;当血药浓度降低时,药物消除速率也成比例下降。②有固定半衰期。大多数药物在治疗量时都呈恒比消除。

2. 恒量消除　恒量消除又称零级动力学消除,是指单位时间内药物按恒定数量消除。其特点如下:①单位时间内消除的药物量与血药浓度无关,即无论血药浓度高低,单位时间内消除的药物量相等。②无固定半衰期。此类消除多在机体消除能力低下或药物量超过恒比消除极限时发生,当药物浓度降到机体最大消除能力以下时,则又变为恒比消除。

药物的蓄积是指反复多次给药,当药物吸收速度大于消除速度时,可使血药浓度逐渐升高。恰当的药物蓄积可使药物达到最佳疗效,但药物过度蓄积,则会引起蓄积性中毒。

> **考点提示**　半衰期及其意义的应用。

(三)半衰期及其意义

半衰期(half-life time,$t_{1/2}$)通常指血浆半衰期,即血药浓度下降一半所需要的时间,反映药物在体内的消除速度。恒比消除的药物 $t_{1/2}$ 为恒定值,不受血药浓度和给药途径的影响。肝肾功能不全时,药物的代谢和排泄减弱,则 $t_{1/2}$ 延长,应警惕蓄积性中毒。

半衰期的临床意义包括:①药物分类的依据,根据 $t_{1/2}$ 的长短,可将药物分为超短效药、短效药、中效药、长效药、超长效药。②确定给药的间隔时间,$t_{1/2}$ 短则给药间隔时间短,$t_{1/2}$ 长则给药间隔时间长。③可预测药物达到稳态血药浓度的时间,以 $t_{1/2}$ 为给药间隔时间,分次恒量给药,一般 4～5 个 $t_{1/2}$ 可达稳态血药浓度。④可预测单次给药药物在体内基本消除的时间,一般为停药后 4～5 个 $t_{1/2}$。

(四)稳态血药浓度

以 $t_{1/2}$ 为间隔时间,连续恒速或分次恒量血管外给药过程中,血药浓度会逐渐升高,药量逐渐蓄积,经 4～5 次给药后,药物的吸收与消除基本平衡,血药浓度基本稳定,此时的血药浓度称为稳态血药浓度(C_{ss}),又称坪值(图 1-3)。

若每日给药总量不变,仅改变给药次数,则 C_{ss} 不变,也不影响达 C_{ss} 的时间。若病情紧急或必须迅速产生药效时,对 $t_{1/2}$ 过长的药物,可采取负荷剂量,即首剂加倍,后给予维持量,可在 1 个 $t_{1/2}$ 内达到 C_{ss}。负荷剂量给药能快速起效,但仅适用于安全范围大、起效慢的药物。

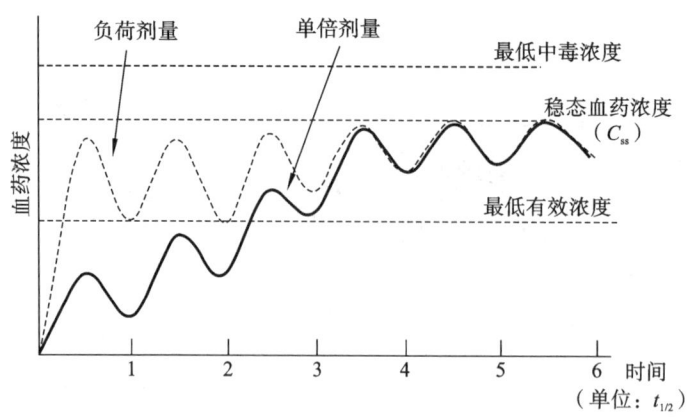

图 1-3 连续恒量血管外给药的时量曲线

 任务小结

学习内容			学习要点
药物代谢动力学(药动学)	机体对药物的处置过程及动态变化	药物体内过程	吸收:药物从给药部位进入血液循环的过程
			分布:药物吸收后随体循环到达机体各组织器官的过程
			代谢:药物在体内发生化学结构改变的过程
			排泄:药物及其代谢产物经不同途径排出体外的过程
		药物的消除	消除类型:恒比消除与恒量消除
			半衰期($t_{1/2}$):指血药浓度下降一半所需要的时间
			半衰期的临床意义:药物分类的依据;确定给药的间隔时间;预测药物达到稳态血药浓度的时间;预测单次给药药物在体内基本消除的时间

(沙　红　倪晓菲)

任务四　影响药物作用的因素

案例引导

患者,男,72 岁,喜欢喝酒,高血压史 10 年,长期服用抗高血压药,昨日开始牙疼,今日牙疼加剧,自行到药店购买甲硝唑。

工作任务:

1. 分析说明该患者自行购买用药是否合理? 为什么?

2. 这位患者可以按照药品说明书上的剂量服药吗? 为什么?

案例解析

药物作用的快慢、强弱及性质受多种因素影响,除前述的影响因素外,还与以下因素相关。

一、药物因素

1.药物的化学结构 药物的化学结构决定了药物特定的药理效应。一般来说化学结构相似的药物,其作用也相似,如苯二氮䓬类药物均具有镇静催眠作用;但有的药物化学结构相似,其作用却相反,如维生素 K 与华法林的化学结构相似,前者为促凝血药,而后者为抗凝血药。

2. 药物剂量 剂量即用药的分量。剂量大小是决定药物效应强弱的最主要因素,一般来说,在一定范围内,剂量越大,血药浓度越高,效应也越强;但若超过安全范围,随剂量增加,血药浓度不断升高,则会引起中毒甚至死亡。因此,临床用药时要严格掌握用药剂量。

(1)药物剂量与效应的关系见图 1-4。

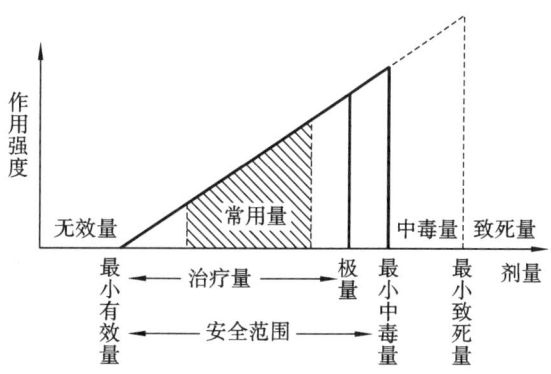

图 1-4 药物剂量与效应关系示意图

①无效量是指尚未呈现药理效应的用药剂量。

②最小有效量是指呈现药理效应的最小用药剂量,又称阈剂量。

③最大治疗量是指呈现最大药理效应,且又不引起毒性反应的用药剂量,又称极量,是治疗量的极限。

④治疗量是指最小有效量与极量之间的用药剂量。

⑤常用量是指临床用药时,为了使疗效可靠、安全,常采用的比最小有效量大而比极量小的用药剂量。

⑥最小中毒量是指引起毒性反应的最小用药剂量。

⑦最小致死量是指引起死亡的最小用药剂量。

(2)评价药物安全性的指标包括:①安全范围:指最小有效量与最小中毒量之间的范围,该范围越大,则药物毒性越小,用药越安全。②治疗指数:药物半数致死量(LD_{50})与半数有效量(ED_{50})的比值,一般治疗指数越大,药物越安全。半数致死量是指在测定药物毒性的动物实验中,使半数实验动物死亡的剂量;半数有效量是指在测定药物疗效的动物实验中,使半数实验动物出现疗效指标的剂量。

3. 药物剂型 不同剂型的药物体内过程不同,药物效应也有差异(详见任务三)。

4. 给药途径 给药途径不同,则药物效应出现的快慢和强弱不同,甚至药物效应也不同。如硫酸镁口服给药产生导泻和利胆效应,注射给药则产生抗惊厥和降压效应,外用则可消肿镇痛。不同给药途径药物效应出现的快慢顺序依次为静脉给药>吸入给药>舌下给药>直肠给药>肌内注射>皮下注射>口服给药>皮肤给药。临床用药时应根据病情需要,正确选择给药途径。

5. 给药次数和时间 给药次数可根据病情和药物半衰期而定,一般来说半衰期为 6～8 h 的药物,每日可给药 3～4 次;半衰期为 12～24 h 的药物,每日可给药 1～2 次,这样既可较好地维持有效血药浓度,又不易导致药物蓄积中毒。

给药时间可视具体药物和病情需要而定,如催眠药应在睡前服用;助消化药需在饭前或饭时服用;硝酸甘油抗心绞痛的作用早晨强于午后;强心苷治疗心功能不全,夜间用药敏感;驱肠虫药宜空腹或半空腹服用;会因食物影响其吸收的药物,如利福平等,应特别注明空腹服用;对胃肠道有刺激性的药物宜饭后服用,等等。

此外,人体的生理功能活动表现为昼夜的节律性变化,受生物节律影响的药物应顺应人体生物节律的变化给药,以便更好地发挥药物疗效,降低不良反应。如长期应用糖皮质激素类药治疗者,可依据生物节律,采用隔日早晨 8 时给药 1 次的方法,既可保障药物疗效,又可减轻对肾上腺皮质负反馈调节的影响。

6.联合用药 两种或两种以上的药物同时或先后应用,称为联合用药或配伍用药。联合用药时,若使药物效应增强称为协同作用;若使药物效应减弱或消失称为拮抗作用。临床联合用药的目的是提高药物疗效,减少不良反应或延缓耐药性的产生。若联合用药反而使药物疗效降低或不良反应增多,称为配伍不当。因此,临床联合用药时,应根据药物理化性状、体内过程、作用效应、不良反应及药物之间的相互作用,结合病情需要综合考虑,以确保联合用药安全、高效。

知识拓展

配伍禁忌

药物在体外配伍时直接发生物理性或化学性相互作用而使药物疗效降低,甚至产生毒性,影响药物使用的现象,称为配伍禁忌。

同时使用多种药物时,要认真审核药物配伍禁忌表,避免发生配伍禁忌。注射剂在混合使用或大量稀释时易产生化学或物理改变,因此,静脉滴注时应特别注意配伍禁忌,避免发生严重后果。

二、机体因素

1.年龄 年龄对药物作用的影响突出表现在老年人和小儿两个阶段。一般所说的剂量是指 18～60 岁成人用药的平均剂量。老年人由于各器官功能逐渐衰退,特别是肝肾功能减退,导致对药物的代谢和排泄能力降低,对药物的敏感性也与成人有差异,用药剂量一般为成人剂量的 3/4。此外,还要特别注意老年人发生药物相互作用的可能性增大。

小儿正处在生长发育期,其自身调节能力及各器官功能尚未发育完善,对药物的代谢及排泄能力差,敏感性高,尤其是新生儿及早产儿应特别注意,他们体内的药物结合代谢能力相对缺乏,易产生严重后果,如核黄疸、"灰婴"综合征等。

2.性别 除性激素外,一般来说性别对药物反应无明显差异,但在女性月经期、妊娠期、哺乳期的用药应予以注意。月经期应避免使用作用剧烈的泻药和抗凝血药,以免引起经量过多;妊娠期(尤其是早期),应避免使用可能引起胎儿发育异常或引起流产的药物;哺乳期应避免使用易进入乳汁,可能对婴儿产生不良影响的药物。

3.个体差异 不同个体间对药物的反应有一定差异,其差异受到遗传及个体对药物的敏感性等因素的影响,既有量的差异也有质的差异,前者如高敏性和耐受性,后者如过敏反应和特异质反应。量的差异通过调整剂量后,仍可使用该药物;但质的差异应避免使用该药物。

4.病理状态 当机体处于不同病理状态时,药物体内过程与反应性也不同。如肝肾功能不全时,易引起药物蓄积,甚至发生毒性反应;体温过低时(尤其是老年人)可显著降低许多药物的消除水平;有机磷中毒患者对阿托品的耐受性增强,其用量可超出极量。

5.心理因素 药物疗效是多种因素共同作用的结果。患者的心理因素对疾病的转归与药物疗效的影响越来越引起人们的重视。如恐惧、焦虑、悲观等消极情绪可加重病情,影响药物发挥理想的疗效;暗示治疗可提高痛阈,对癔症等神经衰弱性疾病和心理障碍性疾病有明显的治疗效果;安慰剂效应的发挥主要与患者的心理因素有关。因此,医护人员应与患者建立良好的医患关系,并做好积极的心理疏导,帮助患者树立战胜疾病的信心,促使药物发挥更好的疗效,使患者尽早康复。

任务小结

影响药物作用的因素	药物因素	药物的化学结构、药物剂量、药物剂型、给药途径、给药次数和时间、联合用药
	机体因素	年龄、性别、个体差异、病理状态、心理因素

 直通护考

扫码在线答题

（沙　红　倪晓菲）

传出神经系统药

扫码看课件

学习目标

　　【知识目标】　掌握传出神经系统的递质、分类、受体类型及其效应;掌握毛果芸香碱、新斯的明、阿托品、肾上腺素、去甲肾上腺素、异丙肾上腺素、酚妥拉明、普萘洛尔的药理作用、临床应用、不良反应与用药护理;熟悉其他药物的作用特点及临床应用;了解传出神经系统药物的作用方式与分类。

　　【能力目标】　能够说出传出神经系统的递质及分类、受体类型及其效应,学会观察传出神经系统药物的疗效和不良反应,具有指导患者合理用药的能力;能够熟练进行用药护理;能够做好本类药物的存放、使用、管理和用药宣教。

　　【思政目标】　具备生命至上、健康至上、救死扶伤的职业精神与良好的医德医风,培育以患者为中心的职业素养,为推进健康中国建设贡献自己的力量。

➡ 项目导言

　　传出神经系统药是各论部分的引领,通过本项目的学习,逐渐形成药物学的思维模式,为后续各个项目的学习在理论及方法上奠定基础。传出神经系统药在临床中应用广泛,尤其在急危重症如过敏性休克、心搏骤停时,使用本项目中相应的药物能够争分夺秒地救治患者,挽救生命。

任务一　传出神经系统药概述

一、传出神经系统的分类

(一)按解剖学分类

　　传出神经是指将中枢神经的冲动传至效应器以支配效应器功能活动的一类神经。传出神经系统分为自主神经系统和运动神经系统两部分。

　　1.自主神经　包括交感神经和副交感神经,其从中枢发出后,需要在神经节更换神经元,随后到达所支配的效应器官,主要支配平滑肌、心脏和腺体等。

　　2.运动神经　自脊髓发出,中途不更换神经元,直接到达其所支配的骨骼肌。

(二)按递质分类

　　当神经末梢兴奋时会释放出传递信息的化学物质,即递质,经与特异性受体结合后,产生特定的生理效应。传出神经系统的主要递质有乙酰胆碱(ACh)和去甲肾上腺素(NA)。根据神经末梢释放的递质不同,可将传出神经分为胆碱能神经和去甲肾上腺素能神经(图2-1)。

　　1.胆碱能神经　兴奋时神经末梢释放ACh,包括:①全部交感神经和副交感神经的节前纤维;②副交感神经节后纤维;③少数交感神经节后纤维,如支配汗腺分泌和骨骼肌血管舒张的神经;④运动神经。

　　2.去甲肾上腺素能神经　兴奋时神经末梢释放NA,主要为大部分交感神经节后纤维。

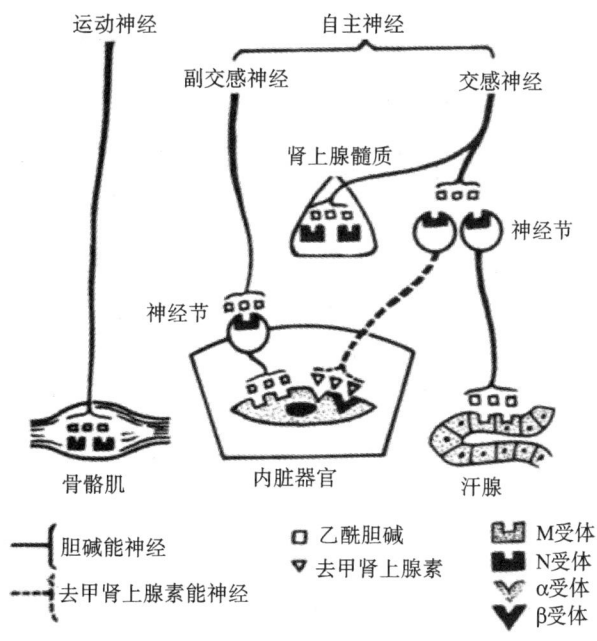

图 2-1 传出神经系统分类模式图

此外,传出神经系统在某些效应器中还有多巴胺能神经、嘌呤能神经、肽类神经等。

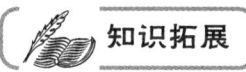

传出神经系统的生理功能

　　传出神经系统药物的共性作用为拟似或拮抗传出神经系统的生理功能。机体多数器官均接受胆碱能神经和去甲肾上腺素能神经的双重支配,而这两类神经兴奋时所产生的效应又往往相互拮抗。

　　去甲肾上腺素能神经兴奋时,可见心脏兴奋、血管收缩、血压升高、支气管和胃肠道平滑肌松弛、瞳孔扩大等,这些功能变化有利于提高机体对外界的反应能力。胆碱能神经兴奋时,表现为心脏抑制、血管扩张、血压下降、支气管和胃肠道平滑肌收缩、瞳孔缩小等,这些功能变化有利于机体进行休整和积蓄能量。当两类神经同时兴奋时,则在该效应器上的优势神经的效应会突显出来,如心脏和血管以去甲肾上腺素能神经占优势,胃肠道和膀胱平滑肌以胆碱能神经占优势。

二、传出神经系统的受体及其效应

传出神经系统的受体根据与其选择性结合的递质而命名,分为胆碱受体和肾上腺素受体(表 2-1)。

表 2-1 传出神经系统受体的分布及主要生理效应

受体类型		分　布	受体激动效应
胆碱受体	M 受体	胃壁细胞	胃酸分泌增加
		心肌	抑制(收缩力减弱、心率减慢、传导减慢)
		支气管、胃肠道平滑肌	收缩
		膀胱括约肌	舒张
		瞳孔括约肌	收缩,瞳孔缩小
		腺体	分泌增加
	N_1 受体	自主神经节、肾上腺髓质	神经节兴奋、肾上腺髓质分泌增加
	N_2 受体	骨骼肌	收缩

续表

受体类型		分布	受体激动效应
肾上腺素受体	α_1 受体	血管（皮肤、黏膜、内脏）平滑肌	收缩
		瞳孔开大肌	收缩，瞳孔扩大
	α_2 受体	突触前膜	NA 分泌减少（负反馈）
	β_1 受体	心脏	兴奋（收缩力增强、心率加快、传导加速）
		肾小球旁细胞	肾素释放
	β_2 受体	支气管、胃肠道平滑肌	舒张
		骨骼肌、冠状血管	舒张
		肝脏	肝糖原分解、糖异生
		骨骼肌	肌糖原分解
		突触前膜	促进 NA 的释放（正反馈）
	β_3 受体	脂肪	脂肪分解
多巴胺受体	DA_1 受体	肾、肠系膜、冠状血管	舒张（肾血流量增加、肾小球滤过率提高、Na^+ 排出增强、内脏供血增多）

1.胆碱受体与效应　胆碱受体是指能选择性与 ACh 结合的受体，分为毒蕈碱型受体（M 受体）和烟碱型受体（N 受体）。

（1）M 受体：分为 M_1、M_2 和 M_3 等亚型。主要分布于副交感神经节后纤维所支配的效应器细胞膜上，如心脏、血管、支气管和胃肠道平滑肌、瞳孔括约肌和腺体等。激动 M 受体时产生的效应称为 M 型效应或 M 样作用，表现为心脏抑制、血管舒张、内脏平滑肌收缩、瞳孔缩小、腺体分泌增加等。

（2）N 受体：分为 N_1 受体和 N_2 受体。N_1 受体分布于自主神经节和肾上腺髓质的细胞膜上，N_2 受体分布于骨骼肌细胞膜上。激动 N 受体时产生的效应称为 N 型效应或 N 样作用，表现为神经节兴奋、肾上腺髓质分泌增加、骨骼肌收缩等。

2.肾上腺素受体与效应　肾上腺素受体是指能选择性与肾上腺素或 NA 结合的受体，分为 α 肾上腺素受体（简称 α 受体）和 β 肾上腺素受体（简称 β 受体）。

（1）α 受体：分为 α_1 受体和 α_2 受体。α_1 受体主要分布于皮肤、黏膜、内脏血管平滑肌上，α_2 受体主要分布于去甲肾上腺素能神经末梢的突触前膜上。激动 α 受体时产生的效应称为 α 型效应或 α 样作用，表现为血管收缩、瞳孔扩大、胃肠和膀胱括约肌收缩、NA 和胰岛素分泌减少。

（2）β 受体：分为 β_1、β_2 和 β_3 等亚型。β_1 受体主要分布于心脏和肾脏上，β_2 受体主要分布于支气管、骨骼肌和冠状血管上，β_3 受体主要分布于脂肪组织。激动 β 受体时产生的效应称为 β 型效应或 β 样作用，表现为心脏兴奋、支气管平滑肌松弛、骨骼肌和冠状血管平滑肌舒张、糖原和脂肪分解、血糖升高、NA 分泌增加等。

三、传出神经系统药的作用方式和分类

（一）传出神经系统药的作用方式

1.直接作用于受体　多数传出神经系统药物可直接与受体结合而产生相应的效应。若结合后产生的效应与神经末梢释放的递质效应相似，称为受体激动药，如毛果芸香碱可直接激动 M 受体。若结合后阻断受体，妨碍递质或受体激动药与受体结合，产生与递质相反的效应，称为受体阻断药或受体拮抗药，如酚妥拉明可阻断 α 受体。

2.影响递质　有的传出神经系统药物可通过影响递质的代谢而产生效应。如胆碱酯酶抑制药可通过抑制胆碱酯酶的活性，降低胆碱酯酶对 ACh 的水解，间接激动胆碱受体而产生拟胆碱效应。

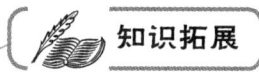 **知识拓展**

递质的体内过程

(1)合成与储存:ACh和NA主要在其神经末梢合成,合成好的ACh和NA被储存于囊泡中。

(2)释放与扩散:当神经冲动到达神经末梢时,囊泡膜与突触前膜融合,形成裂孔,递质以胞裂外排的方式释放到突触间隙中。

(3)产生效应:突触间隙中的递质通过与受体的特异性结合,产生相应的特定生理效应。

(4)代谢与失活:ACh主要被突触间隙中的胆碱酯酶(ChE)所水解,而使其作用消失;NA的失活主要依赖于神经末梢的再摄取,以及儿茶酚-O-甲基转移酶(COMT)和单胺氧化酶(MAO)的破坏,而使其作用消失。

(二)传出神经系统药的分类

传出神经系统药物根据其与受体结合及作用性质的不同进行分类,见表2-2。

表 2-2 传出神经系统药物的分类

拟似药	拮抗药
1.拟胆碱药	1.抗胆碱药
(1)M、N受体激动药:卡巴胆碱	(1)M受体阻断药:阿托品
(2)M受体激动药:毛果芸香碱	(2)N_1受体阻断药:六甲双铵
(3)N受体激动药:烟碱	(3)N_2受体阻断药:筒箭毒碱
2.胆碱酯酶抑制药:新斯的明	2.胆碱酯酶复活药:氯解磷定
3.拟肾上腺素药	3.抗肾上腺素药
(1)α、β受体激动药:肾上腺素	(1)α、β受体阻断药:拉贝洛尔
(2)α受体激动药	(2)α受体阻断药
①α_1、α_2受体激动药:去甲肾上腺素	①α_1、α_2受体阻断药:酚妥拉明
②α_1受体激动药:去氧肾上腺素	②α_1受体阻断药:哌唑嗪
③α_2受体激动药:可乐定	③α_2受体阻断药:育亨宾
(3)β受体激动药	(3)β受体阻断药
①β_1、β_2受体激动药:异丙肾上腺素	①β_1、β_2受体阻断药:普萘洛尔
②β_1受体激动药:多巴酚丁胺	②β_1受体阻断药:阿替洛尔
③β_2受体激动药:沙丁胺醇	

任务小结

传出神经系统药概述				
传出神经系统的分类	胆碱能神经释放ACh、去甲肾上腺素能神经释放NA			
传出神经系统的受体	胆碱受体	M受体	肾上腺素受体	α受体	其他:多巴胺受体
		N受体		β受体	
传出神经系统药物的分类	拟似药	拟胆碱药、拟肾上腺素药			
	拮抗药	抗胆碱药、抗肾上腺素药			

(刘超华 董举霞)

任务二 拟胆碱药

案例引导

患者，男，47岁。因"右眼胀痛，视力急剧下降"就诊，患者患眼侧头部剧痛并伴有恶心、呕吐等症状，测眼压明显升高。诊断为急性闭角型青光眼，处方如下。

Rp：

2%硝酸毛果芸香碱滴眼液 1 支

用法：每次 1 滴 每日 4 次 滴眼

工作任务：

1. 请阐明毛果芸香碱的用药依据。

2. 使用毛果芸香碱滴眼液时应该如何做好用药护理？

案例解析

一、胆碱受体激动药

依据对胆碱受体的选择性，将胆碱受体激动药分为 M、N 受体激动药、M 受体激动药和 N 受体激动药。

（一）M 受体激动药

毛果芸香碱（pilocarpine）

毛果芸香碱又名匹鲁卡品，能选择性激动 M 受体产生 M 样作用。对眼和腺体的作用强，对心血管系统作用不明显。

【药理作用】

1. 对眼的作用

（1）缩瞳：激动瞳孔括约肌上的 M 受体，使瞳孔括约肌收缩，瞳孔缩小（图 2-2）。

（2）降低眼压：毛果芸香碱的缩瞳作用，使虹膜向中心拉紧，虹膜根部变薄，前房角间隙扩大，房水易于通过小梁网及巩膜静脉窦进入循环，从而降低眼压。

（3）调节痉挛（导致近视）：毛果芸香碱激动睫状肌上的 M 受体，使睫状肌收缩，悬韧带松弛，晶状体变凸，屈光度增加，视近物清楚（图 2-2）。

2. 对腺体的作用 毛果芸香碱能激动腺体上的 M 受体，使汗腺和唾液腺分泌明显增加，也可增加其他腺体如泪腺、胃腺、胰腺和呼吸道腺体的分泌。

3. 其他作用 全身给药能对抗 M 受体阻断药（如阿托品）中毒所引起的外周症状。

【临床应用】

1. 治疗青光眼 主要用于闭角型青光眼的治疗，对开角型青光眼早期也有一定疗效。

2. 治疗虹膜炎与睫状体炎 与扩瞳药交替滴眼，以防止虹膜与晶状体粘连。

3. 解救中毒 全身给药用于解救 M 受体阻断药中毒。

【不良反应与用药护理】

（1）滴眼液浓度过高（超过 2%）时可引起头痛、眼痛；吸收入血后可引起全身不良反应，表现为流涎、多汗、恶心、呕吐、视物模糊、头痛、支气管痉挛和呼吸困难等。

（2）滴眼时压迫内眦 1～2 min，避免药液经鼻泪管流入鼻腔而吸收中毒。用药后观察眼球局部有无充血、头痛、眼痛及视力有无好转，以此确定药物疗效。

（3）用药期间应避免夜间驾驶、高空作业、机械操作或从事照明条件不好的危险活动。

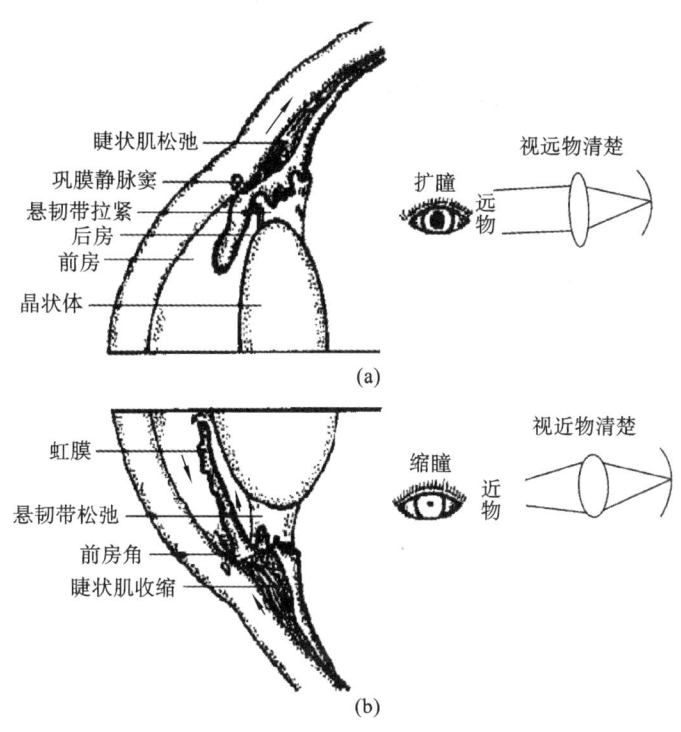

图 2-2　M 受体激动药对眼的作用示意图

（4）哮喘、急性角膜炎患者、妊娠及哺乳期妇女、儿童慎用。

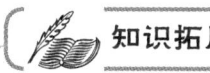

青　光　眼

　　青光眼是一种常见的眼科疾病,眼压增高是其主要特征,可引起头痛、视力减退等症状,严重者可致失明。分为闭角型青光眼（由前房角狭窄、房水回流不畅所致）和开角型青光眼（由小梁网变性或硬化,阻碍房水回流所致）。

（二）N 受体激动药

天然生物碱烟碱（nicotine）,又名尼古丁,是 N 受体激动药,无临床应用意义。

烟　　碱

　　烟碱是烟叶（tobacco）中的主要成分。国产晒烟中含烟碱 3%～8%,经加工制成烤烟后含烟碱 1%～2%。烟碱在临床上无实用价值,但在毒理学上有很大的意义。烟碱有剧毒,急性中毒后死亡快,与氰化物相似,成人致死量约为 50 mg,一支烟卷含有半致死量（20～30 mg）的烟碱,一支雪茄所含烟碱量为 100～150 mg。烟碱在黏膜极易被吸收,吸收后 80%～90% 在体内破坏,少部分以原形从肾排出。长期吸烟易导致许多疾病,如肿瘤、高血压、冠心病、消化性溃疡、呼吸系统疾病等。

二、胆碱酯酶抑制药

胆碱酯酶抑制药可通过抑制乙酰胆碱酯酶（AChE）的活性从而减少对 ACh 的水解,间接激动胆碱受体而产生拟胆碱效应。根据药物与 AChE 结合的牢固程度,分为易逆性胆碱酯酶抑制药和难逆性胆碱酯酶抑制药。

（一）易逆性胆碱酯酶抑制药

新斯的明（neostigmine）

新斯的明能够可逆性抑制胆碱酯酶活性,表现为 M 样和 N 样作用。

【药理作用】

1. M 样作用

（1）兴奋平滑肌:对胃肠和膀胱平滑肌兴奋作用明显,使其活动增强,促进排气、排尿,对支气管平滑肌作用较弱。

（2）抑制心脏:能减慢房室传导,降低心率,但作用较弱。

（3）其他:对眼和腺体作用弱。

2. N 样作用 本药对骨骼肌有高度选择性,除通过抑制 AChE 间接激动 N 受体外,可直接激动 N_2 受体,还可促进运动神经末梢释放 ACh,产生强大的骨骼肌兴奋作用。

【临床应用】 临床上是治疗重症肌无力的首选药,也常用于术后腹胀和尿潴留的治疗。此外,还可用于治疗阵发性室上性心动过速,也用于非去极化型肌松药(如筒箭毒碱)过量中毒的解救。

【不良反应与用药护理】

（1）治疗量给药时副作用较小,过量可致恶心、呕吐、腹痛等,中毒量可出现大汗淋漓、大小便失禁、心动过缓、肌震颤等胆碱能危象,严重者可引起呼吸肌麻痹。

（2）用药过程中要注意鉴别疾病与药物过量引起的肌无力症状;在用于解救筒箭毒碱中毒时应给患者吸氧,心动过缓者慎用;机械性肠梗阻、尿路梗阻和支气管哮喘患者禁用。

 **知识拓展**

重症肌无力

重症肌无力是一种神经肌肉接头传递障碍所致的自身免疫性疾病,主要特征为肢体无力、眼睑下垂、咀嚼和吞咽困难,重者可出现肌无力危象,甚至死亡。

毒扁豆碱（physostigmine）

【药理作用与临床应用】 毒扁豆碱能够可逆性抑制胆碱酯酶活性,产生 M 样和 N 样作用,小剂量应用时可兴奋中枢神经系统,大剂量应用则会由兴奋转为抑制。眼内用药时,其作用与毛果芸香碱相似,但作用较后者强而持久,吸收后外周作用类似新斯的明。因其选择性差,故仅作为眼科用药,主要用于治疗青光眼。

【不良反应与用药护理】 毒扁豆碱因其脂溶性高,毒性较大,大剂量中毒时可致呼吸肌麻痹,故一般不作全身用药。滴眼时应压迫内眦,以免药液进入鼻腔后吸收中毒。

加兰他敏（galantamine）

加兰他敏抗胆碱酯酶作用弱,可透过血脑屏障。治疗重症肌无力效果不如新斯的明,可用于脊髓灰质炎后遗症和阿尔茨海默病的治疗。不良反应同新斯的明,但程度较轻。

依酚氯铵（edrophonium chloride）

依酚氯铵抗胆碱酯酶作用弱,但对骨骼肌仍有较强作用,其显效快而持续时间短,故不宜作为治疗用药,常用于重症肌无力的诊断、肌无力危象与胆碱能危象的鉴别。在诊断用药时应备好阿托品,以防出现严重毒性反应。

(二)难逆性胆碱酯酶抑制药

有机磷酸酯类(organophosphates)

有机磷酸酯类是一类对人畜均有毒性的药物,主要作为农业和环境卫生杀虫剂使用,如敌敌畏、乐果、对硫磷、内吸磷、敌百虫等,现已少用。可通过呼吸道、胃肠道、皮肤和黏膜吸收中毒。

> **考点提示** 有机磷酸酯类中毒机制。

【中毒机制】 有机磷酸酯类的磷原子可与胆碱酯酶酯解部位羟基中的氧原子以共价键形式结合,形成磷酰化胆碱酯酶,使胆碱酯酶失去水解 ACh 的活性,导致体内 ACh 大量积聚,引起一系列中毒症状。若不及时抢救,磷酰化胆碱酯酶会在几分钟或几小时内就"老化",生成结构更为稳定的单烷氧基磷酰化胆碱酯酶,此时胆碱酯酶复活药也难以恢复其活性,必须等待新的胆碱酯酶合成后(一般需要几周时间),才能水解体内的 ACh。因此一旦中毒,必须迅速抢救。

【中毒表现】 有机磷酸酯类中毒症状发生的快慢与药物品种、剂量和吸收途径密切相关,中毒症状出现的时间一般为吸入者,数分钟;口服者,2 h 内;通过皮肤吸收者,数小时至 6 天内。由于 ACh 的作用广泛,所以中毒症状的表现也非常多样化,主要为 M 样症状(表现为瞳孔缩小,视物模糊;流涎,口吐白沫,多汗,支气管腺体分泌物增加;呼吸困难,肺水肿;恶心、呕吐,大小便失禁;心动过缓,血压下降)和 N 样症状(表现为肌肉震颤、抽搐,严重者肌无力,甚至麻痹)。轻度中毒者以 M 样症状表现为主,中度中毒者可同时出现 M 样症状和 N 样症状,重度中毒者除外周 M 样和 N 样症状外,还会出现中枢神经系统症状(表现为先兴奋后抑制,症状包括不安、失眠、谵妄、震颤、意识模糊、反射消失、昏迷、呼吸衰竭,心率减慢、血压下降,甚至循环衰竭)。致死的主要原因为呼吸衰竭及继发性心血管功能障碍。

【解救方法】

1. 立即清除毒物 将中毒者迅速移出中毒场所,去除被污染的衣物。由皮肤吸收者,用温水和肥皂水清洗皮肤;经口服中毒者,先抽出胃内溶液,并用 2% 碳酸氢钠溶液或 1% 盐水反复洗胃,直到洗出液中没有农药气味,然后用硫酸镁或硫酸钠导泻。注意敌百虫中毒者禁用碱性溶液洗胃,因其遇碱性溶液后可转化为毒性更强的敌敌畏;对硫磷等硫代磷酸酯类化合物中毒者,禁用高锰酸钾溶液洗胃,因其遇高锰酸钾后可转化为毒性更强的对氧磷。

2. 尽早、足量、反复应用解毒药

(1)阿托品为 M 受体阻断药,能迅速解除 M 样症状和部分中枢神经系统中毒症状,但不能解除 N 样症状,是治疗急性有机磷酸酯类中毒的特异性、高效解毒药。有机磷酸酯类中毒患者对阿托品的耐受性大,用药量可不受极量限制,直至"阿托品化",再改用维持量。阿托品化的特征为瞳孔较前扩大、皮肤变干、颜面潮红、口干、肺部湿啰音减少或消失、四肢转暖、意识好转等。

(2)胆碱酯酶复活药是一类能够使被有机磷酸酯类抑制的胆碱酯酶恢复活性的药物,常用的有氯解磷定和碘解磷定。

(3)其他治疗包括吸氧、人工呼吸、补液、防治并发症等对症治疗。

氯解磷定(pralidoxime chloride)

> **考点提示** 氯解磷定解毒机制。

【药理作用】

1. 恢复胆碱酯酶活性 氯解磷定能与磷酰化胆碱酯酶结合形成复合物,复合物再裂解形成磷酰化氯解磷定,使胆碱酯酶游离而复活。

2. 直接解毒作用 氯解磷定能直接与体内游离的有机磷酸酯类结合,生成无毒的磷酰化氯解磷定从尿液排出。

【临床应用】 主要用于中度和重度有机磷酸酯类中毒的解救,但对 M 样症状缓解作用较弱,应与阿托品合用以控制症状。

【不良反应与用药护理】

（1）治疗量毒性较小，静脉注射过快时可出现头痛、眩晕、乏力、视物模糊、恶心、呕吐等症状；剂量过大时可抑制胆碱酯酶，使神经肌肉出现传导阻滞，甚至导致呼吸抑制。

（2）用于有机磷酸酯类中毒解救时，要尽早、足量和反复用药，禁止与碱性药物配伍。

碘解磷定（pralidoxime iodide）

碘解磷定的药理作用和临床应用与氯解磷定相似，但不良反应较多，且只能静脉注射，故临床上现已少用。

→ **任务小结**

学习内容	代表药物	药理作用	临床应用	不良反应	用药护理
胆碱受体激动药	毛果芸香碱	缩瞳，降低眼压，调节痉挛，促进腺体分泌	青光眼、虹膜炎、解救中毒	流涎、多汗、恶心、呕吐、视物模糊、头痛、眼痛、支气管痉挛等	滴眼液药物浓度以1%～2%为宜，滴眼时应压迫内眦，用药期间应避免做精细工作
胆碱酯酶抑制药	新斯的明（易逆性）	兴奋平滑肌，抑制心脏	治疗重症肌无力首选药	治疗量副作用较小	机械性肠梗阻、尿路梗阻和支气管哮喘患者禁用
	有机磷酸酯类（难逆性）	抑制胆碱酯酶活性，减少ACh水解，致使ACh蓄积中毒	无临床意义，主要作为农业和环境杀虫剂应用	M样症状、N样症状、中枢神经系统症状	解救方法为立即清除毒物；尽早、足量、反复应用阿托品、氯解磷定对症治疗

（刘超华　董举霞）

任务三　抗胆碱药

案例引导

患者，男，25岁。因"上腹部疼痛"就诊，患者无呕吐、腹泻，面色苍白，大汗淋漓，拟诊断为胃肠道痉挛，处方如下。

Rp：

盐酸消旋山莨菪碱注射液 10 mg×1 支

用法：5 mg　肌内注射

工作任务：

1. 请阐明山莨菪碱的用药依据。

2. 使用山莨菪碱应如何做好用药护理？

案例解析

一、M 受体阻断药

本类药物包括阿托品、东莨菪碱、山莨菪碱等,可从植物颠茄、莨菪或曼陀罗等中提取,也可人工合成。

(一)阿托品及其类似生物碱

阿托品(atropine)

【药理作用】 阿托品能通过选择性阻断 M 受体来对抗乙酰胆碱或胆碱受体激动药的 M 样作用。

1. 抑制腺体分泌 汗腺和唾液腺对该药物作用最敏感,小剂量即可引起皮肤干燥、口干;大剂量应用可通过抑制出汗而使体温升高;呼吸道腺体对阿托品作用也较敏感,用药后呼吸道分泌物明显减少;胃腺受其影响较小。

2. 对眼的作用 局部或全身用药时均可产生扩瞳、升高眼压和调节麻痹的作用。

3. 解除内脏平滑肌痉挛 阿托品对痉挛状态下的内脏平滑肌有明显松弛作用。对胃肠道平滑肌作用强,对尿道和膀胱平滑肌作用一般,对胆管、输尿管、支气管平滑肌作用弱,对子宫平滑肌作用小。

4. 兴奋心脏 阿托品小剂量(0.5 mg)应用时可使心率短暂、轻度减慢,较大剂量(1~2 mg)应用时则能解除迷走神经对心脏的抑制功能,加快心率和房室传导。

> **考点提示** 阿托品扩张血管作用与阻断 M 受体无关。

5. 扩张血管 阿托品小剂量应用时对血管与血压无明显影响,大剂量应用时可直接扩张外周及内脏血管,解除微小血管痉挛,改善微循环。

6. 兴奋中枢神经系统 阿托品治疗量对中枢神经系统的兴奋作用不明显;较大剂量可产生轻度兴奋,随着剂量增大,对中枢神经系统的兴奋作用越强;中毒量(10 mg 以上)则会使人产生幻觉、定向障碍、运动障碍和惊厥等症状;严重中毒时,中枢神经系统由兴奋转为抑制,可出现昏迷和呼吸肌麻痹。

> **考点提示** 阿托品的临床应用。

【临床应用】

(1)麻醉前给药可防止分泌物阻塞呼吸道,预防吸入性肺炎,还可治疗严重盗汗、流涎症。

(2)眼科中可用于:①虹膜炎;②儿童验光配镜;③眼底检查,因散瞳作用持续时间较长(1~2 周),现已被后马托品取代。

(3)缓解各种内脏绞痛,如胃肠道绞痛、膀胱刺激征等,治疗胆绞痛和肾绞痛时常配伍哌替啶等镇痛药,以增强疗效。

(4)用于窦性心动过缓、房室传导阻滞等迷走神经兴奋过度所引起的过缓型心律失常的治疗。

(5)用于感染性休克的治疗。

(6)解救有机磷酸酯类中毒。

【不良反应与用药护理】

(1)常见的副作用有口干、皮肤干燥、视物模糊、面部潮红、体温升高、心率加快、排尿困难、便秘等。使用过量时,除前述症状加重外,还会出现不同程度的中枢神经系统兴奋症状;严重中毒时中枢神经系统由兴奋转为抑制,出现昏迷,甚至呼吸肌麻痹。

(2)用药前应向患者介绍可能出现的副作用,以免患者惊慌,一般停药后副作用可自行消失,无需特殊处理。

(3)用药时应注意观察患者心率、体温的变化,心率高于 100 次/分,体温高于 38 ℃者不得使用。

(4)青光眼及前列腺肥大患者禁用,老年人慎用。

(5)在注射大剂量阿托品前,应备好毛果芸香碱、毒扁豆碱或新斯的明及地西泮等解救药物。

山莨菪碱(anisodamine)

山莨菪碱的天然品称为 654-1,人工合成品称为 654-2,其作用与阿托品相似,选择性解除血管平滑肌、内脏平滑肌(尤其是胃肠道平滑肌)痉挛的作用能力强,但抑制腺体分泌和扩瞳的作用较弱。因其不易透过血脑屏障,中枢兴奋作用较弱,主要用于治疗感染性休克与内脏绞痛。不良反应和禁忌证与阿托品类似,但毒性较低。

东莨菪碱(scopolamine)

东莨菪碱的外周作用与阿托品相似,但抑制腺体分泌、扩瞳、调节麻痹的作用较强,对心血管作用较弱。其中枢作用与阿托品相反,东莨菪碱除兴奋呼吸中枢外,还可抑制中枢神经系统,表现为镇静、催眠作用,增大剂量可引起意识消失,使机体进入浅麻醉状态。主要用于麻醉前给药,也可用于静脉复合麻醉,常与氯丙嗪合用;还可用于感染性休克、有机磷酸酯类中毒的治疗;对于晕动病,与 H_1 受体阻断药合用可增强疗效,也可用于妊娠及放射病呕吐的治疗;对帕金森病也有一定疗效。不良反应与禁忌证同阿托品。

(二)阿托品的合成代用品

阿托品的合成代用品主要包括用于成人扩瞳、眼底检查和验光配镜的后马托品、托吡卡胺、环喷托酯等和用于解痉的丙胺太林、贝那替嗪等。

后马托品(homatropine)

后马托品为人工合成短效 M 受体阻断药,其扩瞳和调节麻痹的作用较阿托品起效快且持续时间短(仅 1~2 天),可用于成人眼底检查和验光配镜,但儿童验光配镜需用阿托品。

托吡卡胺(tropicamide)

托吡卡胺作用起效快,且持续时间比后马托平更短。滴眼后,扩瞳作用可维持 6 h,调节麻痹作用可维持 2~6 h,临床应用同后马托品。

丙胺太林(propantheline)

丙胺太林不易透过血脑屏障,很少产生中枢作用,对胃肠道平滑肌 M 受体选择性高,解痉作用较强而持久,并能在一定程度上减少胃液分泌。常用于胃肠道痉挛、消化性溃疡和妊娠呕吐等的治疗。不良反应与阿托品相似,中毒后可因神经肌肉接头阻断而引起呼吸肌麻痹。

贝那替嗪(benactyzine)

贝那替嗪能够缓解平滑肌痉挛,抑制胃酸分泌,还可透过血脑屏障,有镇静作用。适用于兼有焦虑症的消化性溃疡、胃酸过多、肠蠕动亢进和膀胱刺激征患者。

二、N 受体阻断药

N 受体阻断药分为 N_1 受体阻断药和 N_2 受体阻断药两类。

(一)N_1 受体阻断药(神经节阻断药)

N_1 受体阻断药能选择性地阻断神经节内乙酰胆碱对 N_1 受体的激动作用,从而阻断神经冲动的传递。N_1 受体阻断药曾用于高血压的治疗,但因其不良反应较多,现已少用。目前仅用于麻醉时控制血压,以减少术区出血。

(二)N_2 受体阻断药(骨骼肌松弛药)

N_2 受体阻断药能作用于神经肌肉接头后膜的 N_2 受体,产生神经肌肉阻滞作用,使骨骼肌松弛。主要作为外科麻醉的辅助用药,包括琥珀胆碱、筒箭毒碱、泮库溴铵等。

琥珀胆碱(succinylcholine)

【药理作用】 琥珀胆碱属于去极化型肌松药,肌肉松弛作用快而短。其特点如下:①用药后常先出现短暂的肌束震颤;②连续用药可产生快速耐受性;③治疗量下无神经节阻断作用;④抗胆碱酯酶药能增强其作用。

【临床应用】 静脉注射给药常用于气管内插管、气管镜、食管镜及胃镜检查等短时间操作,静脉滴注给药可用于较长时间手术。

【不良反应与用药护理】

（1）可引起血钾升高、眼压升高、肌肉疼痛等副作用，过量使用可致呼吸肌麻痹。

（2）大面积烧伤、广泛软组织损伤、青光眼、白内障、脑血管意外、假性胆碱酯酶缺乏及有机磷酸酯类中毒患者禁用；肝肾功能不全及肌无力患者慎用。

（3）不宜与硫喷妥钠合用，与胆碱酯酶抑制剂、普鲁卡因、氨基糖苷类及多黏菌素等合用时易导致呼吸肌麻痹，应注意。

（4）用药时应备好人工呼吸机；中毒时禁用新斯的明解救。

筒箭毒碱（tubocurarine）

【药理作用】 筒箭毒碱属于非去极化型肌松药，其特点如下：①静脉注射3～5 min起效，眼部、四肢、颈部、躯干、肋间肌肉依次松弛，肌肉松弛前无肌束震颤；②有神经节阻断作用，会引起血压下降；③抗胆碱酯酶药可对抗其肌肉松弛作用，过量中毒可用新斯的明解救。

【临床应用】 主要用于麻醉辅助用药。

【不良反应与用药护理】 安全范围小，过量中毒可致呼吸停止；用于不同手术部位及个体的差异性大，应严格掌握给药剂量；用药中应注意观察患者的呼吸、血压、心率，备好人工呼吸机和新斯的明；严重休克、支气管哮喘、肌无力患者禁用。

 任务小结

抗胆碱药					
分类	代表药物	药理作用	临床应用	不良反应	用药护理
M受体阻断药	阿托品、东莨菪碱、山莨菪碱	抑制腺体分泌，扩瞳，升高眼压，调节麻痹，解除内脏平滑肌痉挛，兴奋心脏，扩张血管，兴奋中枢	麻醉前给药；用于眼科检查及治疗各种内脏绞痛、过缓型心律失常、感染性休克；用于有机磷酸酯类中毒解救	皮肤干燥、视物模糊、面部潮红、体温升高、心率加快、排尿困难、便秘等；过量使用时会出现不同程度的中枢兴奋症状；严重中毒时中枢由兴奋转为抑制，出现昏迷，甚至呼吸肌麻痹	注意观察患者的体温、心率，心率高于100次/分，体温高于38 ℃者不得使用；青光眼及前列腺肥大患者禁用；老年人慎用
N受体阻断药	琥珀胆碱	去极化型肌松药，作用快而短，肌肉松弛前有肌束震颤	静脉注射用于气管内插管、气管镜、食管镜及胃镜检查等短时间操作；静脉滴注可用于较长时间手术	血钾升高、眼压升高、肌肉疼痛；过量使用可致呼吸肌麻痹等	用药时备好人工呼吸机；中毒时禁用新斯的明解救
	筒箭毒碱	非去极化型肌松药，肌肉松弛前无肌束震颤	麻醉辅助用药	安全范围小，过量中毒可致呼吸停止	用药时备好人工呼吸机和新斯的明；严重休克、支气管哮喘、肌无力患者禁用

（刘超华 董举霞）

任务四　拟肾上腺素药

案例引导

患者,男,36 岁。青霉素皮试时出现心慌、憋气、呼吸不畅、四肢发冷,随即呼吸困难、大汗淋漓、面色苍白、呼吸急促,而后抽搐、表情淡漠,血压测不到,脉搏微弱,呼吸 35 次/分,神志不清,呼之不应。诊断:青霉素过敏性休克。处方如下。

Rp:

1‰盐酸肾上腺素注射液 1 mL×1 支

用法:0.5 mL 皮下注射 立即

工作任务:

1. 请阐明肾上腺素的用药依据。

2. 使用肾上腺素时应如何做好用药护理?

案例解析

一、α、β 受体及多巴胺受体激动药

肾上腺素(adrenaline,AD)

肾上腺素的化学性质不稳定,宜避光保存,遇中性尤其碱性环境易氧化变色失去活性,故口服无效。能直接激动 α 受体和 β 受体,产生较强的 α 样和 β 样作用,具有起效快、作用强、持续时间短的特点。

【药理作用】

1. 兴奋心脏　激动心脏的 β_1 受体,使心肌收缩力增强,心率加快,传导加速,心输出量增加;激动 β_2 受体,舒张冠状血管,改善心肌的血液供应。但在兴奋心脏的同时,也会提高心肌代谢,使心肌耗氧量增加,若剂量过大或静脉注射过快,可引发心律失常,出现期前收缩,甚至引起心室纤颤。

2. 收缩或舒张血管　激动血管平滑肌上的 α_1 受体,收缩血管,其中对皮肤黏膜血管的收缩作用最强,内脏血管(如肾脏、脾脏)收缩作用也较明显,脑和肺脏血管收缩作用弱;激动 β_2 受体,舒张血管,在 β_2 受体占优势的骨骼肌血管和冠状血管中表现明显。

3. 影响血压　肾上腺素对血压的影响与剂量相关。治疗量给药时,可激动心脏的 β_1 受体,兴奋心脏,心输出量增加,故收缩压升高;激动 β_2 受体,骨骼肌血管舒张,一定程度上抵消了皮肤黏膜血管的收缩作用,故舒张压不变或稍降。大剂量给药时,可兴奋血管平滑肌 α_1 受体,外周阻力显著增高,故收缩压和舒张压均升高。若先用 α 受体阻断药(如酚妥拉明)取消肾上腺素的缩血管作用,再给予原升压剂量的肾上腺素,此时肾上腺素的扩血管作用则会引起血压下降,这种现象称为肾上腺素升压作用的翻转,因此 α 受体阻断药引起的低血压不能用肾上腺素治疗。

4. 扩张支气管　肾上腺素可激动支气管平滑肌上的 β_2 受体,使支气管平滑肌松弛,对缓解支气管平滑肌痉挛的效果尤为明显;还能抑制肥大细胞释放组胺,并激动支气管黏膜血管的 α 受体,使黏膜血管收缩,通透性降低,减轻或消除支气管黏膜的充血或水肿。

5. 促进代谢　激动 α 受体和 β_2 受体,提高机体代谢水平和耗氧量,促进肝糖原分解,降低外周组织对葡萄糖的摄取,升高血糖;促进脂肪分解,升高血中脂肪酸。

考点提示　肾上腺素的临床应用。

【临床应用】

(1)抢救因窒息、溺水、麻醉意外、药物中毒、传染病和传导阻滞引起的心搏骤停,还需同时进行胸外心脏按压、人工呼吸和纠正酸中毒等措施。常用心脏复苏三联针(肾上腺素、阿托品、利多卡因)。

(2)为抢救过敏性休克患者首选药。常皮下注射或肌内注射,也可稀释后缓慢静脉给药,应严格控制给药速度,以防血压骤升或心律失常。

(3)控制支气管哮喘急性发作。

(4)与局部麻醉药配伍(1:250000)可延缓局部麻醉药的吸收,降低毒性,延长局部麻醉作用时间。

(5)鼻黏膜或牙龈出血时可用浸有0.1%肾上腺素的纱布或棉球填塞局部止血。

【不良反应与用药护理】

(1)主要不良反应为心悸、烦躁、血压升高等,过量给药或静脉注射过快可引起血压骤升、搏动性头痛,有诱发脑出血的风险,也可引发心律失常,甚至心室纤颤。

(2)高血压、脑动脉粥样硬化、器质性心脏病、糖尿病、甲状腺功能亢进、嗜铬细胞瘤患者禁用,老年人慎用。

(3)使用时要严格控制给药剂量和途径,给药后应严密观察患者的血压、脉搏、面色及情绪变化。

(4)其在碱性溶液中易被水解破坏,忌与碱性药物配伍使用。

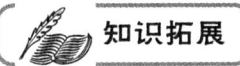 知识拓展

休 克

休克是一种由各种严重致病因素引起的神经-体液因子失调与急性微循环障碍,以直接或间接导致各器官细胞广泛受损为特征的综合征。包括过敏性休克、感染性休克、低血容量性休克、心源性休克、神经源性休克及创伤性休克等。

多巴胺(dopamine)

【药理作用】

1.兴奋心脏 直接激动心脏的 β_1 受体,间接释放去甲肾上腺素使心肌收缩力增强,心输出量增加,对心率影响不明显,较少引起心律失常。

2.影响血管和血压 治疗量给药时可激动多巴胺受体,使肾脏、肠道系膜和冠状血管扩张,并激动 α_1 受体,使皮肤黏膜血管收缩,外周阻力无明显变化;大剂量给药时可激动 α_1 受体,使血管收缩,引起外周阻力增加,舒张压和收缩压均升高。

3.改善肾功能 治疗量给药时可激动多巴胺受体,使肾血管扩张,肾血流量和肾小球滤过率增加,还可抑制肾小管对钠离子的重吸收,产生排钠利尿作用。

【临床应用】

1.治疗休克 适用于多种类型的休克,包括感染性休克、心源性休克及失血性休克等,尤其对伴有心肌收缩力减弱及尿量减少的休克患者疗效较好。

2.治疗急性肾衰竭 激动多巴胺受体后,肾血管扩张,肾血流量增加,肾功能改善,使尿量增多,可与利尿药合用。

【不良反应与用药护理】

(1)不良反应轻微,若剂量过大或静脉滴注速度过快,可出现心动过速、心律失常、肾血管收缩,导致肾功能下降,一旦发生应减慢滴注速度或停药。

(2)口服无效,一般采用静脉滴注给药,应从小剂量开始,逐渐增加用量,并酌情调整滴速。

(3)用药期间应注意监测血压和尿量变化,治疗休克时应注意补足血容量。

(4)嗜铬细胞瘤患者禁用;室性心律失常、闭塞性血管病、心肌梗死、高血压和动脉粥样硬化患者慎用;

与单胺氧化酶抑制剂或三环类抗抑郁药合用时,多巴胺剂量应酌情减少。

麻黄碱(ephedrine)

【药理作用】 麻黄碱不仅能够直接激动 α 受体和 β 受体,而且能够促进去甲肾上腺素能神经末梢释放递质,间接激动 α 受体和 β 受体,产生拟肾上腺素作用。与肾上腺素相比,其具有以下特点:①化学性质稳定,口服有效;②对心血管、支气管的作用较肾上腺素弱而持久;③中枢兴奋作用较显著,可引起失眠;④易产生快速耐受性。

【临床应用】 主要用于防治轻度支气管哮喘,对重症或急性发作者疗效较差;防治某些低血压状态,如硬膜外或蛛网膜下腔麻醉所引起的低血压;消除鼻黏膜充血引起的鼻塞等。

【不良反应与用药护理】 中枢兴奋作用显著可引起不安、失眠,大剂量给药可引起心率加快,血压升高,故不宜在晚间服用。

二、α 受体激动药

去甲肾上腺素(noradrenaline,NA)

去甲肾上腺素可激动 $α_1$ 和 $α_2$ 受体,对心脏 $β_1$ 受体作用较弱,对 $β_2$ 受体几乎无作用。口服无效,不能皮下或肌内注射,仅能静脉滴注。

【药理作用】

1.收缩血管 除冠状血管外,主要使小动脉和小静脉收缩。对皮肤黏膜血管的收缩效果明显,其次是肾脏血管,亦能收缩脑、肝脏、肠道系膜及骨骼肌的血管。动脉血管收缩会引起血流量减少,静脉血管收缩会引起总外周阻力增加。

2.兴奋心脏 激动 $β_1$ 受体后,使心肌收缩力增强,心率加快,传导加速,心输出量增加。在整体情况下,心率由于血压升高会出现反射性减慢,心输出量也因外周阻力增加而无明显增加。

3.升高血压 小剂量的去甲肾上腺素可使收缩压明显升高,舒张压升高不明显,脉压增大;较大剂量应用时,收缩压和舒张压均升高,脉压变小,组织血流灌注减少。

【临床应用】

1.抗休克 用于神经性休克早期及某些药物(如酚妥拉明、氯丙嗪)中毒引起的低血压。

2.上消化道出血 取 1~3 mg 稀释后口服可用于上消化道出血。

【不良反应与用药护理】

(1)静脉滴注时间过长,给药浓度过高或药液漏出血管,可使局部血管强烈收缩,引起皮肤苍白、疼痛甚至局部组织缺血性坏死。

(2)静脉滴注时间过长或剂量过大可使肾血管强烈收缩,肾血流量急剧减少,引发急性肾衰竭。

(3)本品应单独使用,不可与碱性溶液配伍,并避光保存。

(4)静脉穿刺时,药液勿外漏,静脉滴注时间不能过长,浓度不可过高,剂量不能过大,应严格控制滴速;严禁皮下和肌内注射,禁用于手部或关节周围的血管;一旦出现药液外漏应立即更换注射部位,热敷患处,并酌情使用普鲁卡因或 α 受体阻断药(如酚妥拉明)局部浸润注射。

(5)高血压、动脉粥样硬化、器质性心脏病、少尿或无尿患者禁用。

间羟胺(metaraminol)

间羟胺主要激动 α 受体,对 $β_1$ 受体作用弱,还可通过促进去甲肾上腺素能神经末梢释放递质而间接发挥作用。具有以下特点:①收缩血管、升高血压作用较去甲肾上腺素弱而持久;②对肾脏血管的收缩作用较弱,较少引起急性肾衰竭;③对心率的影响不明,很少引起心律失常;④化学性质稳定,可静脉给药、肌内注射。故临床常作为去甲肾上腺素的代用品,用于各种休克早期、手术后或脊椎麻醉后的休克。

短期连续使用可产生快速耐受性,高血压、充血性心力衰竭、糖尿病和甲状腺功能亢进患者慎用。

去氧肾上腺素(phenylephrine) & 甲氧明(methoxamine)

去氧肾上腺素和甲氧明都是人工合成品,可直接和间接激动 α_1 受体,作用与去甲肾上腺素相似,但较其稍弱。在产生与去甲肾上腺素相似的收缩血管、升高血压作用时,对于肾脏、心脏血流量减少的效果比去甲肾上腺素更明显,作用持续时间更久,除可静脉滴注外也可肌内注射。用于抗休克及防治脊椎麻醉或全身麻醉后的低血压。去氧肾上腺素和甲氧明都能通过收缩血管、升高血压,使迷走神经反射性兴奋而减慢心率,故也可用于治疗阵发性室上性心动过速。去氧肾上腺素还能兴奋瞳孔开大肌,使瞳孔扩大,其作用较阿托品弱,且持续时间较短,一般不引起眼压升高(除老年人或前房角狭窄者外),用其 $1.0\% \sim 2.5\%$ 溶液滴眼,可作为眼底检查的快速扩瞳药。

三、β 受体激动药

异丙肾上腺素(isoprenaline)

异丙肾上腺素为非选择性 β 受体激动药,对 β_1 和 β_2 受体选择性低,对 α 受体几乎无作用。口服易被消化酶破坏而失效,气雾剂吸入给药吸收较快,也可舌下给药或静脉滴注。

【药理作用】

1. 兴奋心脏　激动心脏 β_1 受体,使心肌收缩力增强,心率加快,传导加速。与肾上腺素相比,其对心率及传导的加速作用较强,心肌耗氧量明显增加,对窦房结有显著兴奋作用,也能引起心律失常,但较少产生心室颤动。

2. 舒张血管　激动血管 β_2 受体,主要使骨骼肌、肾脏、肠道系膜和冠状血管舒张,其中骨骼肌血管舒张作用较强,肾脏和肠道系膜血管舒张作用较弱。

3. 影响血压　兴奋心脏,舒张外周血管,使收缩压升高,舒张压略下降,脉压增大。

4. 扩张支气管　激动支气管平滑肌 β_2 受体,使支气管平滑肌舒张,作用比肾上腺素略强,并具有抑制组胺等过敏性物质释放的作用,但对支气管黏膜血管无收缩作用,故其消除黏膜水肿的效果不如肾上腺素。

5. 促进代谢　促进糖原及脂肪分解,增加组织耗氧量。

【临床应用】

(1)常以气雾剂吸入给药,可迅速缓解支气管哮喘急性发作症状。

(2)抢救各种原因所致的心搏骤停,如心室自身节律缓慢、高度房室传导阻滞或窦房结功能衰竭并发的心搏骤停。

(3)治疗Ⅱ度、Ⅲ度房室传导阻滞。

(4)用于心输出量低、外周阻力高的感染性休克,应注意补足血容量。

【不良反应与用药护理】　常见的不良反应有心悸、头晕、皮肤潮红等。过量使用,尤其是应用于支气管哮喘时,可致心肌耗氧量增加,引起心律失常,甚至产生心动过速及心室颤动的风险,用药过程中应注意控制心率。长期反复用药易产生耐受性,哮喘患者自用气雾剂或舌下含片时勿超过医嘱规定的用药次数和吸入量,不可盲目加大剂量。冠心病、心肌炎和甲状腺功能亢进患者禁用。

多巴酚丁胺(dobutamine)

多巴酚丁胺可选择性激动 β_1 受体,对 β_2 和 α 受体作用不明显,可增强心肌收缩力,增加心输出量,但对心率影响不大。主要用于治疗心肌梗死并发的心力衰竭,梗阻型肥厚性心肌病、心房颤动患者禁用。用药期间可引起血压升高、头痛、心悸、气短等不良反应。仅供静脉注射给药,忌与碱性药物配伍使用。

任务小结

拟肾上腺素药					
分类	代表药物	药理作用	临床应用	不良反应	用药护理
α、β受体及多巴胺受体激动药	肾上腺素、多巴胺、麻黄碱	兴奋心脏，收缩或舒张血管，影响血压，扩张支气管，促进代谢	用于心搏骤停、过敏性休克、支气管哮喘急性发作；与局部麻醉药配伍；局部止血	心悸、烦躁、血压升高等；高血压、脑动脉粥样硬化、器质性心脏病、糖尿病、甲状腺功能亢进、嗜铬细胞瘤患者禁用，老年人慎用	使用时要严格控制给药剂量和途径。严密观察患者的血压、脉搏、面色及情绪变化，忌与碱性药物配伍使用
α受体激动药	去甲肾上腺素、间羟胺	收缩血管，兴奋心脏，升高血压	抗休克；用于上消化道出血	局部组织缺血性坏死、急性肾衰竭	药液勿外漏，给药时应严格控制滴速、时间、浓度，严禁皮下和肌内注射，禁用于手部或关节周围的血管
β受体激动药	异丙肾上腺素	兴奋心脏，舒张血管，影响血压，扩张支气管，促进代谢	用于支气管哮喘急性发作、心搏骤停；治疗Ⅱ度、Ⅲ度房室传导阻滞	常见心悸、头晕、皮肤潮红等	用药过程中应控制心率，避免长期用药

（刘超华　董举霞）

任务五　抗肾上腺素药

 案例引导

　　患者，男，25岁。左足外伤，复受寒湿，伤口愈合后常感左足趾麻木疼痛，左拇趾皮色逐渐紫黯，疼痛加剧，夜重昼轻，行走困难。诊断为血栓闭塞性脉管炎，处方如下。

Rp:

甲磺酸酚妥拉明片 25 mg×50 片

用法：25 mg 每日 4 次 口服

工作任务：

1.请阐明酚妥拉明的用药依据。

2.使用酚妥拉明应如何做好用药护理？

案例解析

一、α 受体阻断药

α受体阻断药分为非选择性 α 受体阻断药和选择性 α 受体阻断药两类。

(一)非选择性 α 受体阻断药

酚妥拉明(phentolamine)

酚妥拉明为短效 α 受体阻断药,能竞争性阻断 α_1 与 α_2 受体,拮抗肾上腺素的 α 样作用。

【药理作用】

1. 舒张血管 能阻断血管平滑肌 α_1 受体,还可直接松弛血管平滑肌,使血管舒张,外周阻力减少,血压下降。

2. 兴奋心脏 可使心肌收缩力增强,心率加快,心输出量增加。其机制如下:①舒张血管,使血压下降,反射性引起交感神经兴奋;②阻断神经末梢突触前膜 α_2 受体,促进去甲肾上腺素释放。

3. 其他 有拟胆碱作用,可使胃肠平滑肌兴奋;有组胺样作用,可使胃酸分泌增加、皮肤潮红等。

考点提示 酚妥拉明的临床应用、不良反应与用药护理。

【临床应用】

(1)治疗外周血管痉挛性疾病,如肢端动脉痉挛症、血栓闭塞性脉管炎及静脉滴注去甲肾上腺素外漏引起的局部血管痉挛等。

(2)抗休克,如感染性休克、心源性休克和神经性休克。

(3)治疗急性心肌梗死和顽固性充血性心力衰竭。

(4)用于肾上腺嗜铬细胞瘤的鉴别诊断,防治其骤发高血压危象及用作术前准备。

【不良反应与用药护理】

(1)可引起腹痛、腹泻、恶心、呕吐、胃酸增多等消化道症状,诱发消化性溃疡。口服时与食物或牛奶同服,可减轻消化道反应。

(2)静脉给药剂量过大,可引起心动过速、心律失常、心绞痛、直立性低血压等心血管功能紊乱症状。静脉给药须缓慢,并在用药过程中定时测量血压和脉搏。

(3)避光保存,忌与铁剂合用。

(4)抗休克时应补足血容量,一旦发生直立性低血压,立即平卧,采用头低脚高位补液,应用去甲肾上腺素或间羟胺升压,禁用肾上腺素。

(5)冠心病、胃炎、胃及十二指肠溃疡患者慎用,动脉粥样硬化及肾功能不全者禁用。

妥拉唑林(tolazoline)

妥拉唑林阻断 α 受体作用与酚妥拉明相似,但效用较其稍弱,拟胆碱作用和组胺样作用效果较之更强。口服吸收缓慢,排泄较快,以注射给药为主。主要用于血管痉挛性疾病的治疗,局部浸润注射可用于对抗去甲肾上腺素静脉滴注时药液外漏,防止局部组织缺血坏死。不良反应与酚妥拉明类似,但发生率较高。

酚苄明(phenoxybenzamine)

酚苄明为长效 α 受体阻断药,起效慢,作用强而持久,能够舒张血管,降低外周阻力,引起血压下降,其作用强度与交感神经兴奋性有关。对静卧血压正常的患者降压作用不明显,但当直立或血容量减少时,就会引起血压显著性下降,心率反射性加快。高浓度给药时,还具有抗 5-羟色胺及抗组胺作用。主要用于外周血管痉挛性疾病、感染性休克、嗜铬细胞瘤及良性前列腺增生的治疗。

常见的不良反应有直立性低血压、心悸、鼻塞、消化道症状和中枢抑制。静脉注射或用于治疗休克时必须缓慢给药并密切监护。

(二)选择性 α 受体阻断药

哌唑嗪（prazosin）

【药理作用】 哌唑嗪是选择性较强的 α_1 受体阻断药,可舒张小动脉和静脉,降低外周阻力,使血压下降,并且在降压同时不影响肾血流量,心率加快不明显,不增高血浆肾素活性。长期应用能改善机体脂质代谢,降低总胆固醇、甘油三酯、低密度脂蛋白水平,升高高密度脂蛋白水平。

【临床应用】 主要用于治疗各种程度的原发性高血压或肾性高血压;治疗慢性充血性心力衰竭;改善前列腺肥大患者的尿潴留症状。

【不良反应与用药护理】 部分患者首次应用会出现首剂效应,表现为直立性低血压、眩晕、心悸等,首次应用时应减量或从小剂量开始给药。其他不良反应还包括鼻塞、口干、头痛、嗜睡等,建议睡前服用。

特拉唑嗪（terazosin）

特拉唑嗪通过阻断血管壁 α_1 受体,扩张小动脉引起血压下降,也能降低前列腺及膀胱出口平滑肌的紧张度,从而改善前列腺肥大患者的临床症状。主要用于良性前列腺增生及原发性高血压的治疗,特别适用于治疗伴有前列腺肥大的高血压患者。

不良反应除和哌唑嗪相似外,还包括皮肤瘙痒、阴茎勃起等。首次应用剂量不超过 1 mg,对本品过敏者及 12 岁以下儿童禁用,孕妇及哺乳期妇女不宜使用。

二、β 受体阻断药

β 受体阻断药分为非选择性 β 受体阻断药和选择性 β 受体阻断药两类。常用的非选择性 β 受体阻断药代表药物有普萘洛尔,选择性 β 受体阻断药代表药物有阿替洛尔和美托洛尔。

普萘洛尔（propranolol）

【药理作用】

1. β 受体阻断作用 对 β_1 受体、β_2 受体无明显选择性。

(1)心血管系统:阻断心脏的 β_1 受体,使心肌收缩力减弱,心率减慢,传导减慢,心输出量减少,冠状动脉血流量下降,心肌耗氧量下降,血压下降。

(2)支气管平滑肌:阻断支气管平滑肌的 β_2 受体,使支气管平滑肌收缩,呼吸道阻力增加。可诱发或加重支气管哮喘。

(3)影响代谢:抑制脂肪、糖原分解。

(4)影响肾素分泌:阻断肾小球旁细胞的 β_1 受体,抑制肾素的释放。

2. 抗血小板聚集 具有抗血小板聚集的作用。

3. 膜稳定作用 降低细胞膜对钠离子的通透性,产生局部麻醉作用和奎尼丁样作用,称为膜稳定作用,但临床意义不大。

【临床应用】

1. 高血压 本类药物是抗高血压的一线药物。

2. 心律失常 用于治疗多种原因引起的快速型心律失常,如窦性心动过速。

3. 心绞痛和心肌梗死 对劳累性心绞痛有较好的疗效,常与硝酸甘油合用,可提高疗效,对抗后者引发的心率快、肾素高的缺点;对心肌梗死连续应用可降低复发率和猝死率。

4. 充血性心力衰竭 可改善心脏舒张功能,缓解由儿茶酚胺引起的心脏损害,主要适用于缺血性心脏病、高血压心脏病及扩张型心肌病所致的心力衰竭患者。

5. 甲状腺功能亢进 可缓解甲状腺功能亢进引起的心动过速症状,也可用于治疗甲状腺危象,或用作甲状腺次全切除术的术前准备。

【不良反应与用药护理】

（1）常见恶心、呕吐和轻度腹泻等消化道症状，偶见皮疹、血小板减少等过敏反应，严重者可发生心脏抑制，诱发或加重哮喘，引起外周血管收缩和痉挛，出现反跳现象。

（2）使用时应从小剂量开始，逐渐加大剂量；长期用药者不宜突然停药，应逐渐减量直至缓慢停药。

（3）严重心功能不全、窦性心动过缓、重度房室传导阻滞和支气管哮喘患者禁用；心肌梗死及肝功能不全患者应慎用。

纳多洛尔(nadolol)

纳多洛尔对 β_1 和 β_2 受体的亲和力相似，阻断作用持续时间长，无内在拟交感活性和膜稳定性，其他作用与普萘洛尔相似，且效用较之更强，并可增加肾脏血流量。故在临床上可首选用于肾功能不全又需用 β 受体阻断药的患者。但纳多洛尔在体内代谢不完全，多以原形经肾脏排泄，当肾功能不全时可在体内蓄积，需注意用药剂量。

噻吗洛尔(timolol)

噻吗洛尔是效用较强的一种 β 受体阻断药，无内在拟交感活性和膜稳定作用。将其用作滴眼剂降低眼压，起效快、不良反应小、耐受性好。临床上常用于治疗青光眼，尤其是原发性开角型青光眼，效果类似或优于毛果芸香碱，无缩瞳和调节痉挛作用，但使用时需注意压迫内眦，防止吸收作用，导致哮喘或充血性心力衰竭患者出现不良反应。

阿替洛尔(atenolol) & 美托洛尔(metoprolol)

阿替洛尔和美托洛尔对 β_1 受体具有选择性阻断作用，可减慢心率和房室传导，减少心输出量，降低血压；对 β_2 受体作用较弱，故增加呼吸道阻力作用不明显，但哮喘患者仍需慎用。主要用于治疗心律失常、高血压。

其他类似药物有吲哚洛尔、醋丁洛尔、塞他洛尔、艾司洛尔等。

三、α、β 受体阻断药

本类药物对 α、β 受体的阻断作用选择性不强，临床主要用于治疗高血压，代表药物为拉贝洛尔，其他类似药物有卡维地洛、阿罗洛尔等。

拉贝洛尔(labetalol)

【药理作用及临床应用】 拉贝洛尔能阻断 α 受体和 β 受体，阻断 β 受体的作用强于阻断 α 受体，对 α 受体的阻断作用较酚妥拉明弱，对 β 受体的阻断作用较普萘洛尔弱；对 β_1 和 β_2 受体的作用相似，对 α_1 受体作用较弱，对 α_2 受体无作用。多用于治疗中重度高血压、心绞痛，静脉注射可用于治疗高血压危象。

【不良反应与用药护理】 常见不良反应为眩晕、乏力、恶心等；哮喘及心功能不全患者禁用；儿童、孕妇及脑出血患者忌用静脉注射；注射液不能与葡萄糖盐水混合滴注。

卡维地洛(carvedilol)

卡维地洛是一种具有 α_1、β_1 和 β_2 受体阻断作用的新型药物，兼有抗氧化作用。临床上用于治疗充血性心力衰竭，可以明显改善症状，提高患者生活质量，降低病死率；还可用于治疗轻中度高血压。宜从小剂量开始用药，根据病情需要每 2 周增量 1 次。

			抗肾上腺素药		
分类	代表药物	药理作用	临床应用	不良反应	用药护理
α受体阻断药	酚妥拉明	舒张血管,兴奋心脏	外周血管痉挛性疾病、休克、急性心肌梗死、顽固性充血性心力衰竭	胃肠道反应、心血管功能紊乱	避光保存;抗休克时应补足血容量
β受体阻断药	普萘洛尔	β受体阻断作用,抗血小板聚集,膜稳定作用	高血压、心律失常、心绞痛、心肌梗死、充血性心力衰竭、甲状腺功能亢进	消化道症状;诱发或加重哮喘	应从小剂量开始给药,不可突然停药
α、β受体阻断药	拉贝洛尔、卡维地洛	α、β受体阻断作用	中重度高血压、心绞痛	常见眩晕、乏力、恶心	应从小剂量开始给药

【常用制剂与用法】

硝酸毛果芸香碱　滴眼液或眼膏:1%～2%。滴眼次数按需要决定,晚上或需要时涂眼膏。长效毛果芸香碱眼用缓释药膜:药膜放入眼结膜内后缓慢释放,每周1片。

溴新斯的明　片剂:15 mg。每次15 mg,每日3次或按需要而定。极量:每次30 mg,每日100 mg。

甲基硫酸新斯的明　注射剂:0.5 mg/1 mL、1 mg/2 mL。每次0.25～1 mg,每日1～3次,皮下或肌内注射。极量:每次1 mg,每日5 mg。

水杨酸毒扁豆碱　滴眼液或眼膏:0.25%。每4 h 1次,或按需要决定滴眼次数。溶液变红色后不可用。

硫酸阿托品　片剂:0.3 mg。口服,每次0.3～0.6 mg,每日3次。注射剂:0.5 mg/1 mL、1 mg/1 mL、5 mg/1 mL,皮下、肌内或静脉注射,每次0.5 mg。滴眼液:0.5%、1%。眼膏:1%。极量:口服,每次1 mg,每日3 mg;皮下或静脉注射,每次2 mg。解救有机磷酸酯类中毒时可不受极量限制。

氢溴酸山莨菪碱　片剂:5 mg、10 mg。口服,每次5～10 mg,每日3次。注射剂:5 mg/1 mL、10 mg/1 mL、20 mg/1 mL,肌内或静脉注射,每次5～10 mg,每日1～2次。

氢溴酸东莨菪碱　片剂:0.2 mg。口服,每次0.2～0.3 mg,每日3次。注射剂:0.3 mg/1 mL、0.5 mg/1 mL,皮下或肌内注射,每次0.2～0.5 mg。极量:口服,每次0.6 mg,每日2 mg;注射剂,每次0.5 mg,每日105 mg。

氢溴酸后马托品　滴眼液:1%～2%,每次1～2滴。

溴丙胺太林　片剂:15 mg。口服,每次15 mg,每日3次。

盐酸肾上腺素　注射剂:0.5 mg/0.5 mL、1 mg/1 mL。皮下或肌内注射,每次0.25～0.5 mg,必要时可心室内注射(用生理盐水稀释10倍)。极量:皮下注射,每次1 mg。

盐酸多巴胺　注射剂:20 mg/2 mL。每次20 mg,用0.9%氯化钠注射液或5%葡萄糖注射液稀释后静脉滴注。极量:静脉滴注20 μg/(kg·min)。

盐酸麻黄碱　片剂:15 mg、25 mg、30 mg。口服,每次15～30 mg,每日3次。注射剂:30 mg/1 mL。皮下或肌内注射,每次15～30 mg。极量:口服或注射,每次60 mg,每日150 mg。

重酒石酸去甲肾上腺素　注射剂:2 mg/1 mL、10 mg/2 mL。2 mg加入5%葡萄糖注射液500 mL中静脉滴注,4～8 μg/min。

重酒石酸间羟胺　注射剂:10 mg/1 mL、50 mg/5 mL。肌内注射,每次 10～20 mg;或 10～40 mg,用 5%葡萄糖注射液稀释后静脉滴注。极量:静脉滴注每次 100 mg。

盐酸异丙肾上腺素　注射剂:1 mg/2 mL。0.5～1 mg 稀释后缓慢静脉滴注。片剂:10 mg。舌下含服,每次 10 mg。气雾剂:0.25%。每次 0.1～0.4 mg,喷雾吸入。极量:喷雾吸入,每次 0.4 mg,每天 2.4 mg;舌下含服,每次 20 mg,每日 60 mg。

盐酸多巴酚丁胺　注射剂:250 mg/5 mL。250 mg 加入 5%葡萄糖注射液 500 mL 中静脉滴注。

甲磺酸酚妥拉明　片剂:5 mg。口服,每次 25～50 mg。注射剂:5 mg/1 mL、10 mg/1 mL。肌内或静脉注射,每次 5 mg。

盐酸酚苄明　片剂:10 mg。口服,每次 10～20 mg,每日 2 次。注射剂:10 mg/1 mL。0.5～1 mg/kg,用 5%葡萄糖注射液稀释后静脉滴注(抗休克)。每日总量不超过 2 mg/kg。

盐酸普萘洛尔　片剂:10 mg。口服,每次 10 mg,每日 3 次,以后逐步增加剂量。注射剂:5 mg/5 mL。2～2.5 mg 稀释后静脉滴注,速度按病情调整。

阿替洛尔　片剂:25 mg、50 mg、100 mg。口服,用于心绞痛,每日 1 次,每次 100 mg,或每次 25～50 mg,每日 2 次。用于高血压,每次 50～100 mg,每日 1～2 次。

美托洛尔　片剂:50 mg、100 mg。胶囊剂:50 mg。口服,每次 50～100 mg,每日 100～200 mg。注射剂:5 mg/2 mL。急需时缓慢静脉注射,每次 5 mg。

拉贝洛尔　片剂:100 mg、200 mg。口服,每次 100 mg,每日 2～3 次。注射剂:50 mg/10 mL、50 mg/5 mL。静脉注射,每次 100～200 mg。

直通护考

扫码在线答题

项目小结

本项目重点介绍了传出神经系统的分类、受体类型及其效应和传出神经系统药的作用方式。根据作用方式可将传出神经系统药分为四类:拟胆碱药、抗胆碱药、拟肾上腺素药、抗肾上腺素药,并重点介绍了其中代表药物的药理作用、临床应用、不良反应与用药护理。通过对传出神经系统药的学习,传递并培养生命至上、健康至上、救死扶伤的职业精神,同时为后续内容的学习奠定药物学思维模式。

(刘超华　董举霞)

局部麻醉药

扫码看课件

学习目标

【知识目标】 掌握普鲁卡因、利多卡因、丁卡因的作用特点和用药护理;熟悉常用局部麻醉药的给药方法;了解其他局部麻醉药的作用特点。

【能力目标】 能够说出局部麻醉药的概念,学会观察局部麻醉药的疗效和不良反应,具有正确实施用药护理的能力。

【思政目标】 培育学生认真做好用药护理的职业素养和关心、尊重、理解患者的人文素养;培养学生"敬佑生命、救死扶伤、甘于奉献、大爱无疆"的医者精神。

项目导言

麻醉药是一类能够可逆性地作用于神经系统,使机体的局部或整体暂时性失去痛觉和知觉的药物。根据作用部位的不同,麻醉药可以分为全身麻醉药和局部麻醉药,本项目介绍的是局部麻醉中的常用药物。

案例引导

患者,女,28岁。以"左脚酸痛"为主诉前往医院就诊。经 X 线等检查后,诊断为:关节滑膜炎。给予普鲁卡因注射液做封闭治疗,注射约 1 h 后,患者出现全身冒虚汗、头晕乏力的症状,随即晕倒在地,诊断为过敏性休克,立即进行抢救。

案例解析

工作任务:

1. 请说出普鲁卡因的用药护理。

2. 在这个工作任务中,护士应该在哪些方面体现专业能力和职业素养?

局部麻醉药是一类作用于局部神经末梢或神经干周围,能可逆性地暂时、完全阻断神经冲动的产生和传导,在意识清醒的状态下,使局部浅感觉,尤其是痛觉暂时消失的药物,简称局麻药。主要用于黏膜浅表手术、腹部及下肢手术或部分脏器的内镜检查。

一、局部麻醉药的作用及给药方法

(一)局部麻醉药的作用

1.局部麻醉作用 局部麻醉药通过阻滞神经细胞膜上的 Na^+ 通道,抑制 Na^+ 内流,从而阻断神经冲动的产生和传导,产生局部麻醉的作用。由于细神经纤维比粗神经纤维更易被阻断,无髓鞘的神经纤维比有髓鞘的神经纤维更敏感,局部麻醉药产生麻醉作用的一般规律如下:当对混合神经产生麻醉作用时,一般痛觉首先消失,其次是冷觉、温觉、触觉、压觉,最后发生运动麻痹。神经冲动的恢复则按照相反顺序进行。

2.吸收作用 若局部麻醉药剂量过大、浓度过高或将药物直接注入血管时,会引起毒性反应。

(1)中枢神经系统反应:引起中枢神经系统先兴奋后抑制的现象,初期表现为焦虑、烦躁、眩晕、肌肉震颤等,甚至出现阵挛性惊厥,随后转入昏迷,严重者可因呼吸肌麻痹而死亡。中毒时宜采用人工呼吸抢救呼吸衰竭,可静脉注射地西泮防止惊厥发生。

(2)心血管系统反应:局部麻醉药对心血管系统有直接抑制作用,表现为降低心肌兴奋性,使心肌收缩力减弱、传导减慢;还可松弛血管平滑肌,扩张血管,使药物吸收加快;浓度过高时会导致血压降低,甚至休克。因此,注射局部麻醉药时一般加入少量(1:200000)肾上腺素,使局部血管收缩以减慢局部麻醉药的吸收,延长其作用时间,并预防吸收中毒,亦可减少手术时的出血。但进行肢体末(指、趾)端、阴茎部位手术以及对高血压、甲状腺功能亢进、心脏病患者给药时禁止加入肾上腺素。蛛网膜下腔麻醉和硬膜外麻醉时常引起血压下降,可用麻黄碱预防。

考点提示 局部麻醉药中常加入少量肾上腺素的目的及禁忌。

(二)局部麻醉药的给药方法

局部麻醉药的给药方法如图 3-1 所示。

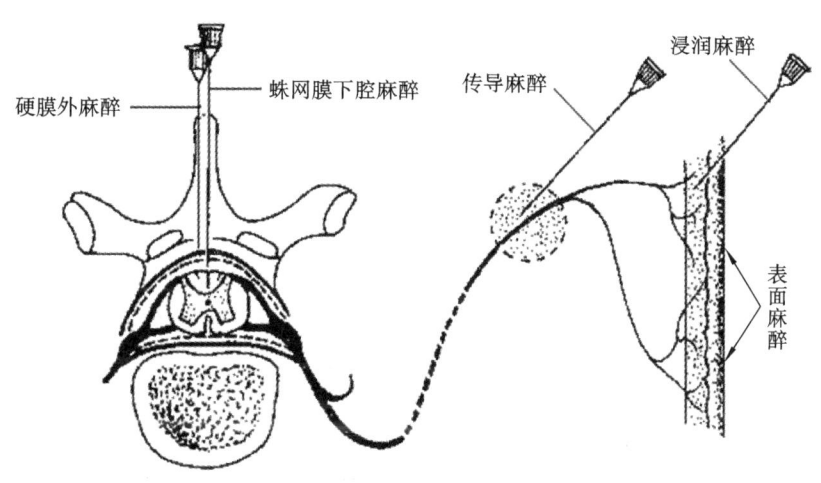

图 3-1 局部麻醉药给药方法示意图

1.表面麻醉 表面麻醉又称黏膜麻醉,是将穿透力较强的局部麻醉药直接点滴、涂抹或喷洒于黏膜表面,麻醉黏膜下感觉神经末梢。常选用丁卡因、利多卡因,适用于口腔、眼、鼻、咽喉、气管及泌尿生殖系统等部位的黏膜浅表手术或部分脏器的内镜检查,如鼻咽镜检查等。

2.浸润麻醉 浸润麻醉是将局部麻醉药注入手术部位的皮内、皮下或手术附近深部组织,使局部神经末梢被药物浸润而麻醉的方法。该法因用药剂量较大,常选用毒性较小的普鲁卡因,其次是利多卡因,适用于浅表小手术和检查,如脓肿切开引流术等。

3.传导麻醉 传导麻醉是将局部麻醉药注射到外周神经干或神经丛周围,阻断神经冲动传导,使该神经所分布的区域麻醉。常选用普鲁卡因、利多卡因,适用于面部、四肢、口腔部位手术,如治疗龋齿等。

4.蛛网膜下腔麻醉 蛛网膜下腔麻醉又称脊椎麻醉或腰麻,是将局部麻醉药经低位腰椎间隙注入蛛网膜下腔,麻醉该部位的脊神经根。常选用普鲁卡因、利多卡因、丁卡因,此法麻醉范围较广,适用于腹部和下肢手术,如剖宫产术等。

5.硬膜外麻醉 硬膜外麻醉是将局部麻醉药注入硬膜外腔,阻断附近脊神经根的传导,使其支配的区域产生暂时性麻痹。常选用利多卡因、普鲁卡因、丁卡因,此法麻醉范围广,适用于颈部至下肢的手术,尤其适用于腹部手术。

二、常用局部麻醉药

普鲁卡因(procaine)

普鲁卡因为短效局部麻醉药,其水溶液不稳定,故需现配现用,宜避光保存。

【药理作用与临床应用】

1.局部麻醉 本药注射给药1~3 min后起效,作用可维持30~45 min,作用快而短,毒性较低,广泛用于浸润麻醉、传导麻醉、蛛网膜下腔麻醉和硬膜外麻醉,由于对黏膜的穿透能力弱,一般不用于表面麻醉。

2.局部封闭 将0.25%~0.5%的溶液注射于病灶周围,可减轻病灶对中枢神经系统的不良刺激,以缓解炎症、组织损伤的症状,同时改善局部营养,促进病变愈合,可用于急性炎症、冻伤及去甲肾上腺素注射意外等损伤部位的局部封闭。

 **知识拓展**

封闭治疗

封闭治疗是由局部麻醉演变而来的一种治疗疼痛的方法,又称局部封闭。将局部麻醉药与激素类药的混合液注射于疼痛部位,以达到消炎、镇痛的目的,其中局部麻醉药可产生缓解疼痛、促进组织恢复等作用,激素类药具有消炎、镇痛、防止组织粘连等作用。封闭治疗常用的局部麻醉药有普鲁卡因、利多卡因、布比卡因等,激素类药有泼尼松龙、醋酸泼尼松等。该法适用于急性或慢性软组织损伤和非化脓性炎症,如腰肌劳损、肩周炎、腱鞘炎、肌筋膜炎、冻伤等。

考点提示 普鲁卡因的不良反应与用药护理。

【不良反应与用药护理】

(1)普鲁卡因用量过大或误注入血管内,可产生中枢神经系统和心血管系统的毒性反应,严重时患者可因呼吸肌麻痹、血压下降而死亡。为防止药物注入血管内,每次注射推药前必须回吸,确认无血后方能注射。另常在药液中加入少量肾上腺素(1:200000),可收缩局部血管以延缓局部麻醉药的吸收,并延长作用时间及减少吸收中毒,还能减少术中出血量。

(2)少数患者用药数分钟后即可出现过敏反应,表现为皮肤潮红、荨麻疹、哮喘,甚至休克。用药前应询问患者过敏史并做皮试,阳性者禁用,皮试有假阴性可能,使用时要做好抢救准备,对普鲁卡因过敏者可用利多卡因等替代。

(3)普鲁卡因降解产物能对抗磺胺类药的抗菌作用,并能增强强心苷类的毒性反应,故应避免普鲁卡因与磺胺类、洋地黄类、胆碱酯酶抑制药合用。

(4)局部麻醉药在碱性环境中易分解失效,忌与碱性药液配伍使用;也不得与葡萄糖配伍使用,因其可降低局部麻醉药药效。

利多卡因(lidocaine)

利多卡因为中效局部麻醉药,其水溶液稳定,黏膜穿透力较强,作用快而持久。临床上可用于各种麻醉,有"全能局部麻醉药"之称,常用于表面麻醉、浸润麻醉、传导麻醉及硬膜外麻醉。由于其扩散力强,麻醉范围及麻醉部位难以控制,故蛛网膜下腔麻醉慎用。对普鲁卡因过敏者可选用此药。本药还可用于抗心律失常(抗心律失常专用制剂)。

丁卡因(tetracaine)

丁卡因为长效局部麻醉药,作用迅速,1~3 min起效,作用可维持2~3 h,黏膜穿透力强,局部麻醉作用及毒性反应比普鲁卡因强10倍。因其毒性大,临床主要用于除浸润麻醉以外的其他麻醉方法,切勿过量,并避免误注入血管。

布比卡因(bupivacaine)

布比卡因为长效、强效局部麻醉药,3~5 min起效,作用可维持5~10 h,效用比利多卡因强4~5倍。注射给药用于浸润麻醉、传导麻醉和硬膜外麻醉,因其对黏膜穿透力弱,故不适用于表面麻醉。该药有严重的心血管系统毒性反应,且复苏较难,应予注意。

罗哌卡因(ropivacaine)

罗哌卡因为长效局部麻醉药,有麻醉和镇痛双重效应,小剂量可产生感觉阻滞,几乎对运动神经无影响;大剂量则会阻断运动神经。一般外科麻醉应用时需采取较高的浓度和剂量,如剖宫产术;而应用于急性疼痛时则需采取较低的浓度和剂量,如术后或阴道分娩镇痛。本药的血药浓度过高时,对中枢神经系统兼有抑制、兴奋双向作用。

【常用制剂与用法】

盐酸普鲁卡因 注射剂:25 mg/10 mL、40 mg/2 mL、50 mg/10 mL、100 mg/20 mL。粉针剂:每支 0.15 g、每支 1 g。浸润麻醉用 0.25%～0.5%溶液;传导麻醉用 1%～2%溶液,单次不超过 1 g;硬膜外麻醉用 2%溶液,单次不超过 1 g;蛛网膜下腔麻醉用 2%溶液,单次不超过 0.15 g。

盐酸利多卡因 注射剂:100 mg/5 mL、200 mg/10 mL、400 mg/20 mL。表面麻醉用 2%～4%溶液,极量为每次 100 mg;浸润麻醉用 0.25%～0.5%溶液,每小时用量不超过 400 mg;传导麻醉用 1%～2%溶液,极量为每次 400 mg;硬膜外麻醉用 1%～2%溶液,极量为每次 500 mg。

盐酸丁卡因 注射剂:50 mg/5 mL。表面麻醉用 0.25%～1%溶液;传导麻醉、蛛网膜下腔麻醉、硬膜外麻醉用0.2%溶液,极量为每次 100 mg。

盐酸布比卡因 注射剂:12.5 mg/5 mL、25 mg/5 mL、37.5 mg/5 mL。浸润麻醉用 0.25%溶液;传导麻醉用 0.25%～0.5%溶液;硬膜外麻醉用 0.5%～0.75%溶液。蛛网膜下腔麻醉用 0.25%溶液。常用量:单次不超过 3 mg/kg。极量为每次 200 mg;每日 400 mg。

盐酸罗哌卡因 注射剂:常用浓度为 0.5%～1%。浸润麻醉用 0.5%溶液,总量 100～200 mg。

 直通护考

扫码在线答题

 项目小结

局部麻醉药	学习要点
常用局部麻醉药	普鲁卡因、利多卡因、丁卡因、布比卡因、罗哌卡因
临床应用	局部麻醉、局部封闭
不良反应	过敏反应、毒性反应
用药护理	严格控制药物剂量和浓度,不得超剂量、浓度给药,注射推药前必须回吸以防注入血管;加入肾上腺素可延缓局部麻醉药入血时间;应用普鲁卡因前应询问患者有无过敏史,首次用药需做皮试,出现过敏反应时立即停药,皮下注射肾上腺素对症处理;采用蛛网膜下腔麻醉患者可能出现头痛症状,应指导患者拿去枕头,保持头低脚高的仰卧位

(娜仁花)

中枢神经系统药

扫码看课件

学习目标

【知识目标】 掌握地西泮、苯妥英钠、氯丙嗪、吗啡、哌替啶、阿司匹林、对乙酰氨基酚的药理作用、临床应用、不良反应与用药护理;掌握解热镇痛抗炎药及复方制剂的作用特点。熟练掌握地西泮的抗惊厥作用、镇静催眠药急性中毒的解救及镇痛药的合理应用。熟悉苯二氮䓬类、巴比妥类及其他抗癫痫药、抗精神失常药的作用特点、临床应用、不良反应与用药护理;熟悉中枢兴奋药的分类及代表药物。了解抗躁狂药、抗抑郁药、抗帕金森病药、抗阿尔茨海默病药的作用特点、临床应用、不良反应与用药护理。

【能力目标】 学会观察本项目药物的疗效和不良反应,能够熟练进行用药护理和用药宣教。

【思政目标】 具有良好的职业素养和科学严谨的工作作风,筑牢生命至上的职业理念,严格安全、合理用药,推进健康中国建设。

 项目导言

本项目介绍的中枢神经系统药主要用于治疗中枢神经系统疾病,包括镇静催眠药与抗惊厥药、抗癫痫药、抗精神失常药、抗帕金森病药与抗阿尔茨海默病药、镇痛药、解热镇痛抗炎药与抗痛风药、中枢兴奋药。通过本项目的学习,应当掌握中枢神经系统药的疗效特点及不良反应的辨别处理,加强用药护理技能,提高疾病的治愈率,提升临床护理质量。

任务一　镇静催眠药与抗惊厥药

案例引导

患者,女,18 岁,因"失眠"来院就诊。患者临近期末考试,学习压力大,精神紧张。一周前出现入睡困难、多梦、易醒的症状,白天精神疲惫、困倦、乏力,严重影响学习。诊断为焦虑性失眠。医嘱:地西泮每次 5 mg,每日 1 次,睡前口服。

工作任务:

1.说出该案例中,患者服用地西泮的依据。

2.说出常用苯二氮䓬类镇静催眠药的作用特点及用药护理。

案例解析

镇静催眠药(sedative-hypnotics)是一类通过抑制中枢神经系统功能,随剂量增大可依次出现镇静催眠、抗惊厥、抗癫痫作用的药物。本类药物主要包括苯二氮䓬类、巴比妥类及其他类药物,临床上以苯二氮䓬类最常用。

一、常用镇静催眠药

(一)苯二氮䓬类

苯二氮䓬类(benzodiazepines)药物安全范围大,应用方便,具有良好的抗焦虑、镇静催眠及抗惊厥作用。

临床常用的苯二氮䓬类药物结构相似,根据血浆半衰期($t_{1/2}$)的长短可分为长效类、中效类和短效类三类,不同药物之间的药理作用各有侧重(表 4-1)。

表 4-1　常用苯二氮䓬类药物分类与临床应用比较表

分类	药物	临床应用	不良反应
长效类	地西泮	抗焦虑、镇静催眠、抗惊厥、抗癫痫	头晕、嗜睡、耐受性与依赖性,偶见共济失调
	氟西泮	抗惊厥、抗癫痫,用于各种失眠	同地西泮
	氯氮䓬	抗焦虑和催眠	同地西泮
中效类	硝西泮	催眠、抗惊厥、抗癫痫	嗜睡、反跳性失眠及成瘾性
	氯硝西泮	抗惊厥,用于各型癫痫	嗜睡、共济失调及行为紊乱
	劳拉西泮	镇静催眠和抗焦虑	嗜睡、头晕、乏力等
	艾司唑仑	抗焦虑、催眠、抗惊厥、抗癫痫	量大时可出现乏力、嗜睡
	阿普唑仑	主要用于抗焦虑,也可催眠	嗜睡、头痛、乏力等
短效类	三唑仑	镇静催眠	头晕、疲倦、嗜睡

地西泮(diazepam)

地西泮又名安定,其口服吸收迅速、完全,血药浓度在 1 h 达高峰,肌内注射吸收慢且不规则,急需发挥作用时可静脉注射给药。与血浆蛋白结合率高达 99%,脂溶性高,易透过血脑屏障和胎盘屏障,能迅速向组织中分布并在脂肪组织中蓄积。主要经肝脏代谢为去甲地西泮、奥沙西泮等仍有生物活性的产物,故连续用药易引起药物蓄积。本药及其代谢产物与葡萄糖醛酸结合后会失去活性,经肾脏排泄,部分经胆汁排泄,可形成肠肝循环,少量随乳汁分泌,可引起乳儿嗜睡。

【作用机制】　地西泮通过激动中枢神经系统内苯二氮䓬受体,促进脑内抑制性神经递质 γ-氨基丁酸(GABA)与 GABA 受体结合,增强 GABA 对中枢神经系统的抑制效应;增强脑干网状结构受刺激后的皮层抑制作用,阻断边缘性觉醒反应。

考点提示　地西泮药理作用与临床应用。

【药理作用与临床应用】

1. 抗焦虑　较小剂量地西泮即可显著改善患者的恐惧不安、紧张失眠、焦虑烦躁等症状,产生抗焦虑作用。其选择性高,作用快而确切,是治疗焦虑症的首选药,对各种原因引起的焦虑症均有显著疗效。

2. 镇静催眠　小剂量地西泮具有镇静安定作用;较大剂量可明显缩短诱导睡眠时间,延长睡眠持续时间,减少觉醒次数,产生近似生理性的睡眠。其特点如下:①对快速眼动睡眠(REMS)影响小,醒后无明显"宿醉"现象;②治疗指数高,对呼吸、循环系统影响小,不会引起全身麻醉,安全范围大;③加大剂量后可引起短暂性记忆缺失,可减轻患者麻醉前的恐慌。临床常用于治疗各种原因引起的失眠,对焦虑性失眠疗效更佳,还可用于麻醉前给药。

 **知识拓展**

生理性睡眠

睡眠是重要的生理现象,失眠是临床常见的睡眠障碍症状之一。正常生理性睡眠包括非快速眼动睡眠(NREMS)和快速眼动睡眠(REMS)。NREMS又称为慢波睡眠,分为1、2、3、4期,其中1期为极浅睡期,2期为浅睡期,3期为中睡期,4期为深睡期。一次NREMS可持续80~120 min,该时相有利于机体的发育和疲劳的消除,并与机体的合成代谢功能有关。REMS又称为快波睡眠,一次可持续20~30 min,该时相对脑功能的修复、学习、记忆有重要作用,梦境多发生在REMS时相。生理状态下,两种睡眠时相每晚有4~5轮交替过程。

3. 抗惊厥和抗癫痫 大剂量地西泮可产生抗惊厥、抗癫痫作用。临床上用于治疗破伤风、子痫、小儿高热惊厥和药物中毒等引起的惊厥。地西泮对癫痫持续状态疗效显著,能迅速缓解症状,静脉给药是目前临床治疗癫痫持续状态的首选方式。

4. 中枢性肌肉松弛 临床上可用于治疗脑血管意外、脊髓损伤等引起的中枢性肌强直,也可缓解局部关节病变、肌肉劳损、内镜检查等导致的肌肉痉挛。该药对紧张性头痛引起的肌肉痉挛也有缓解效果。

5. 其他 较大剂量地西泮可降低血压、减慢心率,引发短暂性记忆缺失。

【不良反应与用药护理】

1. 中枢神经系统反应 治疗量连续使用易出现药物蓄积,常见头晕、嗜睡、乏力、记忆力下降等中枢抑制现象;较大剂量使用可致震颤、共济失调、视物模糊、言语不清等症状,驾驶员及从事机械、高空操作的人员在工作期间不宜服用地西泮。

2. 耐受性与依赖性 长期用药可产生一定耐受性,催眠作用的耐受性产生较快,抗焦虑作用的耐受性产生缓慢。久服还可产生依赖性,突然停药可能出现反跳现象,小概率出现戒断症状,表现为失眠、做噩梦、焦虑、兴奋、呕吐、出汗、震颤等症状,甚至惊厥。应严格把握适应证及用药剂量。一般情况下,应采用短期、小剂量给药或间断给药,连续用药超过2~3周,需逐渐减量、缓慢停药。本药不宜长期使用,连续使用不应超过6周。

考点提示 地西泮急性中毒的解救。

3. 急性中毒 静脉注射速度过快或口服剂量过大可导致急性中毒,严重时出现昏迷、呼吸及循环系统重度抑制,甚至呼吸、心跳停止等。故静脉注射时宜缓慢给药,每分钟不宜超过5 mg,如发生急性中毒,须立即给予对症处理,必要时可用特效解救药,如苯二氮䓬受体阻断剂氟马西尼(flumazenil,安易醒),能够有效催醒患者并改善中毒所致的呼吸抑制。

4. 其他 有致畸作用,可有少量随乳汁分泌,妊娠早期和哺乳期妇女禁用。偶致粒细胞减少,老年人及肝肾功能不全、青光眼、重症肌无力患者慎用。

【药物相互作用】 中枢抑制药如吗啡、乙醇等能增强地西泮的中枢抑制作用,故合用时宜减少剂量。

(二)巴比妥类

巴比妥类(barbiturates)药物为巴比妥酸的衍生物,本类药物经口服、肌内注射均易吸收,并可迅速分布于全身。根据药动学特点,可将本类药物分为以下四类(表4-2)。

表4-2 巴比妥类分类与临床应用比较表

分类	药物	常用给药方式	显效时间/h	作用维持时间/h	临床应用
长效类	苯巴比妥	口服、肌内注射和静脉注射	0.5~1	6~8	抗惊厥、抗癫痫

分类	药物	常用给药方式	显效时间/h	作用维持时间/h	临床应用
中效类	异戊巴比妥	口服、肌内注射和静脉注射	0.25~0.5	3~6	镇静催眠、抗惊厥
短效类	司可巴比妥	口服	0.25	2~3	抗惊厥、镇静催眠
超短效类	硫喷妥钠	肌内注射和静脉注射	立即(静脉给药)	0.25	静脉麻醉

【药理作用与临床应用】 巴比妥类药物能发挥普遍的中枢抑制作用,随着应用剂量由小到大,依次出现镇静催眠、抗惊厥和麻醉作用,过量可引起呼吸肌麻痹而致死亡。本类药物选择性低,安全性差,易发生依赖性,故镇静催眠作用已被苯二氮䓬类药物取代。目前临床应用主要有以下两种。

1. 抗惊厥和抗癫痫 临床常用苯巴比妥钠缓解小儿高热、破伤风、子痫、脑膜炎等引起的惊厥,尤其对于新生儿惊厥治疗效果好,亦可用于癫痫大发作及癫痫持续状态。

2. 静脉麻醉和诱导麻醉 临床常用硫喷妥钠静脉给药。

【不良反应与用药护理】

1. 后遗效应 服用催眠剂量的巴比妥类药物,次晨易出现头晕、困倦、精神不振及定向障碍等后遗效应。驾驶员和从事机械操作、高空作业的人员在工作期间应避免使用。

2. 耐受性与依赖性 长期用药较易产生耐受性,其原因与中枢神经组织会对巴比妥类药物产生适应性及本类药物能够诱导药酶加速自身代谢有关。反复使用易产生依赖性,停药可出现反跳现象,表现为梦魇增多、兴奋、失眠、焦虑、震颤甚至惊厥等症状。

3. 急性中毒 大剂量使用或静脉注射速度过快可引起急性中毒,发生深度昏迷、严重呼吸抑制、血压下降等心血管系统抑制现象,甚至死亡,呼吸肌麻痹是中毒致死的主要原因。中毒后的抢救措施如下:①对症支持处理,维持呼吸和循环功能,保持呼吸道通畅,给予人工呼吸和吸氧,必要时行气管切开术等。②加速毒物排出,口服中毒者应采取催吐、洗胃、导泻、利尿等措施,有条件时还可进行血液透析或腹膜透析,以加速药物排泄。碳酸氢钠静脉给药可碱化尿液,减少肾小管的重吸收,加速排泄,是抢救中毒的重要措施。

4. 过敏反应 少数人可发生皮疹与血管神经性水肿,诱发哮喘,偶见剥脱性皮炎。

有严重肝肾功能不全、支气管哮喘、颅脑损伤所致的呼吸抑制及过敏者禁用。

【药物相互作用】 巴比妥类药物是药酶诱导剂,当与氯丙嗪、地高辛、香豆素类、苯妥英钠、口服降糖药等合用时,可加速其代谢,减弱作用效果,缩短作用时间,应适当增加剂量。

(三)其他类

水合氯醛(chloral hydrate)

水合氯醛是氯醛的水合物,口服或直肠给药均能迅速吸收,口服水合氯醛 30 min 内即能入睡,作用持续时间为 4~8 h,经肾脏排出。

水合氯醛及其代谢产物三氯乙醇有镇静催眠作用,随剂量增加可产生抗惊厥作用,特点是起效快,作用力强而持久,催眠时不会缩短 REMS 时相,醒后无明显后遗效应。可用于顽固性失眠或应用其他催眠药效果不佳的患者。大剂量可用于破伤风、小儿高热、子痫等引起的惊厥。本药物对胃有较明显的刺激性,需稀释(10%溶液)后口服,有消化性溃疡的患者禁用,必要时可采用直肠给药。大剂量应用时会损害心、肝肾功能,有严重心、肝肾功能不全者慎用或禁用。久用还可产生耐受性及依赖性。

甲丙氨酯(meprobamate)

甲丙氨酯又名眠尔通,其作用与地西泮相似,抗焦虑作用较地西泮弱。临床常用于神经官能症所致的焦虑、精神紧张和失眠的治疗;对癫痫小发作有效,但对癫痫大发作不仅无效,反而有加重倾向。

佐匹克隆(zopiclone)

佐匹克隆又名依梦返,是继巴比妥类、苯二氮䓬类之后的第三代镇静催眠药,其镇静、抗焦虑、肌松和抗惊厥作用与苯二氮䓬类药物相似。该药物主要用于催眠,其特点是入睡快,可延长睡眠时间,明显增加深睡眠时间,提高睡眠质量,高效、低毒,成瘾性小且半衰期短,次日无宿醉感,也无梦魇现象,醒后感觉舒适。

不良反应有口干、口苦、恶心、便秘、肌无力等,长期用药后突然停药也可出现戒断症状。

褪黑素(melatonin,MT)

褪黑素是松果体分泌的主要激素。褪黑素对机体可产生广泛影响,包括对生物节律、神经、内分泌和应激反应的调节;抑制肾上腺素、性激素及甲状腺激素的分泌;抗炎、镇痛、镇静催眠及清除自由基等。

正常人服用褪黑素后,睡眠潜伏期缩短,睡眠中觉醒次数明显减少,临床可用于睡眠节律障碍者,包括由于睡眠位相滞后、时差反常、倒班作业等引起的睡眠障碍及盲人、脑损伤者的睡眠障碍等。主要用于成人及老年人的催眠,不宜用于未成年人。

此外,格鲁米特(glutethimide,导眠能)和甲喹酮(methaqualone,安眠酮)等也有镇静催眠作用,久服均可产生依赖性。丁螺环酮(buspirone,布斯帕)属于新型抗焦虑药,常见不良反应有头晕、头痛、恶心、不安。扎来普隆为新型镇静催眠药,适用于入睡困难型失眠症的短期治疗,服用后可能出现较轻的头晕、乏力等症状。

二、抗惊厥药

惊厥是由于多种原因引起的中枢神经系统过度兴奋的一种症状,表现为骨骼肌强直性或阵挛性收缩,常见于子痫、破伤风、癫痫大发作、高热惊厥和中枢兴奋药中毒等。除苯二氮䓬类、巴比妥类、水合氯醛等抗惊厥药外,注射硫酸镁也有很好的抗惊厥效果。

硫酸镁(magnesium sulfate)

硫酸镁在不同给药途径下可产生不同的药理作用,其抗惊厥作用需注射给药(详见项目九任务四)。

➡ 任务小结

学习内容	药物分类	学习要点
常用镇静催眠药	苯二氮䓬类	地西泮:用于镇静催眠、抗焦虑、抗惊厥;静脉注射是治疗癫痫持续状态的首选药;静脉注射宜缓慢给药,急性中毒用氟马西尼解救
	巴比妥类	苯巴比妥:主要用于抗癫痫、缓解小儿惊厥;有后遗效应和反跳现象,急性中毒时用碳酸氢钠碱化尿液,可加速毒物排出 硫喷妥钠:静脉给药用于静脉麻醉和诱导麻醉
	其他类	包括水合氯醛、佐匹克隆、褪黑素等
抗惊厥药	地西泮	用于治疗破伤风、子痫、小儿高热和药物中毒等引起的惊厥
	苯巴比妥	可缓解小儿高热、破伤风、子痫、脑膜炎等引起的惊厥,对新生儿惊厥治疗效果好
	水合氯醛	大剂量可用于破伤风、小儿高热、子痫等引起的惊厥
	硫酸镁	临床上常用于缓解子痫、破伤风等引起的惊厥,也常用于高血压危象;中毒可引起肌腱反射消失、呼吸抑制、血压剧降和心搏骤停,注射硫酸镁中毒时应立即进行人工呼吸,并缓慢静脉注射氯化钙或葡萄糖酸钙对抗解救

【常用制剂与用法】

地西泮　片剂:2.5 mg、5 mg。注射液:10 mg/2 mL。抗焦虑、镇静,每次 2.5～5 mg,每天 3 次,口服;催眠,每次 5～10 mg,睡前口服;用于癫痫持续状态,每次 10 mg,缓慢静脉注射。

氟西泮　胶囊剂:15 mg、30 mg。催眠,每次 15～30 mg,睡前口服。

硝西泮　片剂:5 mg。催眠,每次 5～10 mg,睡前口服;抗癫痫,每次 2～10 mg,每天 3 次。

艾司唑仑　片剂:1 mg、2 mg。镇静,每次 1～2 mg,每天 3 次,口服;催眠,每次 2～4 mg,睡前口服。

奥沙西泮　片剂:15 mg、30 mg。抗焦虑,每次 15～30 mg,每天 3 次,口服。

三唑仑　片剂:0.25 mg、0.5 mg。催眠,每次 0.25～0.5 mg,睡前口服。

苯巴比妥钠　片剂:15 mg、30 mg、100 mg。抗惊厥,0.1～0.2 g,肌内注射;用于癫痫持续状态,0.1～0.2 g,缓慢静脉注射。

硫喷妥钠　注射剂:0.5 g。麻醉,每次 0.5 g,临用前配成 1.25%～2.5%溶液,缓慢静脉注射直至患者入睡。

硫酸镁　注射剂:1.25 g/10 mL。每次 1.25～2.5 g,肌内注射或静脉滴注,用时备好氯化钙。

 直通护考

扫码在线答题

(李永芬)

任务二　抗癫痫药

 案例引导

　　患儿,9 岁,因"突然抽搐,昏迷"就诊。患儿常突然出现动作停止、眼神空洞,持续 5～10 s 后骤然结束,有时不省人事、呼吸暂停、四肢抽动、面色青紫,并伴有口吐白沫及舌咬伤。结合脑电图检查,诊断为癫痫阵挛性发作。医嘱:苯妥英钠口服,开始每天 5 mg/kg,服用 2～3 次,按需调至维持量为每天 4～8 mg/kg,服用 2～3 次。

案例解析

　　工作任务:

　　1.应提前告知患儿家属服用苯妥英钠会出现的不良反应。

　　2.请结合抗癫痫药的应用原则说明用药时应该注意哪些问题。

　　癫痫(epilepsy)是多种原因导致的大脑局部神经元突发性异常放电,并向周围正常组织扩散,导致大脑功能短暂障碍的一种神经系统疾病。其发作具有突发、反复和短暂的特点。抗癫痫药可通过抑制大脑细胞的异常放电和(或)阻止放电的扩散,从而阻止运动、感觉、意识或精神失常。

知识拓展

癫痫的临床类型

由于发生神经元异常放电的部位不同,癫痫的临床表现多样。依据发作时的症状,主要有以下五种类型。

1.强直-阵挛性发作(大发作)　多数患者表现为先发出尖叫声,后意识丧失而跌倒,全身肌肉强直、后转为阵挛性抽搐,抽搐逐渐加重,口吐白沫,部分患者有大小便失禁,持续数十秒至几分钟不等。后因疲劳而昏睡,此后意识逐渐恢复,但对发作过程没有记忆。

2.失神性发作(小发作)　患者突然发生短暂性意识丧失,动作中断,但无抽搐,持续数秒或数分钟即可恢复,每天可反复发作数次至数十次不等。多见于儿童。

3.复合性局限性发作(精神运动性发作)　以阵发性精神失常和无意识非自主运动为主要表现,患者无抽搐及意识丧失,历时数分钟至数天,病变多见于颞叶与额叶部位。

4.单纯部分性发作(局限性发作)　患者一般无意识障碍,以一侧肢体或面部或某肌群的痉挛或感觉异常为主要表现,如一侧口角、手指或足趾的抽动或感觉异常,持续时间通常在 1 min 内。

5.癫痫持续状态　癫痫持续状态指癫痫大发作持续发生,患者出现反复抽搐,持续昏迷,抢救不及时可危及生命。

一、常用抗癫痫药

(一)传统抗癫痫药

苯妥英钠(phenytoin sodium)

苯妥英钠碱性强,刺激性大,不宜肌内注射,常静脉注射。口服吸收慢且不规则,连续服药 6～10 天方可达到稳态血药浓度,吸收后能快速分布到全身组织,血浆蛋白结合率约 90%,脂溶性高,易透过血脑屏障。大部分经肝脏代谢、肾脏排泄,受药酶活性影响明显,不同制剂的生物利用度明显不同,且个体差异大,应注意剂量个体化。

【药理作用与临床应用】

1.抗癫痫　苯妥英钠具有膜稳定作用,可降低细胞膜对 Na^+ 和 Ca^{2+} 的通透性,阻止病灶部位的异常高频放电向周围正常组织扩散,对正常低频放电无明显影响。苯妥英钠是防治癫痫大发作和局限性发作的首选药,也用于精神运动性发作,对小发作无效。

2.治疗中枢性疼痛综合征　对三叉神经痛、舌咽神经痛及坐骨神经痛有较好疗效,可缓解疼痛,减少发作次数。

3.抗心律失常　主要用于治疗强心苷中毒所致的心律失常(见项目六任务三)。

【不良反应与用药护理】

1.局部刺激　苯妥英钠为强碱性药物,刺激性大,不宜肌内注射,口服可引起恶心、呕吐、胃痛和食欲减退等胃肠道反应,与食物同服或饭后服用可减轻;静脉注射可引起静脉炎,应稀释后选择较粗大的血管进行注射;因少量药物经唾液排出后会刺激胶原蛋白增生,20% 左右的患者可出现牙龈增生,注意口腔卫生、按摩牙龈可减轻,停药后可逐渐恢复。

2.神经系统反应　过量用药或用药时间过长可引起急性中毒,表现为共济失调、眼球震颤、运动障碍等,严重者引起精神错乱,甚至昏睡、昏迷。应注意避免。

3.造血系统反应　久服可导致叶酸吸收和代谢障碍,引起巨幼红细胞性贫血,一旦出现,应用亚叶酸钙治疗;偶见粒细胞减少、血小板缺乏、再生障碍性贫血等。长期使用应定期检查血常规。

4.其他　可加速维生素 D 代谢,长期服用易引起低钙血症、佝偻病等,可加服维生素 D 预防;少数患者出现过敏反应,可见药物热、皮疹、剥脱性皮炎等;静脉注射过快可引起心律失常、血压下降;妊娠早期用药,偶致畸胎,故孕妇禁用;偶见男性乳房增大、女性多毛症、肝损伤;久用骤停可使癫痫发作加剧,故不可突然停药。

苯巴比妥(phenobarbital)

苯巴比妥又名鲁米那,为长效巴比妥类药物,兼有镇静催眠及抗癫痫作用。其抗癫痫作用主要是由于增强了抑制性神经元 GABA 的作用,既能够抑制病灶的异常高频放电,又能够抑制放电的扩散。该药对癫痫大发作效果好,对精神运动性发作和局限性发作也有效,静脉滴注还可用于癫痫持续状态,对小发作效果差。因其中枢抑制作用明显,长期应用易引起耐受性,多次连用可致药物蓄积中毒,故不作为首选药。本品为药酶诱导剂,联合用药时应注意调整剂量。

扑米酮(primidone)

扑米酮又名扑痫酮,其结构与苯巴比妥相似,在体内可代谢成苯巴比妥和苯乙基丙二酰胺。扑米酮及其代谢产物均有抗癫痫作用,对局限性发作和大发作的疗效优于苯巴比妥;对精神运动性发作的疗效不及卡马西平和苯妥英钠,对小发作无效,不作为一线抗癫痫药使用。与苯妥英钠和卡马西平合用能增强疗效。

常见的不良反应为恶心、呕吐、镇静、嗜睡、性格改变、共济失调等;偶可发生巨幼红细胞性贫血、白细胞减少和血小板减少等;少数患者还可出现骨质疏松和佝偻病;肝肾功能不全者禁用。极少数患者因毒性反应严重而停药。

乙琥胺(ethosuximide)

乙琥胺口服吸收完全,用药后 3 h 可达血药浓度峰值,连续用药 7 天可达稳态血药浓度,易通过血脑屏障,经肝脏代谢、肾脏排泄。临床主要用于癫痫小发作,其疗效虽不及氯硝西泮,但副作用较少,至今仍是治疗癫痫小发作的首选药。对其他类型癫痫无效。

常见的不良反应有恶心、呕吐、食欲不振等,其次是神经系统症状,易引起嗜睡、眩晕、焦虑、抑郁、精神异常等,故有精神病史者慎用;偶见粒细胞缺乏症,甚至再生障碍性贫血。

卡马西平(carbamazepine)

卡马西平为广谱抗癫痫药,口服吸收缓慢,2～4 h 血药浓度达到高峰。其作用机制与苯妥英钠相似,对癫痫精神运动性发作效果最好,常作为首选药;对大发作、局限性发作、小发作以及混合型癫痫均有效,还可减轻癫痫并发的精神症状。本品对应用锂盐无效的躁狂、抑郁症患者也有效。

常见的不良反应有胃肠道反应、嗜睡、皮疹、共济失调等,偶见骨髓抑制和肝损伤等严重不良反应,故用药期间应定期检查血常规及肝功能。

丙戊酸钠(sodium valproate)

丙戊酸钠能阻止病灶异常放电的扩散,为广谱抗癫痫药。口服吸收良好,对各种类型的癫痫都有一定疗效。对癫痫强直-阵挛性发作的疗效不及苯妥英钠和卡马西平;对非典型小发作的疗效不及氯硝西泮;对精神运动性发作的疗效近似卡马西平;对小发作的疗效优于乙琥胺,但因其有严重的肝毒性,不作为首选药。对其他药物控制效果不明显的顽固性癫痫可能奏效。本品能显著提高苯妥英钠、苯巴比妥、乙琥胺和氯硝西泮的血药浓度,而苯妥英钠、苯巴比妥、卡马西平和扑米酮则会降低本药的血药浓度和抗癫痫作用。

常见的不良反应有消化不良、恶心、呕吐等胃肠道症状,宜饭后服用;神经系统副作用包括眩晕、疲乏、共济失调等。少数患者可出现无症状性的氨基转移酶(简称转氨酶)升高,10 岁以下儿童多药合用可能发生致死性肝衰竭,故服药期间应定期检查肝功能。偶见皮疹、血小板减少及听力下降等不良反应。

(二)新型抗癫痫药

拉莫三嗪(lamotrigine)

拉莫三嗪又名利必通,可抑制神经元异常放电,为新型抗癫痫药,适用于12岁以上儿童及成人的单药治疗,也可用于2岁以上顽固性癫痫患者的辅助治疗。常见不良反应有消化系统及神经系统症状,也可出现过敏反应,不宜突然停药,孕妇、哺乳期妇女慎用。雌二醇避孕药能显著降低本药的血药浓度,导致癫痫发作控制失效。

奥卡西平(oxcarbazepine)

其结构类似卡马西平,代谢产物具有抗癫痫作用。临床用于成人及5岁以上儿童的癫痫强直-阵挛性发作及局限性发作的治疗。不良反应有恶心、呕吐、头痛、头晕、嗜睡等。

托吡酯(topiramate)

对各种癫痫均有效,对强直-阵挛性发作、局限性发作或精神运动性发作效果显著,对肌阵挛及婴儿痉挛也有效。不良反应有嗜睡、头晕、眼球震颤、复视、共济失调、抑郁等。可导致认知障碍,学龄期儿童及青少年慎用;孕妇、哺乳期妇女及肾功能不全者慎用;对本药过敏者禁用。

二、抗癫痫药的用药原则

癫痫是一种慢性疾病,需坚持长期用药,应用抗癫痫药治疗的总原则是使用最少药物和最小剂量,最大限度地控制癫痫发作,同时使不良反应降到最低。临床要做到去除诱因、早期治疗、合理选药、单药为主、剂量个体化、长期用药、规律用药、缓慢停药、定期复查。

考点提示 不同类型癫痫治疗的首选药。

(1)根据癫痫发作类型,合理选择药物(表4-3)。

表4-3 用于不同癫痫发作类型的治疗药物选择表

癫痫发作类型	治疗药物选择
强直-阵挛性发作(大发作)	首选苯妥英钠,次选卡马西平、苯巴比妥、丙戊酸钠
失神性发作(小发作)	首选乙琥胺,次选氯硝西泮、丙戊酸钠、拉莫三嗪
复合性局限性发作(精神运动性发作)	首选卡马西平,次选苯妥英钠、丙戊酸钠
单纯部分性发作(局限性发作)	首选卡马西平,次选苯妥英钠、苯巴比妥
癫痫持续状态	首选地西泮静脉注射,次选苯妥英钠、苯巴比妥

(2)抗癫痫药的有效剂量个体差异大,应从小剂量开始逐渐增加剂量,直到获得最佳疗效,且不出现严重不良反应为宜,必要时监测血药浓度,调整剂量。

(3)治疗单一类型的癫痫,最好选用一种有效的药物,如果一种药物难以奏效或者需要治疗混合型癫痫,常需联合用药。联合用药品种切忌过多,毒性相近的避免合用,并应注意药物间的相互作用,及时调整剂量。

(4)治疗中不可突然停药,应在控制癫痫发作2年后,缓慢停药,停药过程不得少于半年,否则易导致复发。在治疗过程中如需更换药物,应在原药基础上衔接性加用新药,待发挥疗效后,再逐渐减量、缓慢停用原药。

(5)长期用药应定期检查血常规、肝功能等指标,防止发生严重不良反应。

→ 任务小结

学习内容	学习要点
常用抗癫痫药	**苯妥英钠** 主要用于癫痫大发作和局限性发作,对小发作无效
	苯巴比妥 长期应用易引起耐受性,多次连用可致药物蓄积中毒,不作为首选药
	扑米酮 不作为一线抗癫痫药
	乙琥胺 癫痫小发作的首选药
	卡马西平 对癫痫精神运动性发作效果最好,常作为首选药
	地西泮 静脉注射是治疗癫痫持续状态的首选药
	丙戊酸钠 广谱抗癫痫药
	拉莫三嗪 适用于 12 岁以上儿童及成人的单药治疗,也可用于 2 岁以上顽固性癫痫患者的辅助治疗
	奥卡西平 用于成人及 5 岁以上儿童的癫痫强直-阵挛性发作及局限性发作的治疗
	托吡酯 对各种癫痫均有效,对强直-阵挛发作、局限性发作或精神运动性发作效果显著
抗癫痫药用药原则	合理选择药物,联合用药时应注意药物间的相互作用,及时调整剂量
	应从小剂量开始逐渐增加剂量,直到获得最佳疗效,且不出现严重不良反应
	停药应缓慢进行,治疗中不可突然停药;如更换药物,应在原药基础上加用新药,待发挥疗效后,再逐渐减量直至停用原药;长期用药应定期检查血常规、肝功能等指标,防止发生严重不良反应

【常用制剂与用法】

苯妥英钠 片剂:50 mg、100 mg。注射剂:250 mg/5 mL。抗癫痫,口服,开始每次 100 mg,每天 2～3 次,数天后逐增至每天 600 mg。用于癫痫持续状态:静脉注射,每次 100～250 mg,必要时经 30 min 再注射 100～150 mg。

苯巴比妥 片剂:15 mg、30 mg。镇静:每次 15～30 mg,每天 3 次。催眠:每次 30～90 mg,睡前服。抗癫痫:每次 15～30 mg,每天 3 次,极量为每天 180 mg。

扑米酮 片剂:50 mg、100 mg。口服,开始每次 0.15 g,逐渐增量至每次 0.2 g,每天 3 次。极量为每天 1.5 g。

乙琥胺 胶囊剂:0.25 g。口服,每次 0.5 g,每天 1 次。以后可酌情增加剂量。剂量达每天 2 g 时,需分次服药。

卡马西平 片剂:100 mg。开始每次 0.1 g,每天 2 次;以后逐渐增加剂量直到出现疗效为止,极量为每天 1.2 g。

丙戊酸钠 片剂:200 mg。糖浆剂:300 mL(40 mg/mL)。每天 0.6～1.2 g,分 2～3 次服。极量为每天 2.4 g。

→ 直通护考

扫码在线答题

(李永芬)

任务三 抗精神失常药

案例引导

患者，女，40 岁，因"精神异常，狂躁"来院就诊。患者曾受过强烈精神刺激，近半年来狂躁不安、乱摔东西、冲动伤人。诊断为精神分裂症。医嘱：盐酸氯丙嗪片，口服，每次 12.5 mg，每天 3 次。

案例解析

工作任务：

1. 请说出服用氯丙嗪在本案例中可能出现的不良反应及应当如何正确开展用药护理。

2. 针对长期使用氯丙嗪的患者应如何做好用药指导？

精神失常（psychiatric disorder）是由多种原因引起的以认知、思维、情感和行为等精神活动异常为主的一类疾病，临床常见类型有精神分裂症、躁狂症、抑郁症等。用于治疗这类疾病的药物称为抗精神失常药，包括抗精神病药（antipsychotic drug）、抗躁狂药（antimanic drug）、抗抑郁药（antidepressant drug）。

一、抗精神病药

抗精神病药主要用于精神分裂症的治疗，对其他精神失常的躁狂症状也有效。根据其化学结构，分为吩噻嗪类、硫杂蒽类、丁酰苯类和其他类。

（一）吩噻嗪类

氯丙嗪（chlorpromazine）

氯丙嗪又名冬眠灵，是吩噻嗪类代表药物，也是第一个抗精神病药。其口服吸收慢且不规则，肌内注射易吸收，易透过血脑屏障，脑组织内浓度可达血浆浓度的 10 倍，主要在肝脏代谢，由肾脏排泄。因脂溶性高，易蓄积于脂肪组织，排泄缓慢，停药数周甚至半年后仍可在尿中检出其代谢产物。氯丙嗪在体内的消除随年龄增加而减慢，老年患者应减量。不同个体服用相同剂量的氯丙嗪，其血药浓度可相差 10 倍以上，故给药剂量应个体化。

【药理作用】 阻断中枢多巴胺（DA）受体，也可阻断 α 受体和 M 受体，作用广泛。

1. 对中枢神经系统的作用

（1）镇静、安定、抗精神病：氯丙嗪对中枢神经系统有较强的抑制作用，正常人服用氯丙嗪后表现为安定、镇静、活动减少、感情淡漠、迟钝，对周围事物不感兴趣，有嗜睡感，在安静环境中易诱导入睡，但易觉醒。与巴比妥类药物不同，加大剂量不会产生麻醉作用。精神分裂症患者服药后，兴奋、躁狂、妄想、幻觉等阳性症状可迅速得到控制。

 知识拓展

多巴胺能神经通路与氯丙嗪作用机制

脑内多巴胺能神经通路主要有 4 条：中脑-边缘通路和中脑-皮质通路，与精神情绪及行为活动有关；黑质-纹状体通路，与锥体外系的运动功能有关；结节-漏斗通路，与神经内分泌活动和体温调节有关。氯丙嗪可通过阻断前两条通路产生抗精神病作用，但阻断黑质-纹状体通路与结节-漏斗通路则分别会产生锥体外系反应和内分泌紊乱等不良反应。

（2）止吐：氯丙嗪具有强大的止吐作用，小剂量给药可阻断延髓催吐化学感受区的多巴胺受体，大剂量给药则可直接抑制呕吐中枢。

（3）调节体温：氯丙嗪对下丘脑体温调节中枢有很强的抑制作用，可使体温调节功能失调，导致体温随外界温度变化而变化。

（4）加强中枢抑制药的效果：氯丙嗪与麻醉药、镇静催眠药、镇痛药等中枢抑制药合用时，可加强对中枢神经系统的抑制效果，故应适当减量。

2. 对自主神经系统的作用

（1）阻断 α 受体：氯丙嗪可阻断外周的 α 受体，使血管扩张，血压下降，但不良反应较多，故不用于高血压的治疗。

（2）阻断 M 受体：氯丙嗪对 M 受体阻断作用较弱，较大剂量给药时可出现类阿托品样作用，如口干、视物模糊、便秘等。

3. 对内分泌系统的作用　氯丙嗪通过阻断结节-漏斗通路的多巴胺受体，可引起催乳素分泌增多；还可引起卵泡刺激素和黄体生成素分泌减少；抑制促皮质激素释放，使肾上腺皮质激素分泌减少；抑制垂体生长激素的释放，抑制生长，可用于治疗巨人症。

考点提示　氯丙嗪的作用机制及对体温影响的特点。

【临床应用】

1. 精神分裂症　主要用于 I 型患者的治疗，但不能根治，需长期用药。连续用药 6 周至 6 个月后，患者行为活动及精神运动性兴奋等症状可逐渐消失，理智恢复、情绪安定、表现合作、生活自理，该作用无耐受性。对急性期患者疗效较好；对慢性精神分裂症患者疗效较差；对 II 型患者无效甚至使症状加重；对其他精神病伴有的兴奋、躁狂、紧张及妄想等症状也有显著疗效；对各种器质性精神病和症状性精神病的兴奋、幻觉和妄想等症状也有明显缓解作用，待症状控制后应停药。

 **知识拓展**

精神分裂症的临床类型

精神分裂症临床可分为 I 型和 II 型，I 型以阳性症状（幻觉、妄想、躁狂等）为主；II 型则以阴性症状（情感迟钝、意识减退、主动性缺乏等）为主。根据临床表现，又可再分为若干类型。

偏执型：又称妄想型，本型在临床上最多见。多在 25～35 岁发病，起病缓慢或亚急性起病，症状以妄想为主，关系妄想和被害妄想多见，次为夸大妄想、自罪妄想、钟情妄想和嫉妒妄想等。绝大多数患者同时存在数种妄想症状。

青春型：此类型多在青春期起病，兴奋、话多、活动多、言语凌乱是其常见表现，还可见行为怪异、愚蠢、幼稚，思维、情感和行为不协调。

紧张型：患者多见紧张性木僵和紧张性兴奋，紧张综合征是其主要临床表现。

单纯型：单纯型患者以思维贫乏、情感淡漠、意志缺乏、社会性退缩等阴性症状为主要临床表现。该类型起病隐袭，发展缓慢，病程至少 2 年，并会逐渐趋向精神衰退，一般无幻觉、妄想等阳性症状。

未定型：未定型是不符合以上四种类型的患者，一般很难分型，或称为混合型。

其他：如儿童或晚发性精神分裂症，精神分裂症后抑郁，或残留型、慢性衰退型精神分裂症等。

2. 呕吐和顽固性呃逆　氯丙嗪对各种药物（如吗啡、洋地黄、抗肿瘤药等）和疾病（如恶性肿瘤、尿毒症等）引起的呕吐均有显著疗效，但由于不能对抗前庭刺激引起的呕吐，对晕动症无效。氯丙嗪还可抑制位于延髓催吐化学感受区旁的呃逆调节中心，故对顽固性呃逆有效。

3. 人工冬眠和低温麻醉　氯丙嗪可与异丙嗪、哌替啶共同组成冬眠合剂，配合物理降温，能够使机体处于体温、代谢、组织耗氧量降低的状态，称为人工冬眠。人工冬眠疗法可减轻机体的过度应激反应，改善微循环，为疾病的治疗争取时间。可用于严重的创伤、感染性休克、高热惊厥及甲状腺危象等的辅助治疗，也用于低温麻醉。

【不良反应与用药护理】

1.一般不良反应 包括嗜睡、乏力、淡漠等中枢抑制症状;阻断 M 受体,会引起口干、便秘、视物模糊等症状;阻断 α 受体,会引起直立性低血压,因此注射给药后应卧床休息 1～2 h,必要时静脉滴注去甲肾上腺素纠正低血压。氯丙嗪局部刺激性较强,静脉注射可引起血栓性静脉炎,应用生理盐水或葡萄糖溶液稀释后行缓慢深部肌内注射。

2.锥体外系反应 锥体外系反应是长期大量应用氯丙嗪的典型反应,因阻断了黑质-纹状体通路的多巴胺受体,而使胆碱功能占优势,主要表现为如下症状。

(1)帕金森综合征:最常见,多见于中老年患者,表现为肌张力增高、面容呆板、动作迟缓、流涎、肌肉震颤等,多发生于用药后 2～3 个月内。

(2)静坐不能:多见于中年患者,表现为坐立不安、反复徘徊、心烦意乱。

(3)急性肌张力障碍:多见于青少年患者,表现为强迫性张口、伸舌、斜颈、呼吸运动障碍及吞咽困难等,多发生于用药后 1～5 天。

以上三种表现可在减量或停药后缓解,必要时可应用中枢抗胆碱药(如苯海索、东莨菪碱)对抗。

(4)迟发性运动障碍:表现为口面部不自主的刻板运动(口-舌-颊三联征),可伴有舞蹈样手足徐动症,伴器质性脑病患者易发生。此类症状在减量或停药后不易消失,应用中枢抗胆碱药无效甚至会加重症状。

3.过敏反应 常见皮疹、光敏性皮炎、哮喘等症状。

4.内分泌系统反应 可引起乳腺增大、溢乳、闭经、性功能障碍等内分泌激素紊乱疾病。

5.急性中毒 过量可致急性中毒,出现昏睡、血压迅速下降,甚至休克、心动过速、心肌损害、心电图异常等症状。目前无特效解毒药,应立即停药并对症治疗。

6.其他 氯丙嗪本身可引起精神异常,应与原有疾病鉴别;少数患者可出现惊厥和癫痫,必要时应加用抗癫痫药,偶见肝损伤、急性粒细胞减少、溶血性贫血和再生障碍性贫血等不良反应,应立即停药。

有癫痫病史、青光眼、严重肝损伤、乳腺增生症、乳腺癌患者禁用,冠心病患者应慎用。

奋乃静(perphenazine)

奋乃静药理作用与氯丙嗪相似,多用于治疗精神分裂症,也可用于治疗器质性精神病、症状性精神病、老年性精神病及儿童攻击行为。对慢性精神分裂症患者的疗效优于氯丙嗪;止吐作用较强,可用于各种原因所致的呕吐或顽固性呃逆;镇静作用较弱,对血压的影响较小;锥体外系反应较易发生且严重。

氟奋乃静(fluphenazine)

氟奋乃静抗精神病作用比奋乃静强且持久,主要用于治疗妄想型、紧张型精神分裂症。镇静、降低血压作用微弱,锥体外系反应比奋乃静更多见。

三氟拉嗪(trifluoperazine)

三氟拉嗪抗精神病作用与止吐作用均强于氯丙嗪,作用出现快而持久,主要用于治疗精神病,对急、慢性精神分裂症均有效,尤其对妄想型、紧张型精神分裂症治疗效果较好。锥体外系反应发生率较高。

硫利达嗪(thioridazine)

硫利达嗪镇静作用强,抗幻觉、妄想作用不及氯丙嗪,药效缓和,锥体外系反应少见,老年人易耐受。临床可用于治疗急、慢性精神分裂症、躁狂症、更年期精神病、神经官能症等。本品几乎无止吐作用。

（二）硫杂蒽类

氯普噻吨（chlorprothixene）

氯普噻吨又名泰尔登，其药理作用与氯丙嗪相似，特点如下：①镇静作用较氯丙嗪强；②抗精神病作用较氯丙嗪弱；③有抗抑郁和抗焦虑作用；④阻断 α 受体和 M 受体作用较弱。临床可用于伴有焦虑或抑郁症状的精神分裂症、更年期抑郁症、焦虑症等。不良反应与氯丙嗪相似但较轻。

（三）丁酰苯类

氟哌啶醇（haloperidol）

氟哌啶醇是一种典型的抗精神病药，其药理作用和临床应用与吩噻嗪类相似，特点如下：①抗精神病作用强而持久，有很好的抗幻觉、妄想和抗兴奋躁动作用，常用于治疗以兴奋躁动、幻觉、妄想为主要表现的精神分裂症、躁狂症；②止吐作用较强，可用于治疗呕吐和顽固性呃逆；③镇静、阻断 α 受体及 M 受体作用较弱；④锥体外系反应发生率高，程度严重。

氟哌利多（droperidol）

氟哌利多又名氟哌啶，在体内代谢快，维持时间短，药理作用与氟哌啶醇相同，临床可用于治疗精神分裂症的急性精神运动性兴奋躁狂状态。本品有神经安定及增强镇痛药效果的作用，将其与强镇痛药芬太尼一起静脉注射，可使患者产生一种特殊麻醉状态（精神恍惚、活动减少等），称为"神经安定镇痛术"，可用于某些小手术、烧伤大面积换药、各种内窥镜检查及造影等。

（四）其他类

五氟利多（penfluridol）

五氟利多为长效抗精神病药，口服吸收缓慢，每周口服 1 次即可维持疗效。抗精神病作用较强，可用于治疗各型精神分裂症，更适用于病情缓解者的巩固和维持治疗。不良反应与氟哌啶醇类似。

舒必利（sulpiride）

舒必利又名止呕灵，临床可用于治疗急、慢性精神分裂症，也可用于应用其他药物无效的难治病例。本品止吐效果强于氯丙嗪，无明显镇静作用，锥体外系反应较少。

氯氮平（clozapine）

氯氮平又名氯扎平，属于苯二氮䓬类，为新型抗精神病药。其抗精神病作用强、起效快，对精神分裂症的阳性症状及阴性症状均有一定效果。主要用于应用其他抗精神病药无效或锥体外系反应过强的患者。几乎没有锥体外系反应，可引起粒细胞减少，严重者可致粒细胞缺乏症。

利培酮（risperidone）

利培酮又名维思通，是新型的第二代非典型抗精神病药，通过阻断 5-羟色胺（5-HT）受体和多巴胺受体而发挥作用，适用于治疗精神分裂症的阳性症状及阴性症状，对首发急性和慢性患者均有效。因其具有起效快、用药量小、不良反应轻、应用方便、患者依从性高等优点，已成为治疗精神分裂症的一线用药。

二、抗躁狂药

躁狂症是以情感的病理性高涨为主要特征的精神失常，又称情感性精神障碍，发作时患者情绪高涨、思维敏捷、动作增多。前述大多数抗精神病药对躁狂症均有效，卡马西平、丙戊酸钠等抗癫痫药也有抗躁狂作用，目前临床最常用的抗躁狂药是碳酸锂。

碳酸锂(lithium carbonate)

碳酸锂口服吸收快而完全,生物利用度为100%,但通过血脑屏障进入脑组织和神经细胞慢,常规给药6~7天可达到稳态血药浓度,脑脊液达到稳态血药浓度耗时更久,故显效较慢。随着年龄的增加,$t_{1/2}$逐渐延长,排泄减慢,故肾衰竭及老年患者需调整给药剂量。

【药理作用与临床应用】 治疗量碳酸锂对正常人精神活动无明显影响,但对躁狂症发作者则有明显稳定情绪作用,对抑郁也有效。临床主要用于治疗躁狂症;对抑制精神分裂症的兴奋躁动有效,合用抗精神病药效果更好;对躁狂和抑郁交替循环发作的双相情感障碍也有很好的治疗作用。

【不良反应与用药护理】 碳酸锂的治疗指数低,安全范围窄。用药初期可出现恶心、呕吐、腹泻、上腹痛、肢体震颤、多尿、口渴等症状,用药1~2周症状可减轻或消失。久用可引起碘代谢异常,导致甲状腺功能减退或甲状腺肿,停药后可恢复,重者可应用甲状腺素治疗。给药超过2 mmol/L即可引起严重中毒,出现肌张力增高、深反射亢进、震颤、共济失调、癫痫发作、意识障碍等症状,直至昏迷。一旦发现中毒征象,应立即停药,并依病情给予对症及支持治疗。糖尿病、癫痫、帕金森病、严重脱水、甲状腺功能减退、脑损伤、尿潴留及使用利尿药者、肾功能不全、严重心脏疾病患者及老年人禁用。

三、抗抑郁药

抑郁症主要表现为情绪低落、思维迟缓、缺乏主动性、自责自罪等症状,比较公认的发病机制是"单胺假说",认为由体内5-HT和去甲肾上腺素(NA)相对或绝对不足而导致发病。目前抗抑郁药主要包括三环类抗抑郁药、NA摄取抑制药、5-HT再摄取抑制药和其他抗抑郁药。

(一)三环类抗抑郁药

三环类抗抑郁药属于非选择性单胺摄取抑制药,主要通过抑制5-HT、NA的再摄取,使突触间这两种神经递质增多,进而起到抗抑郁作用。代表药物有丙咪嗪、阿米替林等。

丙咪嗪(imipramine)

丙咪嗪又名米帕明,口服吸收迅速,作用机制为通过阻断NA和5-HT在神经末梢的再摄取,使突触间隙的这两种神经递质浓度增高,从而发挥抗抑郁作用。

【药理作用与临床应用】 正常人服用丙咪嗪后会出现安静、嗜睡、头晕、目眩,连续服用甚至会出现思维缓慢、注意力下降;抑郁症患者连续用药后,可使其情绪提高、思维改善、精神振奋、食欲及睡眠转好,呈现明显的抗抑郁作用。

临床可用于各种原因引起的抑郁症、恐怖症、强迫症的治疗,尤以情感障碍性抑郁症疗效显著,亦用于反应性抑郁症、更年期抑郁症的治疗,对缓解精神病的抑郁症状效果较差。本药起效慢,连续用药2~3周后才可见效,故不作为应急药物使用。本药还可用于焦虑症及遗尿症的治疗。

【不良反应与用药护理】

1.M受体阻断作用 治疗量丙咪嗪给药后可出现口干、便秘、视物模糊、扩瞳、排尿困难等症状,前列腺肥大及青光眼患者禁用。

2.心血管系统反应 可引起直立性低血压、心律失常,大剂量给药可致心肌损伤,故心血管疾病患者慎用。

3.中枢神经系统反应 表现为乏力、肌肉震颤;大剂量给药可引起躁狂、精神紊乱,甚至癫痫发作等。

4.其他 偶见荨麻疹、肝功能异常、粒细胞减少等不良反应。

阿米替林(amitriptyline)

本品口服吸收完全,其代谢产物去甲替林仍有抗抑郁作用,排泄慢,停药3周后仍可在尿中检出。阿米替林的抗抑郁作用与丙咪嗪相似,镇静作用与抗胆碱作用较丙咪嗪强,在三环类抗抑郁药中镇静效应最强。临床适用于各型抑郁症,对兼有焦虑和抑郁症状的患者其疗效优于丙咪嗪,一般用药7～10天可产生明显疗效。本药也可用于遗尿症。

不良反应与丙咪嗪相似,因其抗胆碱作用较强,治疗初期即可出现多汗、口干、视物模糊、排尿困难、便秘等症状;还可出现嗜睡、震颤、眩晕、癫痫、直立性低血压,偶见骨髓抑制及中毒性肝损伤等,因此不能长期服用。

(二)NA 再摄取抑制药

该类药物有选择性抑制 NA 再摄取的作用,而对 5-HT 再摄取影响较小,用于以脑内 NA 缺乏为主要诱因的抑郁症。

地昔帕明(desipramine)

地昔帕明又名去甲丙咪嗪,对 NA 再摄取的抑制作用极强,为抑制 5-HT 再摄取的 100 倍以上,具有较强的抗抑郁作用,但镇静作用与抗胆碱作用弱,临床适用于轻、中度抑郁症的治疗,不良反应较丙咪嗪少而轻微,主要包括口干、头晕、失眠等。

马普替林(maprotiline)

马普替林又名路滴美,为第二代抗抑郁药,可选择性抑制 NA 在神经末梢的再摄取,对 5-HT 再摄取几乎没有影响。作用类似三环类抗抑郁药,其抗抑郁作用起效较快,而抗 M 受体作用和镇静作用较弱。其优点是起效快、易耐受、不良反应少、抗抑郁作用广,临床上可用于各型抑郁症的治疗,也可用于伴有抑郁或激越行为的患儿和夜尿患者。不良反应与阿米替林相似,偶见皮疹、皮炎和粒细胞缺乏症等不良反应。

(三)5-HT 再摄取抑制药

该类药物是新型抗抑郁药,其对神经末梢 5-HT 再摄取的抑制作用选择性更高,而对其他神经递质的作用小,故其不良反应相对较少。临床主要用于治疗由于脑内 5-HT 减少所致的抑郁症,也用于病因不明且其他药物疗效不佳的抑郁症患者。

氟西汀(fluoxetine)

氟西汀又名百优解,可选择性抑制中枢神经对 5-HT 的再摄取。口服吸收良好,服药数周后达到稳态血药浓度,临床上广泛用于抑郁症,对强迫症、神经性厌食症也有疗效,不良反应较少,偶见厌食、恶心、腹泻、失眠、头痛、流汗、震颤、惊厥、性功能障碍等。

(四)其他抗抑郁药

曲唑酮(trazodone)

曲唑酮口服吸收良好,其活性代谢产物在脑内浓度比血中浓度高。除抗抑郁作用外,还有显著的镇静作用,几乎无 M 受体阻断作用,对心血管系统影响小。临床可用于治疗各种抑郁症及伴有抑郁的焦虑症。不良反应较少见,偶见粒细胞减少;孕妇、哺乳期妇女禁用。

反苯环丙胺(tranylcypromine)

反苯环丙胺是单胺氧化酶(MAO)抑制药,可减少 NA 和 5-HT 的降解,主要用于抑郁症的治疗,也可用于焦虑症和强迫症的治疗。常见的不良反应有口干、便秘、视物模糊、头晕、乏力、恶心、睡眠障碍、性功能障碍等,严重者可出现高血压危象和中毒性肝炎。癫痫和肝损伤者慎用,心脑血管疾病者禁用,不能与三环类抗抑郁药同时使用。

**知识拓展**

如何防止精神病患者病情复发

(1)督促患者按时服药:在复发患者中,自行停药者占54%~77%。维持用药的患者复发率较低,而没有维持用药的患者复发率高达80%以上。

(2)定期到医院复查:一般情况下,应每个月复查1次,如果有特殊情况可随时就诊。

(3)注意观察复发的征兆,发现后及时处理:注意观察患者是否有下列症状,如睡眠障碍,昼夜节律颠倒(夜间看书、写字、听音乐等,白天卧床不起),情绪不稳定,烦躁易怒,或者发呆发愣;突然否认自己有精神病,拒绝服药、就诊。

(4)创造良好的环境:应给予患者安静和整洁的生活环境;鼓励和陪伴患者参与活动;锻炼患者的生活、工作能力,鼓励患者接触社会、正视现实,提高其独立生活的能力。

四、抗精神病药的合理使用

随着抗精神病药品种的不断增多,许多精神病患者在用药上有了更多的选择,能够最大限度地改善症状,减少复发,获得康复或恢复正常生活。但多数抗精神病药的不良反应多且重,如使用不当,不仅不能减轻患者的症状,反而会加重病情,甚至贻误治疗时机。合理使用抗精神病药应注意以下几个方面。

1.合理选药 可根据临床症状,依据患者具体情况合理选药,趋利避害,提高患者的治疗依从性(表4-4)。

表4-4 不同表现精神病患者的适用药物选择

临床症状的主要表现	药物选择
幻觉、妄想	可选用氯氮平、利培酮、氟哌啶醇、氯丙嗪
淡漠	可选用三氟拉嗪、氟奋乃静、利培酮、氯氮平、舒必利
急性精神运动性兴奋躁狂	可选用氟哌啶醇、氯丙嗪、氯氮平、利培酮

2.合理给药剂量 抗精神病药的剂量个体差异大,故应从小剂量开始逐渐增加剂量,直至出现最佳疗效和最小不良反应为止,对老年人及伴有其他疾病的患者更应慎重,因此应尽量做到剂量个体化。

3.合理疗程 抗精神病药的起效时间为10~14天,当剂量加至其症状大部分或完全消失时,即为治疗量,治疗量维持的时间长短与患者的疗效和预后情况关系密切,一般应维持8周以上,连续用药3个月为1个疗程。之后依病情稳定程度,逐渐减量至治疗量的1/3~1/2,即为维持量。多数患者需坚持长期或终身治疗,以避免病情反复。一般初次发病总疗程应不少于3年,第2次复发不少于5年,第3次复发不少于7年,发病3次以上的应坚持终身治疗。

4.尽量单一用药 非必要时尽量单一用药,以便于观察症状,判定疗效,一旦出现药疹或其他不良反应可精准判断并对因处置。

5.慎重更换药物 一种药物的使用,要达到治疗量通常需维持8周以上,无效时方可考虑更换药物。换药过程切不可将原药骤停,应逐渐减量撤换,新药也应从小剂量开始,逐渐加至治疗量。如换药方法不妥,患者可能出现多种不适,少数患者可出现高热、大汗、心率加快、意识不清、尿失禁等症状。

6.降低不良反应 各种抗精神病药对机体脏器均会产生不同程度的影响,较为多见的是心、肝脏、血液系统的异常等,患者应定期检查心电图、血常规等,以便医护人员及时发现异常,合理调整药物,将药物不良反应降到最低限度。

任务小结

学习内容	常用药物	学习要点
抗精神病药	氯丙嗪	用于治疗精神分裂症、顽固性呃逆,可配伍异丙嗪、哌替啶进行人工冬眠;用药时应注意预防直立性低血压;长期大量用药出现锥体外系反应可用苯海索治疗
抗躁狂药	碳酸锂	用于治疗躁狂症,治疗指数低,安全范围窄,使用时应注意监测血药浓度
抗抑郁药	丙咪嗪	用于各种原因引起的抑郁症,尤以情感障碍性抑郁症疗效显著,亦用于反应性抑郁症、更年期抑郁症,对精神病的抑郁症状效果较差

【常用制剂与用法】

盐酸氯丙嗪　片剂:12.5 mg、50 mg。每次 12.5～50 mg,每天 3 次,口服。注射剂:25 mg/mL、50 mg/2 mL。每次 25～50 mg,肌内注射。治疗精神病宜从小剂量开始,轻症 300 mg/d,重症 600～800 mg/d,好转后逐渐减至维持量(50～100 mg/d)。拒服药者每次 50～100 mg,加于 25% 葡萄糖注射液 20 mL 内,缓慢静脉注射。

奋乃静　片剂:2 mg、4 mg。每次 2～4 mg,每天 3 次,口服。注射剂:5 mg/mL。每次 5～10 mg,肌内注射。治疗精神病:轻症,20～30 mg/d;重症,40～60 mg/d,分 2 次肌内注射。

盐酸氟奋乃静　片剂:2 mg、5 mg。治疗精神分裂症:10～20 mg/d,分 2～3 次服。

盐酸三氟拉嗪　片剂:1 mg、5 mg。每次 5～10 mg,每天 3 次。

硫利达嗪　片剂:10 mg、25 mg。治疗精神病,200～600 mg/d,口服。治疗神经官能症,30～200 mg/d,口服。

氯普噻吨　片剂:12.5 mg、25 mg。每次 25～50 mg,每天 3 次,口服。重症,每次 100～200 mg,每天 3 次,口服。

氟哌啶醇　片剂:2 mg、5 mg。每次 2～10 mg,每天 3 次,口服。注射剂:5 mg/mL。每次 5 mg,肌内注射。

舒必利　片剂:100 mg、400 mg。治疗精神病:0.1～0.8 g/d,口服。注射剂:10 mg/mL、30 mg/2 mL。0.2～0.6 g/d,分 2 次肌内注射。0.3～0.6 g/d,稀释后缓慢静脉滴注,时间不少于 4 h。

氯氮平　片剂:25 mg、50 mg。开始每次 25 mg,每天 1～2 次,以后增加 25～50 mg/d,递增至 150～300 mg/d,分 2～3 次口服。

碳酸锂　片剂:250 mg、300 mg。由小剂量开始,0.5 g/d,逐渐增至 0.9～1.8 g/d,分 3～4 次口服。

丙咪嗪　片剂:10 mg、25 mg。每次 25～75 mg,每天 3 次,口服。年老体弱者自 12.5 mg/d 开始,逐渐增量。

阿米替林　片剂:25 mg、50 mg。每次 25～50 mg,每天 3 次,口服。

马普替林　片剂:25 mg。开始 25～75 mg/d,分次口服,至少 2 周,然后根据病情每天增加 25 mg,有效治疗量一般为 150 mg/d。

 直通护考

扫码在线答题

(李永芬)

任务四 抗帕金森病药与抗阿尔茨海默病药

案例引导

患者,男,65岁,3年前出现单侧手指搓丸样运动,当时未诊治,近1年来发展为同侧下肢和对侧肢体静止时出现不自主的有节律震颤,变换位置或运动时,症状可减轻或停止。近3个月患者感觉关节僵硬、肌肉发紧,系鞋带、扣纽扣等动作缓慢。经过影像学检查,诊断为帕金森病;给予卡左双多巴控释片治疗。

案例解析

工作任务:

1. 说出本案例用药的常见不良反应,并给出相应的用药护理指导。

2. 简述复方制剂卡左双多巴控释片的成分及合用机制。

一、抗帕金森病药

帕金森病(Parkinson's disease,PD)又称震颤麻痹,是锥体外系功能紊乱引起的一种慢性进行性中枢神经系统退行性疾病,绝大多数发生于老年人。常见的临床症状为进行性运动迟缓、肌强直、静止性震颤,严重者伴有知觉及记忆障碍等症状。

帕金森病

帕金森病是由英国医生James Parkinson于1817年首先报道而得名。该病主要病变在中枢神经系统锥体外系黑质-纹状体通路,正常情况下该通路释放抑制性递质多巴胺(DA)和兴奋性递质乙酰胆碱(ACh),这两种递质处于平衡状态。帕金森病是由于该通路多巴胺能神经元变性、缺失,纹状体多巴胺含量降低,胆碱能神经功能占优势,从而使锥体外系功能亢进,出现震颤麻痹。此即为目前较公认的"多巴胺学说"。

抗帕金森病药主要包括拟多巴胺药和中枢抗胆碱药两类。前者通过增强多巴胺能神经功能,后者通过抑制胆碱能神经功能,使黑质-纹状体通路的两种神经功能尽可能恢复至平衡状态,达到减轻症状、减少并发症、改善预后、提高生活质量的目的。

考点提示 常用抗帕金森病药。

(一)拟多巴胺药

本类药物大多通过促进多巴胺的合成、释放,减少多巴胺破坏以及直接激动多巴胺受体等机制来发挥抗帕金森病的作用。

多巴胺前体药

左旋多巴(levodopa)

【体内过程】 口服吸收迅速,绝大部分在肝脏及小肠被脱羧酶转变成多巴胺,后者不易透过血脑屏障,在外周可引起不良反应。仅有少量(约1%)的左旋多巴进入中枢神经系统脱羧成多巴胺,发挥中枢作用。同时应用外周多巴脱羧酶抑制剂(卡比多巴),可明显增加进入中枢神经系统的左旋多巴,以提高疗效、减轻外周不良反应。

【药理作用】 左旋多巴进入脑内,在中枢脱羧酶的作用下转变成多巴胺,补充纹状体中的多巴胺,使多巴胺与 ACh 这两种递质重新达到平衡,改善帕金森病症状。左旋多巴还可继续转变为去甲肾上腺素(NA),有助于恢复中枢神经功能。

【临床应用】

1. 治疗帕金森病 有以下特点。

(1)对年轻及轻症患者疗效较好,对老年及重症患者疗效较差。

(2)起效慢,用药 2～3 周临床症状开始改善,6 个月以上获得最大疗效。随着用药时间的延长,3 年后疗效逐渐下降。

(3)在改善肌强直及运动困难方面疗效较好,在缓解震颤方面疗效较差。

(4)由于该类药物有阻断多巴胺受体的作用,因此对吩噻嗪类等抗精神病药所引起的帕金森综合征无效。

2. 治疗肝性脑病 使肝性脑病患者正常神经活动得以恢复,转为苏醒状态,但不能改善肝功能。

【不良反应与用药护理】

1. 胃肠道反应 治疗初期约 80% 患者出现恶心、呕吐、厌食、食欲减退等症状,继续用药数周后可耐受。偶见溃疡、出血或穿孔。

2. 心血管反应 治疗初期约 30% 患者出现直立性低血压,原因未明。少数患者可出现心律失常。

3. 不自主异常运动 与中枢多巴胺受体调节及功能增强有一定关系。服药 2 年以上的患者 90% 会出现面部、手足、躯体等处不自主运动过多,服用多巴胺受体拮抗药可减轻此类症状。另外,服药 3～5 年,有半数左右患者可出现"开-关现象","开"指患者活动基本正常;"关"指患者突然出现症状加重,全身性肌强直,运动不能。此现象可以在患者日常生活的任何时间和状态下发生,严重影响了患者的日常生活。为减轻症状波动,可增加给药次数而不改变给药剂量,也可加用其他拟多巴胺药。

4. 精神障碍 表现为失眠、幻觉、焦虑、妄想、抑郁等,可能与多巴胺作用于大脑边缘叶有关。

【药物相互作用】

(1)维生素 B_6 是多巴脱羧酶的辅基,可加重左旋多巴的外周不良反应。

(2)抗精神病药(如吩噻嗪类和丁酰苯类)和利血平等均可引起锥体外系运动失调,出现药源性帕金森综合征。

左旋多巴增效药

卡比多巴(carbidopa)

卡比多巴又名 α-甲基多巴肼,是较强的外周多巴脱羧酶抑制剂,不易通过血脑屏障,故单用无效。卡比多巴与左旋多巴合用时,可抑制外周多巴脱羧酶活性,减少左旋多巴的外周脱羧,使进入脑内的左旋多巴增多。既可减少左旋多巴的剂量,提高疗效,又可减轻左旋多巴的外周不良反应,是左旋多巴的重要辅助药。目前该药与左旋多巴的复方制剂息宁(混合比例 1∶4 或 1∶10),是治疗帕金森病的首选药。

苄丝肼(benserazide)

苄丝肼为外周多巴脱羧酶抑制剂,作用与卡比多巴相似,其与左旋多巴制成的复方制剂(混合比例 1∶4)称美多芭(madopar)。

司来吉兰(selegiline)

司来吉兰是选择性 B 型单胺氧化酶(MAO-B)抑制剂,可迅速透过血脑屏障,抑制脑内纹状体中多巴胺的降解,发挥抗帕金森病的作用。该药与左旋多巴合用,可增加疗效,减少后者的剂量和不良反应,还可消除"开-关现象",改善患者的生活质量。

硝替卡朋(nitecapone)

硝替卡朋是儿茶酚-O-甲基转移酶(COMT)抑制剂,既可抑制左旋多巴经 COMT 途径的降解,又可减弱 3-O-甲基多巴对左旋多巴运载载体的竞争性抑制,提高左旋多巴的疗效。

(二)多巴胺受体激动药

溴隐亭(bromocriptine)

溴隐亭属于麦角类多巴胺受体激动药。大剂量口服可选择性激动中枢黑质-纹状体通路的多巴胺受体,其疗效与左旋多巴相似,用于治疗帕金森病。小剂量激动结节-漏斗通路的多巴胺受体,可减少催乳素和生长激素的释放。用于回乳、治疗高催乳素血症和肢端肥大症等。

(三)促多巴胺释放药

金刚烷胺(amantadine)

金刚烷胺原是抗病毒药,后发现其也有抗帕金森病的作用,疗效不及左旋多巴,但优于中枢抗胆碱药,见效快,持续时间短,与左旋多巴合用有协同作用。可能通过多种方式加强多巴胺的功能,如促进左旋多巴进入脑循环,增加多巴胺合成、释放和减少多巴胺再摄取等。长期用药者,常见下肢皮肤网状青斑,可能是由儿茶酚胺释放引起外周血管收缩所致。

(四)中枢抗胆碱药

本类药物可阻断中枢 M 受体,减弱纹状体中 ACh 的作用,疗效不如左旋多巴。可用于:①轻症患者;②不能耐受左旋多巴或禁用左旋多巴的患者;③治疗抗精神病药所致锥体外系反应。

苯海索(trihexyphenidyl)

苯海索的外周抗胆碱作用为阿托品的 $1/10\sim1/2$,抗震颤疗效好,但改善肌强直及运动迟缓疗效较差。有口干、散瞳和视物模糊等副作用,但症状比较轻。偶见激动、谵妄和幻觉等副作用。青光眼和前列腺肥大患者禁用。

同类药物还有丙环定(procyclidine,又名开马君)、布地平(budipine)以及东莨菪碱等。

 **知识拓展**

抗帕金森病药巧记口诀

左旋多巴抗 PD,肝性脑病昏转醒；
卡比苄丝单用无,辅助左巴效果行；
司来吉兰替卡朋；苯海金刚溴隐亭。

二、抗阿尔茨海默病药

阿尔茨海默病(Alzheimer's disease,AD)是一种与年龄高度相关的、以进行性认知障碍和记忆力损害为主的中枢神经系统退行性疾病。临床表现为记忆力、判断力、抽象思维等一般智力的丧失。特别是近记忆下降明显,视力、运动能力等则不受影响,与脑内ACh 缺乏有关。至今尚无有效的 AD 治疗方法,现有的药物治疗策略是增加中枢胆碱能神经功能,临床上常用的药物有胆碱酯酶抑制药、M 受体激动药等。

考点提示 阿尔茨海默病的临床表现。

(一)胆碱酯酶抑制药

他克林(tacrine)

他克林为非选择可逆性乙酰胆碱酯酶(AChE)抑制药,抑制血浆组织中的 AChE 而增加 ACh 的含量,从而激动 M 受体和 N 受体,可改善轻度 AD 患者的临床症状,但因其对肝脏的毒副作用较大,现已很少应用。

多奈哌齐(donepezil)

多奈哌齐为第二代可逆性 AChE 抑制药。与他克林相比,多奈哌齐对中枢 AChE 有更高的选择性和专属性,半衰期较长,能改善轻度至中度 AD 患者的认知能力和临床综合功能。

加兰他敏(galantamine)

加兰他敏为第二代可逆性 AChE 抑制药。用于治疗轻中度 AD。主要不良反应为应用早期(2～3 周)患者可有恶心、呕吐及腹泻等胃肠道反应,稍后即消失。可作为治疗 AD 的首选药。

石杉碱甲(huperzine A)

石杉碱甲又名哈伯因,是我国科技人员从中草药千层塔中分离得到的石杉碱类生物碱,是一种高效可逆的 AChE 抑制药。主要用于各型 AD 的治疗,可改善患者的记忆和认知能力。

(二)M 受体激动药

占诺美林(xanomeline)

占诺美林是 M_1 受体选择性激动药,口服易吸收,易通过血脑屏障,可明显改善 AD 患者的认知和行为能力,但因易引起胃肠道和心血管方面的不良反应,现改为皮肤给药。

(三)N-甲基-D-天冬氨酸(NMDA)受体非竞争性拮抗药

美金刚(memantine)

美金刚是首个用于治疗晚期 AD 的 NMDA 受体非竞争性拮抗药,与 AChE 抑制药合用效果好,能显著改善轻度至中度 AD 患者的认知、行为能力等。

 任务小结

学习内容	药物分类		常用药物	临床应用
抗帕金森病药	拟多巴胺药	多巴胺前体药	左旋多巴	用于治疗各型帕金森病,但对吩噻嗪类等抗精神病药所引起的帕金森综合征无效,还可用于治疗肝性脑病
		左旋多巴增效药	卡比多巴	与左旋多巴的复方制剂息宁,是治疗帕金森病的首选药
			苄丝肼	与左旋多巴制成的复方制剂称美多芭,用于治疗帕金森病
	多巴胺受体激动药		溴隐亭	用于治疗帕金森病,还可减少催乳素和生长激素的释放,用于回乳、治疗高催乳素血症和肢端肥大症等
	促多巴胺释放药		金刚烷胺	用于治疗帕金森病,也可用于抗流感病毒
	中枢抗胆碱药		苯海索	用于轻症帕金森病患者,抗震颤效果好,与左旋多巴合用有协同作用

续表

学习内容	药物分类	常用药物	临床应用
抗阿尔茨海默病药	胆碱酯酶抑制药	多奈哌齐	改善轻度至中度 AD 患者的认知能力和临床综合功能
		加兰他敏	可作为治疗 AD 的首选药,用于治疗轻中度 AD
	M 受体激动药	占诺美林	可明显改善 AD 患者的认知和行为能力
	NMDA 受体非竞争性拮抗药	美金刚	显著改善轻度至中度 AD 患者的认知障碍、行为能力等

【常用制剂与用法】

左旋多巴 片剂:250 mg。开始每次 250 mg,每天 2～3 次,饭后服用。以后逐渐增加剂量至最佳疗效剂量。极量为每天 6 g,分 4～6 次服用。

卡比多巴 片剂:25 mg。口服,每次 10 mg,每天 3～4 次。每隔 1～2 天逐渐增加剂量,极量为每天100 mg。

卡左双多巴控释片(息宁) 25 mg/100 mg(含卡比多巴 25 mg 及左旋多巴 100 mg)、50 mg/200 mg(含卡比多巴 50 mg 及左旋多巴 200 mg)。口服,每次 0.5～1 片,每天 2～4 次,按病情需要逐渐增加剂量,一般每天使用卡比多巴不超过 75 mg,左旋多巴不超过 750 mg。

复方苄丝肼胶囊 125 mg(含苄丝肼 25 mg 及左旋多巴 100 mg)、250 mg(含苄丝肼 50 mg 及左旋多巴 200 mg)。开始时用 125 mg 胶囊,每天 3 次,3～4 天增加剂量,每天增加 1 粒,至每天用左旋多巴及苄丝肼分别达 1000 mg 及 250 mg 为止。

盐酸司来吉兰 片剂:5 mg、10 mg。口服,每次 5 mg,每天不超过 10 mg,早饭顿服,使用 2～3 天可降低左旋多巴剂量。

盐酸苯海索 片剂:2 mg。口服,开始每次 1～2 mg,每天 3 次,以后逐渐增加剂量,极量为每天 20 mg。

他克林 肌内注射,每次 15～30 mg。口服,每次 10 mg,每天 3 次,极量为每天 160 mg,宜每周检查肝功能。

多奈哌齐 口服,每天 0.03 mg、0.1 mg 或 0.3 mg,每晚 1 次,3～6 个月为 1 个疗程。

加兰他敏 口服,每天 20～60 mg,分 3～4 次服,8～10 周为 1 个疗程。

石杉碱甲 每次 0.15～0.25 mg,每天 3 次,剂量超过 0.25 mg 时患者记忆功能反而减退。

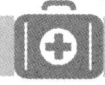 直通护考

扫码在线答题

(周　静)

任务五　镇　痛　药

案例引导

患者,男,30 岁,突发左腰部疼痛难忍,阵发性发作。查体:左肾区叩击痛。

尿常规:红细胞(＋＋＋)。诊断为肾绞痛。给予哌替啶、山莨菪碱等治疗。

工作任务:

1.分析该患者使用哌替啶的依据。

2.请阐述哌替啶与山莨菪碱合用的依据。

3.向患者进行用药宣教,教会患者合理、安全使用镇痛药。

案例解析

镇痛药是一类作用于中枢神经系统,能选择性地消除或缓解疼痛,而不影响患者意识和其他感觉的药物。因其反复应用,多数药物易成瘾产生依赖性,故属于麻醉药品管理范畴,应严格控制使用,一般仅限短期应用于急性剧烈疼痛时。

疼痛是许多疾病的症状,是机体受到伤害性刺激时的一种保护性反应,常伴有不愉快的情绪反应,剧烈的疼痛不仅使患者痛苦,还可引起生理功能紊乱甚至休克、死亡。但是,疼痛也是诊断疾病的重要依据,未明确诊断前应慎用镇痛药,以免贻误诊治。故必须合理应用镇痛药。

本类药物可分为阿片受体激动药和其他镇痛药。

一、阿片受体激动药

阿片受体激动药通过激动脑内的阿片受体,激活内源性镇痛系统,阻断痛觉传导,从而产生中枢性镇痛作用。阿片(opium)为罂粟科植物罂粟未成熟蒴果浆汁的干燥物。现已知阿片中含有 20 余种生物碱,吗啡占总生物碱的 1/10,为主要有效成分。

吗啡(morphine,MOP)

口服首过消除明显,生物利用度低,故常注射给药;皮下注射 30 min 后可吸收 60%,因其脂溶性较低,仅有少量通过血脑屏障,但足以发挥中枢性镇痛作用。少量经乳汁排泄,也可通过胎盘屏障。

考点提示 吗啡对中枢神经系统的作用及中毒的解救。

【药理作用】

1.中枢神经系统

(1)镇痛、镇静:吗啡有强大的镇痛作用,起效快,对各种疼痛均有效。同时有明显的镇静作用,可消除由疼痛引起的焦虑、紧张、恐惧等情绪反应,并可产生欣快感,患者渴望再次用药以致成瘾。

(2)抑制呼吸:治疗量吗啡可抑制呼吸中枢,降低呼吸中枢对 CO_2 张力的敏感性,使呼吸频率减慢,潮气量降低,肺通气量减少。随用药剂量增加,呼吸抑制程度加深。急性中毒时呼吸频率可减慢至 3~4 次/分,严重者可因缺氧、呼吸骤停而死亡。呼吸抑制是吗啡急性中毒致死的主要原因。

(3)镇咳:直接抑制延髓咳嗽中枢,使咳嗽反射减弱或消失,镇咳作用强,但易成瘾,临床常用可待因替代。

(4)其他作用:吗啡具有缩瞳作用,中毒时可呈针尖样瞳孔,是判断吗啡中毒的重要体征,还可引起恶心和呕吐。

2.平滑肌

(1)胃肠平滑肌:治疗量吗啡可提高胃肠平滑肌及括约肌张力,抑制肠蠕动,使胃排空减慢;抑制消化液分泌,使食物消化减慢;抑制中枢使便意迟钝,导致便秘。

(2)胆道平滑肌:吗啡还能兴奋胆道奥狄括约肌,使胆道和胆囊内压增大,诱发或加重胆绞痛。

(3)其他平滑肌:治疗量吗啡能提高膀胱括约肌张力,引起尿潴留;也可对抗缩宫素的作用而延长产程;大剂量吗啡还可收缩支气管,诱发或加重哮喘。

3.心血管系统 吗啡可松弛血管平滑肌,引起直立性低血压,其降压作用还与吗啡促组胺释放,扩张血管有关;也与吗啡作用于孤束核阿片受体,使中枢交感张力降低有关。此外,吗啡对呼吸的抑制作用可致 CO_2 积聚,使脑血管扩张,颅内压增高。

4.免疫系统 吗啡对细胞免疫和体液免疫均有抑制作用,也可抑制人类免疫缺陷病毒(human

immunodeficiency virus,HIV)蛋白诱导的免疫反应,这可能是吗啡吸食者易感 HIV 的主要原因。

【临床应用】

1. 镇痛　主要用于应用其他镇痛药无效的剧痛,如严重创伤、烧伤及癌症晚期疼痛等;也可用于心肌梗死引起的剧痛,除能缓解疼痛和减轻焦虑外,其扩张血管作用还可减轻患者的心脏负荷;对神经压迫性疼痛效果差;胆绞痛及肾绞痛者需加用解痉药(如阿托品等)。

2. 心源性哮喘　心源性哮喘是因左心衰竭,突发急性肺水肿所致的呼吸困难、气促和窒息。临床常需进行综合性治疗(包括强心、利尿、扩张血管等)。静脉注射吗啡也是治疗的主要措施,主要原因如下:①吗啡可抑制呼吸中枢对 CO_2 的敏感性,使呼吸由浅而快变得深而慢,提高呼吸质量。②吗啡可扩张外周血管,降低外周阻力,减轻心脏负荷,有利于消除肺水肿。但伴有休克、昏迷、严重肺部疾病或痰液过多者应禁用。③吗啡具有镇静作用,可迅速缓解患者的紧张、恐惧情绪和窒息感。

3. 止泻　含少量吗啡的阿片酊或复方樟脑酊,可用于严重的非细菌性、消耗性腹泻。

【不良反应与用药护理】

1. 一般反应　治疗量吗啡可引起恶心、呕吐、呼吸抑制、嗜睡、眩晕、便秘、排尿困难(老年人多见)、直立性低血压(低血容量或体位改变者易发生)等不良反应。

2. 耐受性及依赖性　反复多次应用吗啡(常规剂量连用 2～3 周)易引起耐受性和依赖性。此时需增加剂量才能获得原来的镇痛效果,一旦停药则可出现戒断症状,表现为烦躁不安、失眠、震颤、流泪、流涕、出汗、呕吐、腹泻,甚至虚脱、意识丧失等。因此用于急性剧痛时一般不宜使用超过 1 周。严格控制吗啡的使用,勿过量,勿滥用。

3. 急性中毒　剂量过大可致中毒,表现为昏迷、针尖样瞳孔(严重缺氧时则瞳孔散大)、呼吸深度抑制,常伴有血压下降。呼吸肌麻痹是中毒致死的主要原因。中毒时需采取人工呼吸、给氧、应用呼吸兴奋药、阿片受体阻断药(纳洛酮等)抢救措施。

4. 禁忌证　吗啡能通过胎盘抑制胎儿呼吸,并延长产程,故禁用于分娩镇痛;因其可经乳汁分泌,抑制乳儿呼吸,故哺乳期女性禁用;因其可抑制呼吸及收缩支气管,故支气管哮喘及肺源性心脏病患者禁用;因其可导致颅内压增高,故颅脑损伤患者禁用;肝功能严重减退患者禁用。

可待因(codeine)

可待因又名甲基吗啡,在阿片中的含量约 0.5%。镇痛作用仅为吗啡的 1/10,作用持续时间与吗啡相似;镇咳作用是吗啡的 1/4;镇静作用不明显,欣快感及依赖性弱于吗啡。临床上,可待因主要用于抑制中等程度以上疼痛,还可作为中枢性镇咳药,尤其适用于伴有胸痛的剧烈干咳者。一般剂量时,呼吸抑制作用较轻,无明显的便秘、尿潴留及直立性低血压等不良反应。

哌替啶(pethidine)

哌替啶又名杜冷丁,为人工合成的吗啡替代品。口服易吸收,皮下或肌内注射吸收更迅速,起效更快,故临床常注射给药。

【药理作用】　与吗啡相似,镇痛作用为吗啡的 1/10～1/7,镇静、欣快感、呼吸抑制和扩张血管作用与吗啡相当,也可以提高胃肠平滑肌和括约肌张力,但因作用时间短,较少引起便秘和尿潴留。哌替啶可促进组胺释放及松弛血管平滑肌,引起血管扩张;对心脏具有负性肌力作用;偶可引起直立性低血压;镇咳、缩瞳作用不明显。哌替啶有较弱的兴奋子宫平滑肌作用,但对妊娠末期子宫正常收缩无影响,也不对抗缩宫素的作用,故不影响产程。

【临床应用】

1. 镇痛　可替代吗啡用于创伤、烧伤、术后等引起的剧痛,用于内脏绞痛需与阿托品类解痉药合用。由于新生儿对哌替啶呼吸抑制作用非常敏感,临产前 4 h 禁用。

2. 心源性哮喘　哌替啶可替代吗啡用于心源性哮喘的辅助治疗。

3. 麻醉前给药　哌替啶的镇痛镇静作用可用于消除患者紧张、恐惧等不良情绪,并可减少麻醉药用量及缩短诱导期。

4. 人工冬眠 哌替啶与氯丙嗪、异丙嗪组成冬眠合剂,用于人工冬眠疗法,可辅助降低人工冬眠患者的基础代谢率。但老年人、婴幼儿及呼吸功能不全者冬眠合剂中不宜加用哌替啶,以免加重呼吸抑制。

【不良反应与用药护理】 治疗量可引起眩晕、恶心、呕吐、口干、心悸、直立性低血压,偶可致中枢兴奋,如震颤、肌肉痉挛和惊厥。长期反复应用可产生耐受性和依赖性,过量应用可明显抑制呼吸。支气管哮喘和颅脑外伤患者禁用。

美沙酮(methadone)

【药理作用】 镇痛作用与吗啡相当,持续时间较长,镇静作用较弱,抑制呼吸、缩瞳、引起便秘等作用较吗啡弱。耐受性和依赖性发生慢,戒断症状较轻。

【临床应用】 用于创伤、手术、晚期癌症等引起的剧痛,广泛用于吗啡和海洛因等成瘾的脱毒治疗。

【不良反应与用药护理】 可致恶心、呕吐、便秘、头晕和嗜睡等。因呼吸抑制时间较长,禁用于分娩镇痛。

芬太尼(fentanyl)

芬太尼化学结构与哌替啶相似,其镇痛效力约为吗啡的 80 倍,起效快,维持时间短。主要用于各种原因引起的剧痛。与氟哌利多(droperidol)合用于神经安定镇痛术。不良反应与哌替啶相似,禁忌证同吗啡。

喷他佐辛(pentazocine)

喷他佐辛又名镇痛新,为阿片受体部分激动药。镇痛作用为吗啡的 1/3,呼吸抑制作用为吗啡的 1/2,对胃肠平滑肌的兴奋作用比吗啡弱。大剂量可加快心率和升高血压。临床主要用于慢性疼痛患者,并已列为非麻醉性镇痛药。常见不良反应有嗜睡、眩晕、出汗、头痛等,大剂量(60～90 mg)可致烦躁、焦虑等精神症状,并可使血压升高、心率增快、思维障碍等。反复注射可使局部组织产生无菌性脓肿,促使溃疡、瘢痕形成,因此应经常更换注射部位。

二氢埃托啡(dihydroetorphine)

二氢埃托啡是我国自主研制的强效镇痛药。其镇痛效力约为吗啡的 1000 倍,口服首过消除明显,舌下或注射给药,镇痛作用起效快,持续时间短。临床上用于应用哌替啶、吗啡等无效的顽固性疼痛和癌性疼痛,也可用于诱导麻醉、复合麻醉及内镜检查术前。小剂量间断用药不易产生耐受性,但大剂量持续用药则易出现耐受性,依赖性强。过量中毒可致呼吸抑制、瞳孔缩小,甚至昏迷等。呼吸抑制为主要致死原因,纳洛酮或烯丙吗啡可对抗。

知识拓展

镇痛药助记歌诀
吗啡哌替啶,很强成瘾性;呼吸抑制重,选用要谨慎;
镇痛作用灵,心源哮喘停;过量会中毒,抢救纳洛酮。

二、其他镇痛药

罗通定(rotundine)

罗通定有镇静、镇痛和催眠作用。其作用机制与阿片受体无关,也没有明显的依赖性。主要用于治疗各种钝痛、头痛、痛经等,也可用于分娩镇痛(对产程及胎儿均无不良影响)。服用罗通定后,患者可出现嗜睡、眩晕、乏力、恶心等症状,用药期间避免驾驶及高空作业。

曲马多(tramadol)

曲马多为中枢性镇痛药。镇痛强度与喷他佐辛相当,治疗量无呼吸抑制、便秘、欣快感或心血管反应。适用于中度及重度急慢性疼痛及外科手术者,成瘾性较小,但长期应用可产生依赖性,故不用于一般性疼痛。患者用药后偶有多汗、头晕、恶心、呕吐等不良反应。剂量过大时也可抑制呼吸。静脉注射过快可致心悸、出汗等。禁与单胺氧化酶抑制剂等合用,与地西泮等合用时应调整剂量。

布桂嗪(bucinnazine)

布桂嗪又名强痛定。镇痛作用约为吗啡的1/3。临床多用于偏头痛、神经痛以及炎症性、外伤性疼痛和癌性疼痛。偶有恶心、头晕等不良反应,久用可成瘾。

【附】阿片受体阻断药

纳洛酮(naloxone)

纳洛酮化学结构与吗啡相似。与各型阿片受体都有很强的亲和力,但无明显的内在活性,能完全阻断吗啡与阿片受体结合。口服易吸收,但首过消除明显,故常静脉给药。临床主要用于阿片类药物及急性乙醇中毒所致的呼吸抑制、休克、循环衰竭等的解救(可使昏迷患者迅速复苏),也可用于对吸毒成瘾患者的诊断。

同类药物还有纳曲酮,其作用、临床应用与纳洛酮相似。

 知识拓展

麻醉药品

麻醉药品是指对中枢神经有麻醉作用,连续使用、滥用或者不合理使用后易产生依赖性,能形成瘾癖的药品。

阿片类:包括天然的阿片以及从中提取的有效成分,如吗啡。

可卡因类:包括可卡因(又称古柯碱)等。

大麻类:包括各种大麻制剂,其有效成分为四氢大麻酚(THC)。

合成制剂:如哌替啶等。

 任务小结

类别	药物	临床应用	不良反应与用药护理
阿片受体激动药	吗啡	麻醉性镇痛药的代表药物,镇痛效应强,起效快,伴镇静、呼吸抑制,临床主要用于各种剧痛(不首选)及心源性哮喘,配伍用于止泻	耐受性、依赖性、急性中毒。属麻醉药品,需严格控制,勿过量,勿滥用
	哌替啶	主要替代吗啡临床用于剧痛,还可用于心源性哮喘、麻醉前给药、人工冬眠	主要不良反应是耐受性和依赖性。支气管哮喘和颅脑外伤患者禁用

续表

类别	药物	临床应用	不良反应与用药护理
其他镇痛药	罗通定	用于各种钝痛、头痛、痛经等,也可用于分娩镇痛,属非麻醉性镇痛药范围	嗜睡、眩晕、乏力、恶心等,用药期间避免驾驶及高空作业
	曲马多	适用于中度及重度急慢性疼痛及外科手术者	禁与镇静催眠药、其他镇痛药等合用,亦禁用于中枢抑制药急性中毒患者
阿片受体阻断药	纳洛酮	临床主要用于阿片类药物及急性乙醇中毒所致的呼吸抑制、休克、循环衰竭等的解救,也可用于对吸毒成瘾患者的诊断	不良反应少,大剂量偶致烦躁不安

【常用制剂与用法】

吗啡　片剂:5 mg、10 mg。每次 5～15 mg,每天 3～4 次。注射剂:5 mg/0.5 mL、10 mg/1 mL。皮内注射,每次 5～15 mg,每天 15～40 mg;静脉注射,每次 5～10 mg。

哌替啶　片剂:25 mg、50 mg。每次 50～100 mg,每天 200～400 mg。注射剂:50 mg/1 mL、100 mg/2 mL。皮下注射或肌内注射,每次 25～100 mg,每天 100～400 mg;静脉注射,成人不超过每次 0.3 mg。

美沙酮　片剂:2.5 mg、7.5 mg、10 mg。成人每次 2.5～5 mg,每天 2～3 次。儿童每天每千克体重 0.7 mg,分 4～6 次服。注射剂:5 mg/1 mL、7.5 mg/2 mL。皮下注射或肌内注射,每次 2.5～5 mg,每天 10～15 mg。

芬太尼　注射剂:0.1 mg/2 mL。麻醉前给药,0.05～0.1 mg,手术前 30～60 min 肌内注射;诱导麻醉,静脉注射 0.05～0.1 mg,间隔 2～3 min 重复注射,直至达到要求;一般镇痛及术后镇痛,肌内注射 0.05～0.1 mg。

喷他佐辛　片剂:25 mg、50 mg。每次 25～50 mg,必要时每 3～4 h 重复 1 次。注射剂:15 mg/1 mL、30 mg/1 mL。静脉注射、皮下注射或肌内注射,每次 30 mg。

二氢埃托啡　片剂:20 μg、40 μg。用于镇痛,舌下含化 20～40 μg。注射剂:20 μg/1 mL。用于镇痛,肌内注射 10～20 μg,根据需要可 3～4 h 重复给药;用于麻醉前诱导,静脉内缓慢推注 0.2～0.4 μg/kg;复合麻醉,首次缓慢静脉推注 0.3～0.6 μg/kg,以后每 30～40 min 追加首次剂量的一半,手术结束前 40 min 停止用药。

罗通定　片剂:30 mg、60 mg。镇痛,每次 60～120 mg,每天 1～4 次;催眠,于睡前服 30～90 mg。注射剂:60 mg/2 mL。肌内注射,每次 60～90 mg。

曲马多　胶囊剂:50 mg。成人用量不超过每次 100 mg,每天 400 mg,连续用药不超过 48 h,累计用药不超过 800 mg。注射剂:50 mg/2 mL、100 mg/2 mL。静脉注射、皮下注射、肌内注射,每次 50～100 mg,不超过每天 400 mg。

布桂嗪　片剂:30 mg、60 mg。成人每次 60 mg,每天 1～3 次;小儿每次 1 mg/kg。注射剂:50 mg/2 mL、1000 mg/2 mL。皮下注射或肌内注射,成人每次 50～100 mg,每天 1～2 次。

纳洛酮　注射剂:0.4 mg/1 mL。肌内注射或静脉注射,每次 0.4～0.8 mg。

 直通护考

扫码在线答题

（周　静）

任务六 解热镇痛抗炎药与抗痛风药

案例引导

　　患者,女,60岁。因"双侧腕关节活动障碍,伴晨僵10余年"就诊。查血:类风湿因子(+)。双侧腕关节 X 线正侧位片示:关节间隙钙化。诊断为类风湿性关节炎。门诊给予阿司匹林片治疗,服药 3 天后患者出现呕血、黑便,急诊胃镜检查结果提示:浅表糜烂性胃炎、十二指肠球部溃疡。

案例解析

　　工作任务:

　　1.请分析阿司匹林的抗炎作用机制。

　　2.请解释案例中患者出现消化道出血及消化性溃疡的原因。

　　3.通过用药宣教,指导患者正确使用解热镇痛抗炎药,关爱类风湿患者,及早开展干预治疗。

一、解热镇痛抗炎药概述

　　解热镇痛抗炎药是一类具有解热、镇痛作用,大多数还兼有抗炎、抗风湿作用的药物。因其化学结构及作用机制与甾体抗炎药不同,故又称为非甾体抗炎药(NSAID),阿司匹林为其代表药物,故也称为阿司匹林类药。

　　本类药物化学结构虽有不同,但却有着共同的作用机制,即通过抑制花生四烯酸(arachidonic acid,AA)代谢过程中的环加氧酶(cyclo-oxygenase,COX),使前列腺素(prostaglandin,PG)合成减少,发挥解热、镇痛、抗炎作用。

　　1.解热作用　人体下丘脑体温调节中枢通过对产热和散热过程进行调节,使体温调定点恒定在 37 ℃左右。当外源性致热原(简称外热原)进入机体后,可刺激中性粒细胞产生和释放内源性致热原(简称内热原),内热原作用于下丘脑,使 PG 合成与释放增多,导致体温调定点升高,机体产热大于散热,引起发热。本类药物可抑制下丘脑体温调节中枢的 COX,减少 PG 的合成,从而使升高的体温调定点恢复正常,即本类药物可使发热者的体温降至正常,但对正常体温无影响。其解热作用的强弱与抑制 COX 的活性程度相关(图4-1)。

　　2.镇痛作用　当组织受损或发生炎症时,局部产生并释放致痛物质,如缓激肽、PG 和组胺等,作用于痛觉感受器,引起疼痛。PG 除本身刺激致痛外,还可增加痛觉感受器对其他致痛物质的敏感性(增敏)。解热镇痛抗炎药通过抑制外周的 COX,使 PG 的合成减少,从而减弱 PG 的致痛及增敏效应。本类药物镇痛作用在外周,镇痛效应中等,久用不产生成瘾性,故又称为非麻醉性镇痛药,因此临床应用广泛。

　　3.抗炎作用　PG 还是参与炎症反应的主要活性物质,能使血管扩张、通透性增加,引起局部充血、水肿、疼痛,同时还能增加缓激肽等致痛、致炎物质的作用(增敏)。解热镇痛抗炎药通过抑制炎症时 PG 的合成,从而明显减轻炎症反应。本类药物除苯胺类外,多具有抗炎、抗风湿作用,治症不治因,故主要用于风湿及类风湿性疾病的治疗。

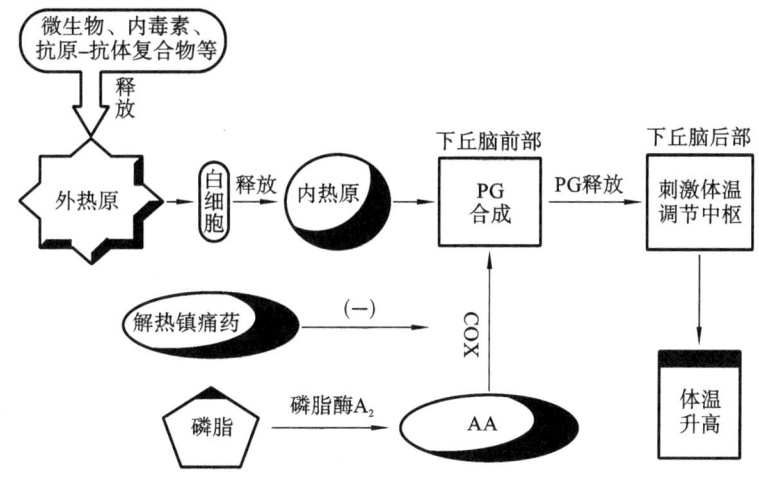

图 4-1 解热镇痛抗炎药的解热作用机制

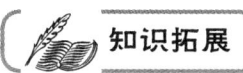 知识拓展

环加氧酶

环加氧酶(COX)有两种同工酶:COX-1 与 COX-2。COX-1 主要存在于血管、胃和肾脏等正常组织,参与并调节这些部位的正常生理生化功能,非甾体抗炎药抗血栓和容易诱发胃出血等不良反应与抑制 COX-1 有关;COX-2 则主要存在于受损组织中,即由细胞因子和炎症介质等诱导产生。故非甾体抗炎药的解热、镇痛、抗炎作用主要与抑制 COX-2 有关。

二、常用解热镇痛抗炎药

根据对 COX 的选择性不同,可将常用的解热镇痛抗炎药分为非选择性 COX 抑制药和选择性 COX-2 抑制药。

(一)非选择性 COX 抑制药

1. 水杨酸类

阿司匹林(aspirin)

阿司匹林又称乙酰水杨酸,口服在胃和小肠上部吸收,后被水解为水杨酸,分布于全身组织,也可进入关节腔、脑脊液、乳汁和胎盘。水杨酸盐是弱酸性药物,过量中毒时,可服用碳酸氢钠碱化尿液,加速其排泄。

【药理作用与临床应用】

1)解热镇痛 作用较强,常与其他解热镇痛药组成复方制剂。通过增强散热,使发热患者的体温降到正常值;对轻中度疼痛,尤其是炎性疼痛,如头痛、牙痛、神经痛、痛经、肌肉痛、关节痛等效果也较好。

2)抗炎抗风湿 作用较强,较大剂量(成人每天 3~4 g)可使急性风湿热患者于 1~2 天退热,关节肿胀缓解,红细胞沉降率(简称血沉)降低。能迅速控制风湿性关节炎及类风湿性关节炎症状,疗效确切,为首选药,还可用于急性风湿热的鉴别诊断。

3)抗血栓 小剂量(每天 75~100 mg)的阿司匹林抑制血小板膜上的 COX-1,减少血栓素 A_2(TXA_2)的合成,抑制血小板聚集。用于防治血栓性疾病,如缺血性心脏病、心肌梗死等,可降低血栓性疾病患者的病死率和再梗死率;也可用于心绞痛、血管形成术后、有脑血栓倾向的一过性脑缺血等,预防栓塞。大剂量(0.3 g)的阿司匹林则抑制血管壁中前列环素(PGI_2)的合成,PGI_2 是 TXA_2 的生理对抗物,可促进血栓形成(图 4-2)。

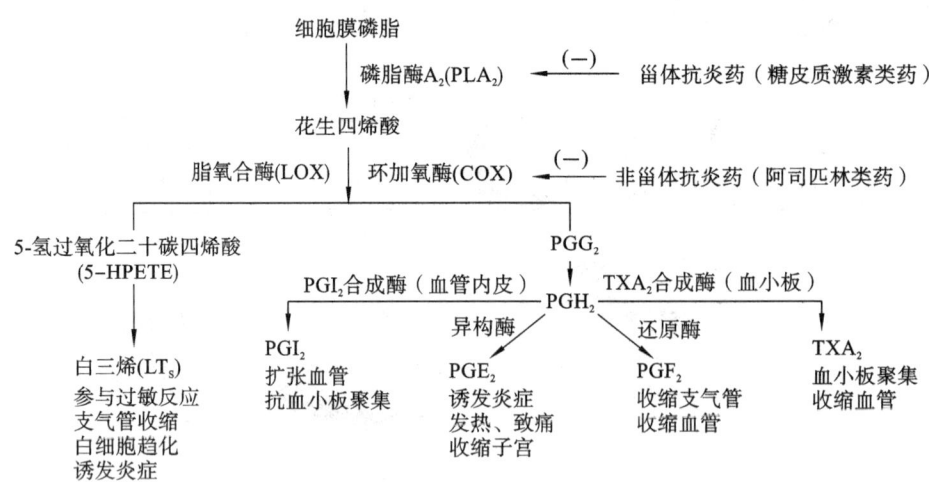

图 4-2　AA 的代谢途径、主要代谢产物的活性及药物作用环节

 **知识拓展**

阿司匹林的其他应用

（1）减轻黏膜皮肤淋巴结综合征（川崎病）。

（2）预防消化道肿瘤。

（3）防治阿尔茨海默病（老年痴呆）。

（4）抵抗癌症，能降低患上或死于胃癌、肠癌等的概率。

（5）防治艾滋病等。

考点提示　阿司匹林的不良反应与用药护理。

【不良反应与用药护理】　短期服用，不良反应少，长期大量应用则不良反应较多。

1）胃肠道反应　最常见。口服刺激胃黏膜和延髓催吐化学感受区，引起恶心、呕吐、上腹部不适等，较大剂量（抗风湿治疗）易引起胃溃疡、胃出血或诱发加重溃疡，除与药物对胃肠黏膜的直接刺激有关外，还与抑制对胃黏膜有保护作用的 PG 的合成有关。饭后给药、同服中和胃酸药或服用阿司匹林肠溶片可减轻上述反应。胃溃疡患者禁用。

2）凝血功能障碍　小剂量抑制血小板聚集；长期应用可抑制凝血酶原合成，使凝血时间延长，增加出血倾向。严重肝损伤、低凝血酶原血症、维生素 K 缺乏和血友病患者禁用，临产女性手术前 1 周应禁用。

3）水杨酸反应　阿司匹林剂量过大（每天 5 g）可出现头痛、眩晕、恶心、呕吐、耳鸣以及视力和听力减退等，严重者可致酸碱平衡紊乱、高热、精神错乱、昏迷等，上述症状称为水杨酸反应。一旦出现应立即停药，静脉滴注碳酸氢钠以碱化尿液，加速水杨酸盐排出。

4）过敏反应　偶见皮疹、荨麻疹、血管神经性水肿和过敏性休克等过敏反应。有些哮喘患者服用阿司匹林后可诱发支气管哮喘，称为阿司匹林哮喘，用肾上腺素治疗无效。哮喘、鼻息肉及慢性荨麻疹患者禁用。

5）瑞氏（Reye）综合征　病毒性感染伴有发热的儿童和青少年，服用阿司匹林有发生严重肝功能不全合并脑病的危险。虽少见，但可致死。病毒性感染的患儿应禁用，可用对乙酰氨基酚代替。

2. 苯胺类

对乙酰氨基酚（paracetamol）

【药理作用】　对乙酰氨基酚又名扑热息痛，抑制中枢 PG 合成的作用强度与阿司匹林相似，但抑制外周

PG 合成的作用很弱,因此解热作用强,镇痛作用弱,几乎无抗炎、抗风湿作用。对血小板和凝血时间无明显影响,起效慢,作用时间长。

【临床应用】 主要用于缓解轻中度疼痛,如头痛、关节痛、神经痛、肌肉痛、牙痛和痛经等,尤其适用于对阿司匹林不能耐受或过敏的患者。因不良反应少,不诱发溃疡和瑞氏综合征,常作为儿童发热的首选药。

【不良反应与用药护理】 治疗量短期应用,不良反应较少。长期大剂量服用可造成肾毒性,表现为血尿及肾炎。过量中毒可致肝坏死;对于中毒的患者及时使用甲硫氨酸或乙酰半胱氨酸可防止肝损伤。肝肾功能不全患者慎用。

3. 吡唑酮类

保泰松(phenylbutazone)

保泰松解热作用较弱,抗炎作用较强,对炎性疼痛效果较好,也有促进尿酸排泄的作用。适用于风湿性关节炎、类风湿性关节炎及痛风。不良反应有胃肠道反应、骨髓抑制、水钠潴留等,用药超过 1 周者应定期检查血常规。高血压、水肿、心力衰竭患者禁用。

4. 抗炎有机酸类

吲哚美辛(indometacin)

【药理作用】 吲哚美辛又名消炎痛,是较强的 COX 抑制药之一,其抗炎及镇痛作用强于阿司匹林,对急性风湿性关节炎及类风湿性关节炎的治疗效果与保泰松相似。

【临床应用】 主要用于急性风湿性关节炎及类风湿性关节炎;对骨关节炎、强直性脊柱炎、癌性发热及其他不易控制的发热也有效;也可用于滑囊炎、腱鞘炎及关节囊炎。由于该药不良反应多且严重,故仅用于其他药物疗效不佳的病例。

【不良反应与用药护理】

1)胃肠道反应 表现为恶心、呕吐、腹泻、食欲减退,诱发或加重溃疡,严重者可引起胃肠出血,偶见穿孔。应饭后服药,溃疡患者禁用。

2)中枢神经系统反应 部分患者可出现头痛、眩晕,偶有精神失常。用药后应注意观察,一旦发现异常应立即通知医生,并做相应处理。帕金森病、癫痫、精神病患者禁用。

3)对造血系统的影响 可致粒细胞减少、血小板减少和再生障碍性贫血等。肝肾功能不全者及孕妇禁用。

4)过敏反应 常见皮疹,严重者可致哮喘。与阿司匹林有交叉过敏反应。

布洛芬(ibuprofen)

布洛芬是苯丙酸的衍生物,口服易吸收,可缓慢进入滑膜腔;主要经肝脏代谢,代谢产物经肾排出。布洛芬解热、镇痛和抗炎作用强,广泛用于风湿性关节炎、类风湿性关节炎、骨关节炎,也可用于一般的解热镇痛。常见不良反应是胃肠道反应,较阿司匹林轻;偶见头痛、眩晕和视物模糊,一旦出现视力障碍应立即停药。

酮洛芬(ketoprofen) & 萘普生(naproxen)

两药均为布洛芬同类药,其药理作用、临床应用、不良反应均相似。萘普生 $t_{1/2}$ 较其他两药长,为 13 h,服用时首剂加倍。

双氯芬酸(diclofenac)

双氯芬酸的解热、镇痛和抗炎、抗风湿作用约为吲哚美辛的 2 倍。主要用于风湿性关节炎和类风湿性关节炎、骨关节炎、强直性脊柱炎；痛风急性发作；创伤及术后炎性疼痛和肿胀。不良反应同阿司匹林，偶见肝功能异常、白细胞减少。

吡罗昔康（piroxicam）

吡罗昔康为强效、长效抗炎镇痛药，特点如下：①用药量小，作用持续时间长，每天 20 mg，每天 1 次即可；②适用于风湿性关节炎及类风湿性关节炎、强直性脊柱炎及急性痛风等；③不良反应轻，但对胃肠道仍有刺激作用，大剂量或长期应用亦可致消化性溃疡和消化道出血，故不宜长期服用。

（二）选择性 COX-2 抑制药

由于非选择性 COX 抑制药不良反应较多，近年来选择性 COX-2 抑制药的应用逐渐受到重视。

美洛昔康（meloxicam）

美洛昔康为吡罗昔康同类药，对 COX-2 的选择性抑制作用比 COX-1 高 10 倍，属新型的选择性 COX-2 抑制药，抗炎作用强，不良反应轻，其适应证同吡罗昔康，剂量过大或长期应用也可致消化性溃疡和出血。

塞来昔布（celecoxib）

塞来昔布是第一个选择性 COX-2 抑制药，具有较强的抗炎、镇痛和解热作用。不影响 TXA_2 的合成，对血小板无影响。临床用于风湿性关节炎、类风湿性关节炎和骨关节炎。不良反应有上腹疼痛、腹泻及消化不良，少数患者可出现水肿、肾损伤等，长期应用心血管疾病发生的危险性增高。18 岁以下的患者和哺乳期女性不宜使用。

尼美舒利（nimesulide）

尼美舒利又名美舒宁，具有很强的抗炎、镇痛和解热作用，对 COX-2 有较高的选择性。抗炎作用较阿司匹林、吲哚美辛强。常用于风湿性关节炎和类风湿性关节炎、骨关节炎、术后疼痛和其他炎症性疾病。不良反应为胃肠道反应，肝肾功能障碍、凝血功能障碍、消化性溃疡者应慎用。口服制剂 12 岁以下儿童、妊娠期及哺乳期女性禁用。

三、抗痛风药

 **知识拓展**

痛　风

痛风是体内嘌呤代谢障碍，尿酸在体内堆积所引起的一种代谢性疾病，表现为高尿酸血症。尿酸盐在关节、肾脏及结缔组织中析出结晶，引起局部粒细胞浸润及炎症反应，导致痛风性关节炎和肾结石等病变。痛风急性发作时外周关节（常为拇趾关节）可出现红、肿、热和剧烈疼痛；慢性痛风以破坏性关节变化为特征。

高尿酸血症是引起痛风的主因，饮酒（尤其是啤酒）、肉类（内脏、海鲜）摄入过多以及其他不良饮食习惯易致痛风高发，需养成健康的饮食习惯。

目前临床上常用的抗痛风药主要通过抑制尿酸的生成或促进尿酸的排泄，以降低血中尿酸浓度，减轻炎症反应。

别嘌醇（allopurinol）

别嘌醇为次黄嘌呤异构体，可抑制黄嘌呤氧化酶，减少尿酸生成，进而降低血中尿酸浓度，减少尿酸盐在关节及肾脏的沉积。临床主要用于慢性痛风、痛风性肾病。不良反应有皮疹、氨基转移酶(简称转氨酶)升高、粒细胞减少等,应定期检查血常规和肝功能。

丙磺舒(probenecid)

丙磺舒又名羧苯磺胺,大部分通过肾近球小管主动分泌,因脂溶性高易被重吸收,故可抑制肾小管对尿酸的重吸收,促进尿酸排泄,是目前较安全和有效的慢性痛风治疗药。因无抗炎、镇痛作用,故对急性痛风不适用。本药在肾小管与青霉素或头孢菌素类竞争同一分泌机制,减慢后两者的排泄,可提高其血药浓度。少数患者可见胃肠道反应、皮疹、发热。开始用药时,为防止大量尿酸排出时在泌尿道形成结晶,宜碱化尿液并大量饮水以促进其排泄。

秋水仙碱(colchicine)

秋水仙碱可抑制痛风急性发作时的粒细胞浸润,对急性痛风性关节炎具有选择性抗炎、镇痛作用,用药数小时后关节红、肿、热、痛等症状即可消退,对一般性疼痛及其他类型关节炎无作用,且对血中尿酸浓度及排泄无影响。此外,秋水仙碱还能抑制细胞有丝分裂,有一定的抗肿瘤作用。不良反应多,常见恶心、呕吐、腹痛、腹泻等胃肠道症状,中毒时可有血性腹泻,对肾及骨髓也有一定损伤。慢性痛风患者禁用。

➡ 任务小结

学习内容	药物分类	常用药物	学习要点
解热镇痛抗炎药	非选择性COX抑制药	水杨酸类 阿司匹林	具有解热镇痛、抗炎抗风湿和抗血栓作用,不良反应有胃肠道反应、凝血功能障碍、过敏反应、水杨酸反应、瑞氏综合征
		苯胺类 对乙酰氨基酚	主要用于缓解轻中度疼痛,过量或长期应用可致肝损伤
		吡唑酮类 保泰松	适用于风湿性关节炎、类风湿性关节炎及痛风。不良反应有胃肠道反应、骨髓抑制、水钠潴留等
		抗炎有机酸类 吲哚美辛	目前较强的COX抑制药之一,主要用于急性风湿性关节炎及类风湿性关节炎。不良反应多且严重,故仅用于其他药物疗效不佳的病例
	选择性COX-2抑制药	美洛昔康	适用于风湿性关节炎及类风湿性关节炎、强直性脊柱炎及急性痛风等。患消化性溃疡及肝肾功能不全者禁用
		尼美舒利	用于风湿性关节炎和类风湿性关节炎、骨关节炎、术后疼痛和其他炎症性疾病
抗痛风药	抑制尿酸生成	别嘌醇	抑制黄嘌呤氧化酶,减少尿酸生成,主要用于慢性痛风、痛风性肾病
	促进尿酸排泄	丙磺舒	抑制肾小管对尿酸盐的重吸收,主要用于慢性痛风
	抑制痛风炎症	秋水仙碱	用于急性痛风性关节炎,可抑制痛风急性发作时的粒细胞浸润

【常用制剂与用法】

阿司匹林　片剂:0.05 g、0.1 g、0.3 g、0.5 g。泡腾片:0.3 g、0.5 g。肠溶片(胶囊):40 mg。解热镇痛,每次 0.3～0.6 g,每天 3 次。抗风湿,每次 0.5 g,每天 3～4 g。抑制血小板聚集,预防心肌梗死、血栓形成、动脉粥样硬化,每次 40～300 mg,每天 1 次。

对乙酰氨基酚　片剂:0.3 g、0.5 g。胶囊剂:0.3 g。每次 0.3～0.6 g,每天 0.6～1.8 g,每天不宜超过 2 g,疗程不宜超过 10 天。

吲哚美辛　肠溶片剂:25 mg。胶囊剂:25 mg。胶丸:25 mg。开始时每次 25 mg,每天 2～3 次,无副作用则可渐增至每次 100～150 mg,分 3～4 次服。

布洛芬　片剂:0.1 g、0.2 g。胶囊剂:0.1 g、0.2 g。抗风湿,每次 0.4～0.8 g,每天 3～4 次。镇痛,每次 0.2～0.4 g,每天 3～4 次,成人每天最大量不超过 2.4 g。

双氯芬酸　片剂:25 mg。每次 25～50 mg,每天 2～3 次,饭前服。

萘普生　片剂:0.1 g、0.125 g、0.25 g。每次 0.2～0.3 g,每天 2～3 次,注射剂:100 mg/2 mL、200 mg/2 mL。肌内注射,每次 100～200 mg,每天 1 次。

保泰松　片剂:0.1 g、0.2 g。开始量每天 0.3～0.6 g,分 3 次饭后服。每天不宜超过 0.8 g。注射剂:600 mg/3 mL。

吡罗昔康　片剂:10 mg、20 mg。抗风湿,每天 20 mg;抗痛风,每天 40 mg,连用 4～6 天。注射剂:10 mg/1 mL、20 mg/2 mL。肌内注射,每次 10～20 mg,每天 1 次。

美洛昔康　片剂:7.5 mg。用于类风湿性关节炎,每次 15 mg,每天 1 次;用于骨关节炎,每天 7.5 mg。

塞来昔布　胶囊剂:25 mg。用于骨关节炎,每天 200 mg。用于类风湿性关节炎,每次 100～200 mg,每天 2 次。

尼美舒利　片剂:100 mg。成人每次 100 mg,每天 2 次。

别嘌醇　片剂:0.1 g。成人:口服,开始每次 0.05 g,每天 1～2 次,逐渐增量,2～3 周增至每次 0.1 g,每天 2～3 次。最大剂量不能超过每天 0.6 g。儿童治疗继发性高尿酸血症,口服,6 岁以内每次 50 mg,每天 1～3 次;6～10 岁,每次 0.1 g,每天 1～3 次。

丙磺舒　片剂:0.25 g、0.5 g。用于慢性痛风,每次 0.25 g,每天 2～4 次,1 周后可增至每次 0.5～1 g,每天 2 次;增强青霉素类的作用,每次 0.5 g,每天 4 次。儿童:25 mg/kg,每 3～9 h 1 次。

秋水仙碱　片剂:0.5 mg、1 mg。首次剂量为 0.5～1 mg,以后每 1～2 h 用 0.5～1 mg,直至关节症状缓解或出现消化系统症状(呕吐、腹痛、腹泻)时应停药。当天全剂量不得超过 5 mg。以后每天 2～3 次,每次 0.5～1 mg,疗程 10～14 天。有肾功能不全者应减量为每次 0.5～0.6 mg,每天 1～2 次。预防痛风急性发作的剂量为口服每次 0.5～0.6 mg,每天 1～2 次。

▶ 直通护考

扫码在线答题

(周　静)

任务七 中枢兴奋药

案例引导

患者,女,12岁,5天前出现发热、头痛、呕吐、精神不振、嗜睡,诊断为流行性乙型脑炎,收入院治疗,今突然出现高热、昏迷、反复抽搐、呼吸衰竭,给予咖啡因兴奋呼吸中枢。

工作任务:

1.分析本案例的用药依据。

2.说出用药后可能出现的不良反应与用药护理。

案例解析

中枢兴奋药(central nervous system stimulants)是一类能够选择性兴奋中枢神经系统并增强其功能的药物。此类药物的用量个体差异大,应用过量易引起惊厥,应严格把控剂量。根据其作用部位与效应,可分为主要兴奋大脑皮层药、主要兴奋延髓呼吸中枢药、促大脑功能恢复药。

一、主要兴奋大脑皮层药

咖啡因(caffeine)

咖啡因是从茶叶或咖啡豆中提取的生物碱,可人工合成。难溶于水,与苯甲酸钠形成可溶性复盐(安钠咖),需注射给药。

【药理作用】

1.兴奋中枢神经系统 咖啡因对中枢神经系统的作用强度和范围与剂量有关:①小剂量(50~200 mg)可选择性兴奋大脑皮层,振奋精神,减轻疲劳感,消除睡意,提高工作效率;②较大剂量(250~500 mg)可直接兴奋延髓呼吸中枢和血管运动中枢,使呼吸加深加快,血压升高,特别是中枢处于抑制状态时作用较为明显;③中毒量(>800 mg)可兴奋脊髓,引起惊厥。

2.收缩脑血管 咖啡因对脑血管有收缩作用,可减小脑血管搏动的幅度,缓解因脑血管扩张所致的搏动性头痛。

3.其他 具有松弛胆道和支气管平滑肌、利尿及促进胃酸、胃蛋白酶分泌等作用。

【临床应用】 较大剂量用于严重传染病及中枢抑制药过量所致的呼吸抑制或呼吸衰竭。常与解热镇痛抗炎药制成复方制剂,治疗一般性头痛;与麦角胺配伍,治疗偏头痛。

【不良反应与用药护理】 不良反应较少且轻,大剂量可引起躁动、不安、失眠、心悸等;过量可致惊厥。婴幼儿神经系统发育尚不完善,更易发生惊厥,应避免使用含咖啡因的复方退热制剂。消化性溃疡患者禁用。咖啡因和安钠咖属于精神药品,需严格管理。

哌甲酯(methylphenidate)

哌甲酯又名利他林,治疗量可温和兴奋大脑皮层,振奋精神,解除轻度中枢抑制,消除疲劳;较大剂量可兴奋延髓呼吸中枢,过量可致惊厥。临床用于巴比妥类及其他中枢抑制药过量中毒、小儿遗尿症、儿童多动综合征。

治疗量不良反应少,大剂量可引起血压升高而出现眩晕、头痛等。癫痫及高血压患者禁用。哌甲酯属于一类精神药品管理范围。

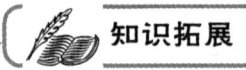

知识拓展

儿童多动综合征

儿童多动综合征又称轻微脑功能障碍综合征（MBD），是儿童时期一种较常见的行为异常性疾病。患儿智力正常或接近正常，以难以控制的动作过多，注意力不集中，情绪不稳，冲动任性，并有不同程度学习困难为临床特征。本病男孩多于女孩，好发年龄为 6～14 岁，占学龄儿童的 5%～10%。发病与遗传、环境、产伤等有一定关系。儿童多动综合征预后良好，绝大多数患儿到青春期逐渐好转而痊愈。

二、主要兴奋延髓呼吸中枢药

尼可刹米（nikethamide）

尼可刹米又名可拉明。作用温和，安全范围大，起效快，维持时间短，一次静脉注射只能维持 5～10 min。

【药理作用】 治疗量可直接兴奋延髓呼吸中枢，提高呼吸中枢对二氧化碳的敏感性；也可通过刺激颈动脉体和主动脉体化学感受器，反射性兴奋延髓呼吸中枢，使呼吸加深加快，当呼吸处于抑制状态时其作用更为明显。

【临床应用】 临床用于各种原因引起的中枢性呼吸抑制，对吗啡中毒引起的呼吸抑制及肺源性心脏病引起的呼吸衰竭疗效较好，对巴比妥类药物中毒引起的呼吸抑制效果较差。

【不良反应与用药护理】 治疗量不良反应少。大剂量可引起血压升高、心动过速、咳嗽、呕吐、出汗、肌肉震颤等。中毒时可出现惊厥。严格控制给药剂量和给药间隔时间，密切观察病情变化。

二甲弗林（dimefline）

二甲弗林又名回苏灵，可直接兴奋延髓呼吸中枢，其作用比尼可刹米强，起效快，维持时间短，能显著改善呼吸，使呼吸加深加快。临床用于治疗各种原因引起的中枢性呼吸抑制，对肺性脑病有较好的促苏醒作用。

二甲弗林安全范围小，过量易引起肌肉抽搐和惊厥，小儿尤易发生。静脉给药时需稀释后缓慢注射。孕妇禁用。

洛贝林（lobeline）

洛贝林又名山梗菜碱，通过刺激颈动脉体和主动脉体化学感受器，反射性兴奋延髓呼吸中枢，作用快、弱、短暂，仅维持数分钟。临床用于治疗新生儿窒息、小儿感染性疾病所致的呼吸衰竭和一氧化碳中毒。

洛贝林安全范围大，不易引起惊厥。大剂量可兴奋迷走神经中枢，引起心动过缓、传导阻滞；过量可兴奋交感神经节和肾上腺髓质而致心动过速，甚至惊厥。

三、促大脑功能恢复药

吡拉西坦（piracetam）

吡拉西坦又名脑复康，直接作用于大脑皮层，具有激活、保护、修复脑细胞的作用，能提高记忆力，保护缺氧脑组织。临床用于脑动脉硬化症、阿尔茨海默病、脑外伤后遗症、药物及一氧化碳中毒所致的思维障碍及儿童智力低下等。不良反应主要有口干、食欲减退、呕吐等。

胞磷胆碱（citicoline）

胞磷胆碱又名胞二磷胆碱，能促进卵磷脂的合成，增加脑组织血流量，促进脑组织功能恢复和促苏醒临床用于急性脑外伤和脑手术后的意识障碍、脑梗死所致的意识障碍等。

甲氯芬酯(meclofenoxate)

甲氯芬酯又名氯酯醒。主要兴奋大脑皮层,能促进脑细胞的氧化还原代谢,增加脑细胞对糖的利用,对中枢抑制状态的兴奋作用更为明显。临床用于颅脑外伤性昏迷、乙醇中毒和脑动脉粥样硬化引起的意识障碍、阿尔茨海默病、小儿遗尿症等。

知识拓展

中枢兴奋药助记口诀

咖啡因兴中枢,复方能治偏头痛;
哌甲酯助小儿,多动遗尿都搞定;
尼刹米解呼抑,吗啡中毒真对症;
二弗林易过量,肺性脑病促苏醒;
洛贝林新生室,碳氧中毒解救行。

四、中枢兴奋药的合理应用

1.合理选药 中枢兴奋药主要用于疾病或药物中毒引起的呼吸衰竭、呼吸抑制及中枢抑制状态。对呼吸肌麻痹引起的呼吸功能不全,中枢兴奋药往往无效,宜用新斯的明解救。对循环衰竭、心搏骤停引起的呼吸功能不全,应少用或不用中枢兴奋药,因为中枢兴奋药可提高脑细胞代谢,增加其耗氧量,在呼吸不良状态下会加重脑细胞的缺氧。咖啡因和安钠咖属于精神药品,需做好严格管理和用药宣教。

2.严格掌握剂量 多数中枢兴奋药作用时间短,安全范围小,需反复用药,易致惊厥,需严格控制给药剂量和给药间隔时间,并密切观察患者病情变化,一旦发生惊厥,立即停药并给予地西泮解救。因此,临床抢救呼吸衰竭,特别是中枢抑制药中毒患者时,多采用人工呼吸、吸氧等综合措施,中枢兴奋药仅作为辅助治疗药物。另外,药物中毒时还应同时采用有效的排毒、解毒措施。

 任务小结

学习内容	药物分类	常用药物	临床应用
中枢兴奋药	主要兴奋大脑皮层药	咖啡因	用于传染病及中枢抑制药过量所致的呼吸抑制或呼吸衰竭;与解热镇痛抗炎药配伍治疗一般性头痛;与麦角胺配伍,治疗偏头痛
		哌甲酯	用于巴比妥类及其他中枢抑制药过量中毒、儿童多动综合征、小儿遗尿症
	主要兴奋延髓呼吸中枢药	尼可刹米	用于中枢性呼吸抑制,尤其对吗啡中毒引起的呼吸抑制疗效较好
		二甲弗林	用于中枢性呼吸抑制,尤其对肺性脑病有较好的促苏醒作用
		洛贝林	用于新生儿窒息、小儿感染性疾病所致的呼吸衰竭和一氧化碳中毒
	促大脑功能恢复药	吡拉西坦	用于脑动脉硬化症、阿尔茨海默病、脑外伤后遗症、药物及一氧化碳中毒所致的思维障碍及儿童智力低下等
		胞磷胆碱	用于急性脑外伤和脑手术后的意识障碍、脑梗死所致的意识障碍等
		甲氯芬酯	用于颅脑外伤性昏迷、乙醇中毒和脑动脉粥样硬化引起的意识障碍、阿尔茨海默病、小儿遗尿症等

【常用制剂与用法】

苯甲酸钠咖啡因(安钠咖) 注射剂:0.25 g/1 mL、0.5 g/2 mL。每次 0.25～0.5 g,皮下注射或肌内注射。极量:每次 0.75 g,每天 3 g,皮下注射或肌内注射。

　　盐酸哌甲酯　片剂:10 mg。每次 10 mg,每天 2～3 次。6 岁以上小儿开始每次 5 mg,每天 5～10 mg,以后视病情每隔一周增加 5～10 mg/d,剂量不超过 60 mg/d。注射剂:20 mg/1 mL。每次 10～20 mg,每天 1～3 次,皮下注射、肌内注射或静脉注射。

　　尼可刹米　注射剂:0.25 g/1 mL、0.375 g/1.5 mL、0.5 g/2 mL。每次 0.25～0.5 g,必要时每 1～2 h 重复 1 次,或与其他中枢兴奋药交替使用,皮下注射、肌内注射或静脉注射。极量:每次 1.25 g。

　　二甲弗林　片剂:8 mg。每次 8～16 mg,每天 2～3 次。注射剂:8 mg/2 mL。每次 8 mg,肌内注射或静脉注射。用 0.9％氯化钠溶液或 5％葡萄糖溶液稀释后静脉滴注,每次 8～16 mg。重症患者可改为每次 16～32 mg。

　　盐酸洛贝林　注射剂:3 mg/1 mL、10 mg/1 mL。每次 3～10 mg,小儿每次 1～3 mg,皮下注射或肌内注射。极量:每次 20 mg,每天 50 mg。必要时可缓慢静脉滴注,每次 3 mg,小儿每次 0.3～3 mg,隔 30 min 可重复 1 次。极量:每次 6 mg,每天 20 mg,静脉注射。抢救新生儿窒息可用 3 mg 自脐静脉注射。

　　吡拉西坦　片剂:400 mg。胶囊剂:200 mg。每次 800～1600 mg,小儿减半,每天 3 次。注射剂:1 g/5 mL。每次 1 g,每天 2～3 次,肌内注射;或每次 4 g,每天 1 次,静脉注射。每次 4～8 g,每天 1 次,用 5％葡萄糖溶液或 0.9％氯化钠溶液稀释至 250 mL,静脉滴注,老年人及小儿减半。

　　胞磷胆碱　注射剂:200 mg/2 mL、250 mg/2 mL、500 mg/2 mL。每次 200～300 mg,静脉滴注;每次 250 mg,每天 1～2 次,肌内注射。

　　盐酸甲氯芬酯　胶囊剂:0.1 g。每次 0.1～0.3 g,每天 3 次,至少连服 1 周。小儿每次 0.1 g,每天 3 次。注射剂:0.1 g、0.25 g。每次 0.25 g,每天 1～3 次,临用前加适量注射用水溶解后肌内注射或溶于 5％葡萄糖溶液 250～500 mL 中静脉滴注。新生儿可注入脐静脉。小儿每次 60～100 mg,每天 2 次,静脉滴注。

→ 直通护考

扫码在线答题

→ 项目小结

内容	分类	常用药物
中枢神经系统药	镇静催眠药与抗惊厥药	地西泮、苯巴比妥、硫喷妥钠、水合氯醛、佐匹克隆、褪黑素等
	抗癫痫药	苯妥英钠、苯巴比妥、乙琥胺、卡马西平、地西泮、丙戊酸钠等
	抗精神失常药	氯丙嗪、碳酸锂、丙咪嗪等
	抗帕金森病药与抗阿尔茨海默病药	左旋多巴、卡比多巴、溴隐亭、金刚烷胺、苯海索、他克林、多奈哌齐、加兰他敏、石杉碱甲等
	镇痛药	吗啡、可待因、哌替啶、美沙酮、罗通定、曲马多、纳洛酮等
	解热镇痛抗炎药与抗痛风药	阿司匹林、对乙酰氨基酚、保泰松、吲哚美辛、布洛芬、别嘌醇、丙磺舒、秋水仙碱等
	中枢兴奋药	咖啡因、哌甲酯、尼可刹米、二甲弗林、洛贝林、吡拉西坦等

(周　静)

利尿药与脱水药

扫码看课件

学习目标

【知识目标】 掌握利尿药的分类及代表药物呋塞米、氢氯噻嗪、螺内酯的药理作用、临床应用、不良反应与用药护理;熟悉脱水药甘露醇的药理作用、临床应用、不良反应与用药护理;了解其他药物的药理作用、临床应用、不良反应与用药护理。

【能力目标】 学会观察本类药物的疗效和不良反应,能够熟练进行用药护理。

【思政目标】 具有生命至上、科学严谨的职业态度和救死扶伤的职业精神,为我国医疗保障事业培养出更多优秀人才。

项目导言

利尿药和脱水药是一类以利尿、脱水为主要作用的临床常用药物,广泛用于治疗水肿、肾衰竭等临床常见病症。通过对本类药物的系统学习,更好地理解其临床用药依据、掌握药物作用特点和适应证,从而学会观察药物疗效和不良反应,做好用药护理。

任务一 利 尿 药

案例引导

患者,女,45岁,两年前确诊为慢性充血性心力衰竭,近日突发急性肺水肿入院,医生给予静脉注射呋塞米。

工作任务:

1.呋塞米属于哪类药物? 其临床应用有哪些?

2.此类药物有哪些不良反应? 如何做好用药护理?

案例解析

利尿药是作用于肾脏,以增加水及电解质的排出,使尿量增多的药物。主要用于治疗各种原因引起的水肿,也用于治疗高血压、慢性心功能不全、肾结石、高钙血症及某些药物中毒或毒物中毒等。

一、肾脏的泌尿生理基础及利尿药的作用部位

尿液的生成过程包括肾小球滤过、肾小管和集合管的重吸收及分泌。利尿药作用于肾单位的不同部位,通过影响尿液生成过程产生利尿作用(图 5-1)。

二、常用利尿药

利尿药按其利尿效能分为三类:高效能利尿药、中效能利尿药、低效能利尿药。

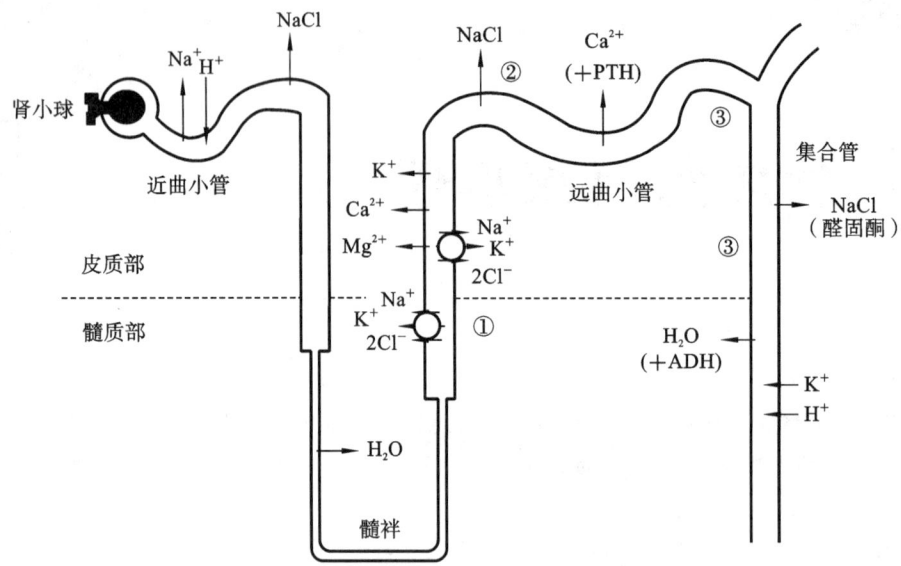

①—高效能利尿药；②—中效能利尿药；③—低效能利尿药

图 5-1　肾脏中水和电解质转运机制及利尿药作用部位示意图

注：PTH 为甲状旁腺激素；ADH 为抗利尿激素。

考点提示　利尿药的分类及代表药物。

(一)高效能利尿药

高效能利尿药又称髓袢利尿药，主要抑制髓袢升支粗段髓质部和皮质部的重吸收，使 Na^+、K^+、Cl^-、Ca^{2+}、Mg^{2+}、HCO_3^- 和 H_2O 的排出增多而发挥利尿作用，利尿效应迅速、强大而短暂。

呋塞米(furosemide)

呋塞米又名速尿、呋喃苯胺酸，是排钾利尿药，口服 20～30 min 起效，血药浓度 1～2 h 达高峰，维持 6～8 h；静脉注射 5 min 生效，1 h 达高峰，维持 4～6 h。血浆蛋白结合率约为 95%，经肾小球滤过，大部分以原形通过近曲小管有机酸转运机制分泌而从尿中排出。

【药理作用】

1.利尿作用　抑制髓袢升支粗段的髓质部和皮质部 Na^+- K^+-$2Cl^-$ 共同转运系统，减少对 NaCl 的重吸收，降低肾脏对尿液的稀释和浓缩功能，排出大量近于等渗的尿液而发挥利尿作用。

2.扩张血管　静脉注射呋塞米可扩张小静脉，使回心血量减少，扩张小动脉，降低外周阻力，减轻心脏负荷，降低左心室充盈压，减轻肺水肿；还能扩张肾血管，增加肾血流量。

【临床应用】

1.治疗各类严重水肿　用于心、肝、肾等病变引起的水肿，尤其是急性肺水肿和脑水肿。静脉注射呋塞米是治疗急性肺水肿的首选药。

　**知识拓展**

水　肿

水肿是指组织间隙过量的体液潴留引起的组织肿胀，按照范围可分为全身水肿、局部水肿和积水。全身水肿包括心源性水肿、肾源性水肿、肝源性水肿和营养不良性水肿等；局部水肿包括炎症性水肿、静脉性水肿和淋巴水肿；积水是发生在体腔内的水肿，常见的有胸腔积液和腹腔积液等。

2.预防急性肾衰竭　早期使用呋塞米对急性肾衰竭有良好的预防作用。

3.加速毒物排出 应用本类药物配合输液,其强大的利尿作用可加速毒物的排出,尤其是某些以原形经肾脏排出的药物的中毒,如水杨酸类、长效巴比妥类等。

4.其他 可用于高血压危象、心功能不全、高钾血症、高钙血症等。

【不良反应与用药护理】

(1)水、电解质紊乱:由过度利尿引起,表现为低血容量、低血钾、低血钠、低血氯、低血镁等,其中以低血钾最常见。

(2)耳毒性:大剂量或静脉给药速度过快,可引起耳鸣、听力减退、暂时性甚至永久性耳聋,呈剂量依赖性。肾功能不全或同时使用其他耳毒性药物,如氨基糖苷类抗生素时较易发生。

(3)胃肠道反应:表现为恶心、呕吐、上腹部不适,大剂量时可出现胃肠出血。

(4)低血钾:表现为恶心、呕吐、腹胀、肌无力及心律失常等,严重时可引起心肌、骨骼肌及肾小管的器质性损害和肝性脑病,故应及时补充钾盐或与保钾利尿药合用。

(5)其他:可发生过敏反应,表现为皮疹、剥脱性皮炎等,与磺胺类药物之间有交叉过敏反应。少数患者可引起白细胞减少、血小板减少等,还可引起高尿酸血症、高血糖、高血脂、急性胰腺炎等。

(6)注意当低血钾与低血镁同时存在时,如不纠正低血镁,即使补钾也不易纠正低血钾,原因是 Na^+-K^+-ATP 酶的激活需要 Mg^{2+}。

布美他尼(bumetanide)

本品与呋塞米均为磺胺类利尿药,具有高效、速效、短效和低毒的特点。利尿强度是呋塞米的 40～60 倍。用于各种顽固性水肿及急性肺水肿等。对急、慢性肾衰竭效果更佳。不良反应与呋塞米相似但程度较轻。

依他尼酸(etacrynic acid)

本品虽然化学结构与呋塞米不同,但利尿作用与呋塞米相似。由于其水、电解质紊乱及耳毒性等不良反应较重,最易引起暂时性或永久性耳聋,现临床已较少使用,但磺胺类利尿药过敏者,可选用本药。

(二)中效能利尿药

中效能利尿药主要通过抑制远曲小管对 NaCl 的重吸收,产生中等强度、温和持久的利尿作用。噻嗪类是临床上广泛应用的一类口服利尿药和降压药。常用药物有氢氯噻嗪(hydrochlorothiazide)、环戊噻嗪(cyclopenthiazide)、苄氟噻嗪(bendroflumethiazide)等,其中以氢氯噻嗪最为常用。氯噻酮(chlortalidone)虽然不属于噻嗪类,但与噻嗪类作用相同,因其吸收和排泄缓慢,效应维持时间较噻嗪类长。

氢氯噻嗪(hydrochlorothiazide)

氢氯噻嗪又名双氢克尿噻,简称双克,为排钾利尿药,口服吸收良好,在体内不被代谢,主要以有机酸的形式通过肾小球滤过及近曲小管分泌而排泄,因而与尿酸排泄产生竞争性抑制作用。可通过胎盘进入乳汁。

【药理作用】

1.利尿作用 通过抑制远曲小管近端 Na^+-Cl^- 共同转运系统,抑制 NaCl 的重吸收,产生温和持久、中等强度的利尿作用。

2.抗利尿作用 能明显减少尿崩症患者的尿量,有时可达 50%,还可减轻患者的口渴感,作用机制尚不明确。

3.降压作用 通过排 Na^+ 利尿,减少血容量而产生温和持久的降压作用。

【临床应用】

1.水肿 可用于各种原因引起的水肿。对轻中度心源性水肿疗效好;对肾性水肿的疗效与肾损伤程度有关,受损轻者疗效较好;应用于肝性水肿患者时要注意防止低血钾诱发的肝性脑病。

2.高血压 可用于各期高血压,常与其他降压药合用,是治疗高血压的基础降压药。

3.尿崩症 主要用于肾性尿崩症及应用血管升压素无效的垂体性尿崩症,可减少尿量,改善口渴症状。

4.其他 可预防高钙盐而形成的肾结石。

【不良反应与用药护理】

(1)水、电解质紊乱:久用易引起低血钾、低血镁、低血氯等,其中以低血钾最常见。

(2)高尿酸血症:痛风者慎用或与促尿酸排泄的氨苯蝶啶合用。

(3)代谢变化:可致高血糖、高血脂。长期用药还可使低密度脂蛋白和胆固醇增高。高脂血症、糖尿病患者慎用。

(4)过敏反应:如发热、皮疹、皮炎等,严重者可出现溶血性贫血、血小板减少、坏死性胰腺炎等,与磺胺类药有交叉过敏反应,对噻嗪类及磺胺类药过敏者禁用。

(5)严重肝肾功能不全、高钙血症、胰腺炎等患者,以及孕妇及哺乳期妇女慎用。

(6)为避免发生低钾血症,给药应从小剂量开始,间歇用药,同时多食含钾丰富的食物,必要时合用保钾利尿药。

(7)与强心苷类药物合用时要特别警惕低血钾的发生,以免增加强心苷的毒性。

(三)低效能利尿药

螺内酯(spironolactone)

螺内酯又称安体舒通,为保钾利尿药,口服易吸收,1日起效,2～3日达高峰,停药后可维持2～3日。血浆蛋白结合率为90%以上,主要经肝脏代谢,肾脏排泄,部分经胆汁排泄。

【药理作用】 螺内酯化学结构与醛固酮相似,在远曲小管和集合管与醛固酮竞争受体,阻止醛固酮-受体复合物的形成,从而干扰醛固酮的作用,减少Na^+的重吸收和K^+的分泌,产生排钠保钾的利尿作用,起效缓慢、作用时间长,其利尿作用与体内醛固酮的浓度相关。

【临床应用】 较少单用,常与其他利尿药合用以增强利尿效果。

1.治疗与醛固酮升高有关的顽固性水肿 对肝硬化及肾病综合征水肿者较为有效。

2.用于充血性心力衰竭 醛固酮在心力衰竭发生、发展中起重要作用,使用螺内酯不仅可通过排Na^+利尿,消除水肿,还可抑制醛固酮所造成的心肌重构。

3.高血压 可作为原发性或继发性高血压的辅助用药。

【不良反应与用药护理】 不良反应较轻,偶见头痛、困倦、精神错乱等,久用可引起高血钾,以肾功能不全时较易发生,故肝肾功能不全及高钾血症患者禁用,久用可有性激素样作用,如男性乳房增大、性功能障碍,女性多毛、月经紊乱等,停药后可消失。

氨苯蝶啶(triamterene)& 阿米洛利(amiloride)

【药理作用】 作用于远曲小管及集合管,阻滞Na^+通道而减少Na^+的重吸收,发挥较弱的利尿作用。因为Na^+的重吸收减少,管腔中的负电位变小,从而使K^+向管腔分泌的驱动力减小,K^+的排泄减少,产生排钠保钾的利尿作用。作用较弱但较迅速。阿米洛利的排钠保钾作用是氨苯蝶啶的5倍。利尿作用可持续22～24 h。

【临床应用】 常与排钾利尿药合用,治疗各种水肿,如心力衰竭、肝硬化及慢性肾炎引起的水肿或腹腔积液。

【不良反应与用药护理】

(1)高钾血症:长期大量服用可引起高钾血症,故肾功能不全、高钾血症患者禁用,避免与其他保钾利尿药合用。

(2)消化系统症状:常见恶心、呕吐、胃痉挛、腹泻等,宜进食时或餐后服药。

(3)氨苯蝶啶抑制二氢叶酸还原酶,可引起叶酸缺乏,肝硬化患者服用此药易发生巨幼红细胞性贫血。

(4)高血压、心力衰竭、糖尿病,严重肝肾功能不全,痛风、低钠血症患者及孕妇慎用。

(5)用药期间,尿液呈淡蓝色荧光尿,应提前告知患者。

(王锦迪)

任务二 脱 水 药

脱水药又称渗透性利尿药,常用药物包括甘露醇、山梨醇、高渗葡萄糖等,静脉给药后,可提高血浆渗透压及肾小管腔液的渗透压,产生组织脱水及利尿作用。其特点如下:①不易从血管透入组织液中;②易经肾小球滤过;③不易被肾小管重吸收;④在体内不被代谢。

甘露醇(mannitol)

分子量大,口服不吸收,临床主要用 20％的高渗溶液静脉注射或静脉滴注。

【药理作用】

1. 脱水作用 20％的高渗溶液静脉给药后,可迅速提高血浆渗透压,使组织间液水分向血浆转移而产生脱水作用;口服用药则造成渗透性腹泻,可用于胃肠道毒物的清除。

2. 利尿作用 通过稀释血液而增加循环血容量及提高肾小球滤过率;间接抑制 Na^+-K^+-$2Cl^-$ 共同转运系统,减少髓袢升支对 NaCl 的重吸收;扩张肾血管,增加肾血流量,降低髓质高渗区的渗透压等机制而利尿。

【临床应用】

1. 脑水肿 快速滴注甘露醇高渗溶液使脑组织脱水,是治疗脑水肿、降低颅内压的首选方法。

2. 青光眼 可用于青光眼的治疗及术前准备。

3. 预防急性肾衰竭 脱水作用可减轻肾间质水肿,利尿作用可维持足够的尿量,通过稀释肾小管内有害物质,保护肾小管,还可扩张肾血管,增加肾血流量,改善肾缺氧。如急性肾衰竭已经形成,则应停止使用甘露醇,否则易发生心力衰竭和急性肺水肿。

4. 其他 可用于术前肠道准备及促进胃肠道毒物的排出,还可用于大面积烧伤引起的水肿。

【不良反应与用药护理】 常见水、电解质紊乱,偶见过敏反应,注射过快时可引起头痛、恶心、呕吐、眩晕、视物模糊、寒战等,慢性心功能不全、肾衰竭、肺水肿、活动性颅内出血者及孕妇禁用。

(1)注意不能与其他药物混合静脉滴注,严禁肌内或皮下注射,静脉滴注时注意观察注射部位,以免药物外渗引起水肿或血栓性静脉炎,如漏出血管外,可用 0.5％普鲁卡因局部封闭,并热敷处理。

(2)用药过程中,应密切观察出入量,每小时测尿量,并做好记录。注意观察血压、呼吸及脉搏情况,预防因循环血量增加而发生急性肺水肿。

(3)密切观察水、电解质紊乱的症状和体征,并监测血清电解质。

(4)本品在低温时易析出结晶,可用热水加温并振摇,待结晶溶解后使用。

(5)用于治疗水杨酸盐和巴比妥类药物中毒时,应合用碳酸氢钠,以碱化尿液。

山梨醇(sorbitol)

山梨醇是甘露醇的同分异构体,常用 25％的高渗溶液,其药理作用、临床应用与甘露醇相似。由于山梨醇进入体内部分被转化为果糖而失去高渗作用,因此本药作用较弱,但因其溶解度大,不良反应轻,常作为甘露醇的代用品。

葡萄糖(glucose)

50％的高渗葡萄糖有脱水及渗透性利尿作用,因易被代谢,并能部分从血管弥散到组织中,作用弱而不持久,常与甘露醇合用以治疗脑水肿和急性肺水肿。

【常用制剂与用法】

呋塞米　片剂:20 mg。口服,每次 20 mg,每日 2 次。为避免发生水、电解质紊乱,应从小剂量开始,间歇给药,即服药 1～3 日,停药 2～4 日。注射剂:20 mg/2 mL。肌内注射或稀释后缓慢静脉滴注,每次 20 mg,每日或隔日 1 次。

布美他尼　片剂:1 mg、5 mg。口服,每次 0.5～2 mg,每日 1～3 次,极量为每日 10 mg。注射剂:0.5 mg/2 mL。肌内注射或静脉注射,每次 0.5～1 mg。

依他尼酸　片剂:25 mg。口服,每次 25 mg,每日 1～3 次。可增加剂量至有效为止,每日剂量不超过 100 mg。注射剂:25 mg/2 mL。静脉滴注,每次 25～50 mg,溶于 25% 葡萄糖或氯化钠注射液(1 mg/mL)中缓慢滴注,注射部位需经常更换,以免发生局部血栓性静脉炎。

氢氯噻嗪　片剂:10 mg、25 mg、50 mg。口服,每次 25～100 mg,每日 1～3 次。

螺内酯　片剂:20 mg。口服,每次 20 mg,每日 3～4 次。

氨苯蝶啶　片剂:50 mg。口服,每次 25～50 mg,每日 2 次,饭后服,每日不宜超过 300 mg。

阿米洛利　片剂:2.5 mg、5 mg。口服,每次 2.5～5 mg,每日 2 次,极量为每日 20 mg。

甘露醇　注射液:20 g/100 mL、50 g/250 mL。静脉滴注,1～2 g/kg,必要时 4～6 h 重复使用 1 次。

山梨醇　注射液:25% 溶液每支 250 mL、25% 溶液每支 100 mL。静脉注射:成人每次 25% 溶液 250～500 mL。消除脑水肿,每隔 6～12 h 重复滴注 1 次。

葡萄糖　注射液:50% 溶液每支 20 mL。静脉注射,每次 40～60 mL。

→ 直通护考

扫码在线答题

→ 项目小结

学习内容	分类	代表药物	临床应用	不良反应与用药护理
利尿药	高效能利尿药	呋塞米（排钾利尿药）	用于严重水肿,预防急性肾衰竭,加速毒物排出等	低血钾、耳毒性、胃肠道反应、过敏反应等。避免与耳毒性药物合用
	中效能利尿药	氢氯噻嗪（排钾利尿药）	用于轻中度水肿、高血压、尿崩症,预防肾结石	低血钾、高尿酸、高血糖、高血脂、过敏反应等。见尿补钾、监测血糖和尿酸等
	低效能利尿药	螺内酯（保钾利尿药）	用于醛固酮升高性水肿,与高效能、中效能利尿药合用于治疗心力衰竭,还可用于治疗高血压	高血钾,久用可有激素样作用,肝肾功能不全及高钾血症患者禁用
脱水药	甘露醇	20% 甘露醇	脱水作用、利尿作用	水、电解质紊乱及过敏反应等。密切观察出入量,水、电解质紊乱的症状和体征等,严格控制给药速度
	山梨醇	25% 山梨醇		
	葡萄糖	50% 葡萄糖		

（王锦迪）

心血管系统药

学习目标

【知识目标】 掌握一线抗高血压药、抗心律失常药、抗心绞痛药的分类及代表药物、作用特点、临床应用、不良反应与用药护理;掌握强心苷、硝酸甘油的药理作用、临床应用、不良反应与用药护理;熟悉其他药物的作用特点、临床应用与用药护理;了解常用调血脂药的药理作用、临床应用、不良反应与用药护理。

【能力目标】 学会观察心血管系统药的疗效和不良反应并有对症处理的能力,能够熟练进行用药护理。

【思政目标】 具备与患者及其家属沟通、关心关爱患者的人文素养;具备团结协作、敬业奉献的职业素养。

项目导言

心血管系统疾病是指由高脂血症、血液黏稠、动脉粥样硬化、高血压等所导致的心脏、大脑及全身组织缺血性或出血性疾病,是严重威胁人类,特别是中老年人健康的常见病,具有高患病率、高致残率和高病死率的特点。本项目将重点阐释常见心血管系统疾病如高血压、心律失常、心力衰竭、心绞痛和高脂血症的药物治疗,有助于指导护士在未来的临床工作中,为患者提供用药指导,做好药物不良反应的预判和防治,提高用药护理能力。

任务一 抗高血压药

案例引导

患者,男,50岁,吸烟史20年,饮酒史15年,有高盐饮食习惯,2年前患高血压,平时未感不适,近1个月来,偶尔出现头晕、头痛、失眠、眼花、耳鸣,在情绪激动或劳累后更明显,休息后可缓解。医院检查:血压156/98 mmHg,诊断为原发性高血压1级。医生给予口服药物治疗:卡托普利片,口服,12.5 mg,每日2次。并嘱患者定期监测血压,改善饮食和生活习惯,适当锻炼身体。

案例解析

工作任务:

1. 该案例的用药依据是什么?患者用药后可能会出现哪些不良反应?如何做好用药护理?

2. 作为该患者的责任护士,你该如何对该患者进行高血压的健康宣教?

高血压是心血管系统常见的症状和疾病,是一种以体循环动脉压升高为主的综合征。世界卫生组织

(WHO)建议,成人静息时收缩压≥140 mmHg 和(或)舒张压≥90 mmHg 即可诊断为高血压。绝大部分高血压病因不明,称为原发性高血压或高血压病;约 10% 的高血压继发于某些疾病(如嗜铬细胞瘤、肾动脉狭窄等),称为继发性高血压。高血压易诱发多种并发症,如脑血管意外(脑出血及脑卒中)、肾衰竭、心力衰竭、冠心病等,这些并发症如不及时缓解,可致残或致死。

临床上根据血压升高的水平,将高血压分为 1 级、2 级和 3 级。级别越高,其危害程度越严重。动脉血压的高低主要取决于心输出量和外周阻力这两大因素。抗高血压药又称降压药,可直接或间接影响这两大因素而呈现降压作用。

 知识拓展

全国高血压日

高血压早期没有明显症状,但在持续进展的过程中,可伴有心、脑和肾等器官损害,对健康造成危害,被称为"无形杀手"。为提高广大群众对高血压危害的认识,动员全社会参与高血压预防和控制工作,普及高血压防治知识,自 1998 年起,每年的 10 月 8 日被定为"全国高血压日",其防治目标是提高高血压知晓率、服药率和控制率。

一、抗高血压药的分类

抗高血压药根据其作用部位和作用机制,可分为以下几类(表 6-1)。

表 6-1 抗高血压药分类及常用药物

抗高血压药分类	常用药物
利尿药	氢氯噻嗪、吲达帕胺等
钙拮抗药	硝苯地平、尼群地平、氨氯地平等
肾素-血管紧张素系统抑制药	(1)血管紧张素转化酶抑制药(ACEI):卡托普利、依那普利等 (2)血管紧张素Ⅱ受体阻滞药(临床常用的为 AT$_1$ 受体阻滞药):氯沙坦、缬沙坦等 (3)肾素抑制药:雷米克林等
交感神经抑制药	(1)中枢性降压药:可乐定等 (2)去甲肾上腺素能神经末梢阻滞药:利血平、胍乙啶等 (3)肾上腺素受体阻滞药: ①α$_1$ 受体阻滞药:哌唑嗪、特拉唑嗪等 ②β 受体阻滞药:普萘洛尔、美托洛尔、阿替洛尔等
血管扩张药	硝普钠等

目前临床常用的一线抗高血压药有利尿药、血管紧张素转化酶抑制药、血管紧张素Ⅱ受体阻滞药、钙拮抗药、β受体阻滞药。

考点提示 一线抗高血压药的分类、代表药物、作用特点及用药护理。

二、常用抗高血压药

(一)利尿药

利尿药是目前临床上常用复方降压制剂中不可缺少的成分。其中噻嗪类最常用,如氢氯噻嗪、吲达帕胺,本类药物降压作用温和,能增强其他抗高血压药的作用,无耐受性。

氢氯噻嗪(hydrochlorothiazide)

【药理作用】 氢氯噻嗪降压作用缓慢、温和、持久,一般用药 2~4 周达最大疗效。

用药初期通过排钠利尿,使细胞外液和血容量减少,导致心输出量降低而血压下降;用药 3 周后,血容量和心输出量可逐渐恢复至用药前水平而降压作用仍能维持。长期用药降压机制:血管平滑肌细胞内的 Na^+ 浓度降低,经 Na^+-Ca^{2+} 交换机制,使细胞内 Ca^{2+} 减少,从而使血管平滑肌对缩血管物质的反应性降低,导致外周血管扩张而持续平稳降压。

【临床应用】 单独应用可治疗轻度高血压,作为基础抗高血压药常与其他抗高血压药合用治疗中重度高血压,对老年患者或并发慢性心功能不全的患者降压效果较好。临床研究证明,小剂量用药,可减少不良反应,降压作用温和而持久,长期用药能较好地控制血压,并可降低心脑血管并发症的发生率和病死率。

【不良反应与用药护理】 长期大剂量应用可致低血钾并引起血脂、血糖及尿酸升高,用药时注意补钾或与保钾利尿药合用并定期监测血糖、血脂、电解质等,高血压伴有糖尿病、痛风和高脂血症者不宜使用。

吲达帕胺(indapamide)

吲达帕胺为非噻嗪类氯磺酰胺衍生物,利尿作用弱,可抑制血管平滑肌 Ca^{2+} 内流,扩张阻力血管,产生良好的降压和抗心肌肥厚作用。不良反应少,不引起血脂改变,但长期应用可出现低血钾。可单独用于轻、中度高血压,适用于伴水肿、高脂血症者。

(二)钙拮抗药

钙拮抗药通过阻滞 Ca^{2+} 通道,抑制 Ca^{2+} 内流使血管平滑肌松弛而降压。常用药物有硝苯地平、尼群地平、氨氯地平等。

硝苯地平(nifedipine)

硝苯地平又名心痛定。口服易吸收,$1\sim2$ h 作用达高峰,舌下含化 5 min 后显效。主要在肝代谢,少量以原形经肾排泄。

【药理作用】 属于短效的钙拮抗药,对血管有较高选择性,能迅速扩张外周小动脉,降低外周阻力,小剂量能产生快而强的降压作用并能反射性引起心率加快、心输出量增加、血浆肾素活性增高,加用 β 受体阻滞药可对抗以上反应,并能增强其降压效果。

【临床应用】 可用于治疗各型高血压,尤其适用于合并心绞痛、肾脏疾病、糖尿病、支气管哮喘、高脂血症等患者。目前临床多推荐用其缓控释制剂,能有效避免短效制剂维持时间短引起的血压波动。可单独使用,也可与利尿药、β 受体阻滞药、血管紧张素转化酶抑制药合用。

【不良反应与用药护理】 常见不良反应为头痛、颜面潮红、心悸、头晕、踝部水肿等,停药后可自行消失。因其降压作用强且迅速,宜从小剂量开始逐渐增加剂量,以防止血压骤降,偶可出现直立性低血压,应注意防护。低血压患者慎用,孕妇、哺乳期妇女禁用。

尼群地平(nitrendipine)

尼群地平为第二代钙拮抗药,其药理作用和临床应用与硝苯地平相似,但有明显扩张冠状动脉作用,降压作用温和而持久,可用于各型高血压。不良反应与硝苯地平相似,肝功能不全者慎用或减量。

氨氯地平(amlodipine)

氨氯地平为第三代钙拮抗药,其药理作用与硝苯地平相似,但降压作用平缓,作用持续时间较硝苯地平显著延长,每日给药 1 次即可,不良反应发生率较硝苯地平低。

(三)肾素-血管紧张素系统抑制药

肾素-血管紧张素系统在血压调节及高血压发病机制方面都有重要的影响。肾素由肾合成和释放,能促进血管紧张素原转化为血管紧张素Ⅰ,血管紧张素Ⅰ在血管紧张素转化酶(ACE)的作用下转化为血管紧张素Ⅱ,血管紧张素Ⅱ激动血管紧张素Ⅱ受体从而使血管收缩和醛固酮增多,血容量增加,血压升高。肾素-血管紧张素系统抑制药包括血管紧张素转化酶抑制药(ACEI)、血管紧张素Ⅱ受体阻滞药(ARB)。

1. 血管紧张素转化酶抑制药(ACEI)

卡托普利(captopril)

【药理作用】　卡托普利又名巯甲丙脯酸、开博通,是第一代 ACEI,作用强,起效快。ACEI 作用机制如图 6-1 所示。

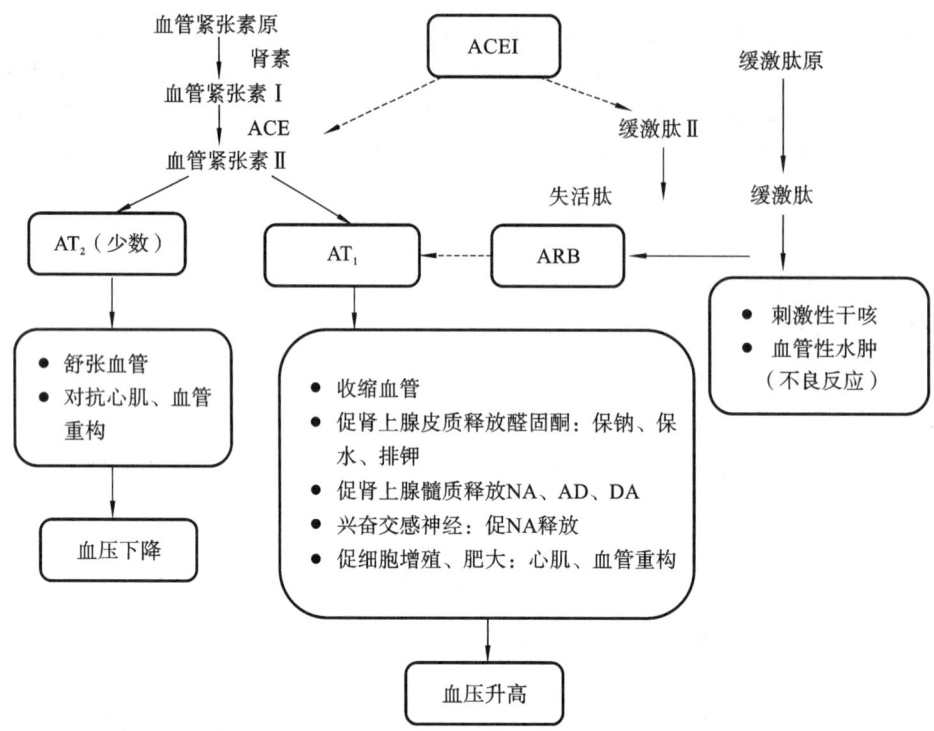

图 6-1　ACEI 作用机制示意图

注:NA,去甲肾上腺素;AD,肾上腺素;DA,多巴胺;AT_1,血管紧张素Ⅱ1型受体;AT_2,血管紧张素Ⅱ2型受体。

本类药物与其他抗高血压药相比,具有以下特点:①降压时不伴反射性心率加快;②降低肾血管阻力,增加肾血流量;③可预防和逆转心肌和血管重构;④能增强胰岛素敏感性,改善胰岛素抵抗,不引起电解质紊乱和脂质代谢改变;⑤不引起直立性低血压;⑥减少醛固酮释放,减轻水钠潴留。

【临床应用】　适用于各型高血压的治疗,尤其适用于伴有糖尿病、左心室肥厚、心力衰竭及急性心肌梗死等疾病的高血压患者。

【不良反应与用药护理】

(1)干咳:刺激性干咳可能与缓激肽增多有关,停药后可消失,应提前告知患者。

(2)首剂效应:首剂可出现低血压、头晕等,故应从小剂量开始逐渐加量。

(3)高血钾:因 ACEI 可减少血管紧张素Ⅱ的生成,使醛固酮分泌减少,血钾升高,肾功能不全、糖尿病患者及联用螺内酯、氨苯蝶啶等保钾利尿药者,应注意观察和定期检查电解质。

(4)其他:胃肠内容物的存在可影响药物吸收,所以本药宜在餐前 1 h 口服。本药久用可导致血锌降低而引起皮疹、味觉障碍、脱发等,长期用药者应补锌。偶见血管神经性水肿、中性粒细胞减少和蛋白尿。双肾动脉狭窄、严重肾功能不全者及孕妇禁用,高血钾者、哺乳期妇女慎用。

2. 血管紧张素Ⅱ受体阻滞药(ARB)　血管紧张素Ⅱ受体阻滞药(AT_1受体阻滞药)通过阻滞 AT_1 受体,拮抗血管紧张素Ⅱ受体,而产生扩张血管、减少血容量、降低血压的作用,还能逆转心脏和血管重构,促进尿酸排泄并对肾脏具有保护作用。咳嗽、血管神经性水肿等不良反应明显少于 ACEI,其常用药为氯沙坦。

氯沙坦(losartan)

【药理作用】　氯沙坦为强效高选择性 AT_1 受体阻滞药,竞争性阻滞血管紧张素Ⅱ与 AT_1 受体结合,扩张血管,降低血压,减轻心脏负荷,并可预防或逆转高血压所致的心血管重构,改善心功能。此外,氯沙坦尚可增加肾血流量和增高肾小球滤过率,促进尿酸排泄,具有保护肾脏的作用。

【临床应用】 氯沙坦口服易吸收,能有效控制和降低血压,每日服用1次,降压作用维持24 h,主要用于不能耐受 ACEI 所致干咳的各型原发性高血压及高血压合并肾病、糖尿病肾病的患者,也可用于治疗慢性心功能不全。

【不良反应与用药护理】 不良反应与 ACEI 相似但轻微,少数患者有头晕、头痛、胃肠不适等,剂量过大也可引起低血压、高血钾,故用药期间应慎用保钾利尿药及补钾药。氯沙坦不影响缓激肽系统,故无 ACEI 的血管神经性水肿、刺激性干咳等不良反应,禁用于孕妇及哺乳期妇女。

同类药物还有缬沙坦(valsartan)、厄贝沙坦(irbesartan)等。

3. 肾素抑制药 肾素抑制药通过抑制肾素的活性,可使体内血管紧张素Ⅰ、血管紧张素Ⅱ及醛固酮含量下降,从而引起血管舒张,水、钠排出量增加,血压下降。目前研究较多的药物有雷米克林(remikiren)和依那克林(enalkiren),口服有效,对肾脏的保护作用强于 ACEI 和 ARB,预期毒副作用较小。

(四)交感神经抑制药

1. 中枢性降压药

可乐定(clonidine)

可乐定主要通过激动中枢突触后膜 α_2 受体和延髓腹外侧区的咪唑啉受体,降低外周交感神经张力,使血压下降,适用于中度高血压,因能抑制胃肠道运动和腺体分泌,故对伴有消化性溃疡的高血压者尤为适用。

不良反应有口干、便秘、嗜睡、乏力等,久用可致水钠潴留,必要时加用利尿药,长期应用后骤然停药可出现血压升高、失眠、心悸等反跳现象,故停药时应逐渐减量。

2. 去甲肾上腺素能神经末梢阻滞药 去甲肾上腺素能神经末梢阻滞药主要通过影响儿茶酚胺的储存及释放产生降压作用,常用药物有利血平(reserpine)、胍乙啶(guanethidine)等。利血平因不良反应较多,目前已不单独使用,常制成复方制剂。胍乙啶主要用于重症高血压。

3. 肾上腺素受体阻滞药

(1) α_1 受体阻滞药

哌唑嗪(prazosin)

【药理作用】 哌唑嗪能选择性阻滞血管壁上的 α_1 受体,扩张小动脉和小静脉而呈现降压作用,因不影响 α_2 受体,降压时不会引起心率加快,不增高血浆肾素活性,长期应用尚有调节血脂作用,可降低血浆甘油三酯、总胆固醇、低密度脂蛋白,升高高密度脂蛋白。

【临床应用】 主要用于治疗轻中度高血压及伴有肾功能不全者,因能松弛尿道括约肌,也适用于高血压合并前列腺肥大的老年患者,能减轻排尿困难症状。对重度高血压患者,可合用利尿药以增加疗效。

【不良反应与用药护理】

①首剂效应:部分患者首次用药后可出现严重的直立性低血压、心悸、晕厥等反应,多发生在用药后1 h内。若首剂减少并取卧位或睡前服用可避免。

②偶有口干、眩晕、鼻塞等不良反应。

本类药物尚有特拉唑嗪(terazosin)、多沙唑嗪(doxazosin)等。

(2) β 受体阻滞药:有良好的降压作用,常用于治疗高血压的有普萘洛尔、阿替洛尔、美托洛尔、卡维地洛、拉贝洛尔等。

普萘洛尔(propranolol)

【药理作用】 普萘洛尔为非选择性 β 受体阻滞药,其降压作用机制如下:①阻滞心脏 β_1 受体,抑制心肌收缩力,降低心输出量;②阻滞肾小球旁器细胞 β_1 受体,减少肾素分泌,抑制肾素-血管紧张素-醛固酮系统(RAAS)活性而使血管张力降低,血容量减少;③阻滞交感神经末梢突触前膜的 β_2 受体,抑制正反馈作用,使去甲肾上腺素分泌减少;④阻滞中枢 β 受体,使外周交感神经活性降低。

【临床应用】 可用于各型高血压治疗,单用可用于治疗轻中度高血压,也可与其他抗高血压药如利尿药、ACEI、钙拮抗药等合用。对高肾素活性、高心输出量的高血压患者更为适宜,对高血压合并心绞痛、心动过速患者疗效好。因个体对本药耐受差异性大,用药时应从小剂量开始,逐渐增量。

阿替洛尔(atenolol)

阿替洛尔降压机制与普萘洛尔相同,但对心脏 β_1 受体有较大的选择性,而对血管和支气管的 β_2 受体影响较小,但较大剂量时也有作用。口服用于治疗各型高血压,降压持续时间较长,每日服用 1 次。

美托洛尔(metoprolol)

美托洛尔为选择性 β_1 受体阻滞药,服药后 $1\sim2$ h 作用达高峰,控释剂一次给药后降压作用可维持 24 h,每日给药 1 次。本药不良反应较少。

(五)血管扩张药

硝普钠(sodium nitroprusside)

【药理作用】 硝普钠降压作用具有强效、速效和短效的特点。口服不吸收,静脉给药,可直接扩张小动脉及小静脉,降低外周阻力和心脏负荷,迅速降低收缩压和舒张压,改善心脏功能。

【临床应用】 主要用于高血压急症的治疗,适用于伴有心力衰竭的高血压患者,也可用于急、慢性心功能不全者。

【不良反应与用药护理】 静脉给药速度过快,血压过度下降,易引起呕吐、头痛、心悸、出汗等症状,长期大量用药可致硫氰化物蓄积中毒,引起急性短暂性精神障碍和甲状腺功能减退。肝肾功能不全及甲状腺功能减退者慎用。本药对光敏感,应现用现配,静脉滴注时应避光。

三、抗高血压药的应用原则

高血压的治疗目的是最大限度降低心脑血管疾病的发生率和死亡率,延长患者生命,提高患者生活质量,因而,在降压同时应最大限度消除各种诱因,如吸烟、高胆固醇血症及糖尿病等。

1.平稳控制血压 为有效防止靶器官损害,要求 24 h 内平稳降压,防止由夜间血压较低到清晨血压突然升高导致猝死、脑卒中和心脏病的发作,尽可能减少人为因素造成的血压波动,最好使用长效制剂、控释剂或缓释剂。

2.长期化、规范化治疗 非药物治疗通常只能作为药物治疗的辅助手段,药物治疗是提高高血压患者生活质量,预防并发症的重要措施。绝大多数高血压患者必须坚持长期规范用药,甚至终身用药,才能将血压控制在目标水平,切忌中途随意停药,若需更换药物,应循序渐进,并咨询专业医生。

3.注重保护靶器官 高血压易导致靶器官损伤,包括心肌肥厚、肾小球硬化等,在高血压的治疗中必须考虑逆转或阻止靶器官的损伤。对靶器官的保护作用比较好的药物有 ACEI、ARB 和长效钙拮抗药,其他药物对靶器官损伤也有一定作用,但较弱。

4.给药剂量个体化 高血压患者在选定药物后,应选择合适剂量,既要根据血压高低程度,又要结合个体对药物的敏感性及反应性进行选择,剂量因人而异。常用最小有效剂量以获得最佳疗效并使不良反应发生率降到最低,如无效,可以根据患者的年龄、病情状态和对药物的反应性等,逐步递增剂量以达到最佳疗效。

5.联合用药 联合应用抗高血压药的目的是增强降压疗效,减少对靶器官的损伤,减少不良反应。对于接受一种药物治疗而血压控制不佳的患者,最佳对策是联合用药。有研究表明,血压控制良好的患者中有 2/3 采用联合用药,比较合理的配伍有:①ACEI(或 ARB)与利尿药;②钙拮抗药与 β 受体阻滞药;③ACEI与钙拮抗药;④利尿药与 β 受体阻滞药。

6.积极消除高血压的危险因素 高血压不仅本身影响靶器官,当合并其他危险因素时,更容易引起或加重靶器官的损伤。常见的危险因素主要包括高血脂、糖耐量减低、肥胖、吸烟、心血管病家族史等。

 **知识拓展**

血压波动的昼夜规律

正常人血压有明显的昼夜波动规律。夜间 2:00—3:00 血压最低,而后逐渐上升,清晨起床后迅速升高,在 8:00—9:00 达到第一峰值,称为"血压晨峰",下午 4:00—6:00 最高,达到第二峰值,之后缓慢下降,这种血压波动,尤其是"血压晨峰"可能会导致心血管意外的发生。根据患者血压波动的规律性,选择能 24 h 控制血压的长效制剂,对有效控制血压,减少清晨心血管意外的发生具有重要意义。

 任务小结

项目	抗高血压药分类	常用药物
一线药	利尿药	氢氯噻嗪、吲达帕胺
	钙拮抗药	硝苯地平、尼群地平、氨氯地平
	肾素-血管紧张素系统抑制药	
	ACEI	卡托普利、依那普利
	ARB	氯沙坦、缬沙坦、厄贝沙坦
	肾素抑制药	雷米克林、依那克林
其他	交感神经抑制药	可乐定、哌唑嗪、普萘洛尔、阿替洛尔、美托洛尔
	血管扩张药	硝普钠

(陈 佳)

任务二　抗慢性心功能不全药

 案例引导

患者,男,67 岁,患有慢性心功能不全,长期服用地高辛治疗,近日出现恶心、呕吐、食欲不振等症状。来院就诊,经检测血药浓度为 3.63 mg/mL。经询问得知,患者每日服用半片地高辛一段时间后自觉药效欠佳,遂将药量增加至每日 1 片。诊断为地高辛中毒。医嘱:停用地高辛,同时监测地高辛血药浓度,将地高辛剂量逐渐调回至每日半片。7 日后患者症状消失,血药浓度为 0.87 mg/mL,好转出院。

案例解析

工作任务:

1. 在应用地高辛的过程中如何避免患者出现上述状况?

2. 请向患者讲解服用地高辛的注意事项。

3. 在这个案例中,护士应该在哪些方面体现专业精神和职业素养?

慢性心功能不全又称充血性心力衰竭(congestive heart failure,CHF),是由多种原因引起心脏泵血功能障碍,导致动脉系统缺血和静脉系统瘀血,临床表现为呼吸困难、渐进性水肿、乏力,逐渐丧失自由活动能力和自理能力(图 6-2)。

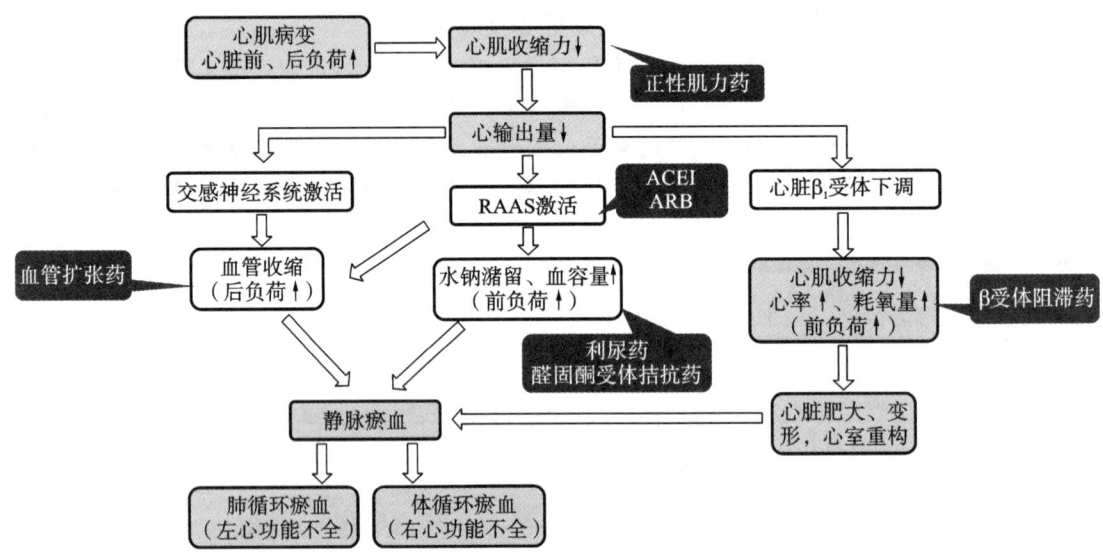

图 6-2　慢性心功能不全发病机制及药物作用环节示意图

目前 CHF 的治疗目标不仅是改善症状、提高生活质量,更要防止或延缓心室重构的发展,逆转心室重构,延长患者寿命,降低病死率。

一、正性肌力药

(一)强心苷类

强心苷类(cardiac glycosides)是一类能够选择性作用于心脏,使心肌收缩力增强的苷类药物,因主要从洋地黄类植物中提取而得,故又称为洋地黄类药物,临床上主要用于治疗心功能不全和某些心律失常。各类强心苷类制剂的药动学特点见表 6-2。

表 6-2　各类强心苷类制剂的药动学特点

药物	洋地黄毒苷	地高辛	毛花苷 C	毒毛花苷 K
分类	慢效	中效	速效	速效
$t_{1/2}$	5～7 天	36 h	33 h	19 h
口服吸收率/(%)	90～100	60～85	20～30	2～5
给药途径	口服	口服	静脉注射	静脉注射
起效时间	2 h	1～2 h	10～30 min	5～10 min
高峰时间	8～12 h	4～8 h	1～2 h	0.5～2 h
主要消除方式	肝代谢	肾排泄	肾排泄	肾排泄
作用完全消失时间	2～3 周	5～7 天	4～5 天	1～3 天

【药理作用】　强心苷类治疗量能轻度抑制心肌细胞膜上 Na^+-K^+-ATP 酶,使 Na^+-K^+ 交换减少,Na^+-Ca^{2+} 交换增多,细胞内 Ca^{2+} 增多,通过兴奋收缩偶联使心肌收缩力加强,中毒量则严重抑制 Na^+-K^+-ATP 酶,导致细胞内明显低钾及钙反常,产生毒性反应,如心肌细胞自律性升高,传导减慢,有效不应期(ERP)缩短和迟后去极化等,引起各种心律失常。因此,强心苷类的治疗和中毒作用都是通过抑制心肌细胞膜上 Na^+-K^+-ATP 酶而产生的。

1.正性肌力作用　治疗量强心苷类选择性作用于心脏,增强心肌收缩力,对正常心脏和衰竭心脏都有效,对衰竭心脏作用尤其显著,并具有如下三个特点:①缩短收缩期,相对延迟舒张期;②降低衰竭心脏的耗氧量;③增加衰竭心脏的输出量。

2. 负性频率作用 CHF 患者因心输出量减少,机体代偿性增加交感神经活性而加快心率。强心苷类通过增强心肌收缩力增加心输出量,反射性兴奋迷走神经而使心率减慢。

3. 负性传导作用 治疗量强心苷类可通过兴奋迷走神经而使房室结和浦肯野纤维传导减慢、不应期延长,使心房的不应期缩短,大剂量可直接抑制窦房结、房室结和浦肯野纤维传导,使部分心房冲动不能到达心室。

4. 利尿作用 通过增加心输出量使肾血流量和肾小球滤过率增加,并减少 Na^+ 的重吸收而发挥利尿作用。

【临床应用】

1. 治疗 CHF 强心苷类是治疗 CHF 的主要药物,可用于多种原因所致的 CHF,但对不同病因引起的 CHF,其疗效存在一定的差异:①对瓣膜病、先天性心脏病、动脉粥样硬化及高血压等所引起的 CHF 疗效良好,尤其对 CHF 伴有心房颤动、心动过速者疗效较佳;②对继发于贫血、甲状腺功能亢进及维生素 B_1 缺乏症的高排血量型 CHF 疗效较差;③对肺源性心脏病、严重心肌损伤、活动性心肌炎等引起的 CHF 疗效差,且易引起中毒;④对严重二尖瓣狭窄及缩窄性心包炎等机械因素引起的 CHF 无效。

2. 某些心律失常

(1)心房颤动(简称房颤):通过抑制房室传导,使心房较多冲动不能穿透房室结下达心室而隐匿在房室结中,降低心室率,增加心输出量,从而改善循环障碍,对伴心室率过快的房颤,强心苷类是首选药。

(2)心房扑动(简称房扑):房扑的频率虽较房颤的频率低,但易传入心室,使心室率过快而难以控制,危害比房颤更大。强心苷类通过缩短心房不应期,使房扑转为房颤,继之抑制房室传导,降低心室率,是治疗房扑的常用药物。

(3)阵发性室上性心动过速:强心苷类通过增强迷走神经的功能终止阵发性室上性心动过速的发作,一般在其他方法无效时使用。

【不良反应与用药护理】 强心苷类安全范围小,治疗量与中毒量接近,一般治疗量相当于中毒量的 60%,且患者对药物敏感性个体差异大,易发生中毒反应。

1. 胃肠道反应 最常见的早期中毒症状,表现为厌食、恶心、呕吐、腹泻等,剧烈呕吐可导致失钾从而加重强心苷中毒,应注意与 CHF 所致胃肠道反应相鉴别。

2. 神经系统反应 有眩晕、头痛、疲倦、失眠、谵妄等症状,还可出现视觉障碍如黄视症、绿视症及视物模糊等。视觉障碍通常是强心苷中毒的先兆,可作为停药指征。

3. 心脏毒性反应 心脏毒性反应是强心苷中毒最严重、最危险的不良反应,大约 50% 病例可发生各种类型的心律失常:①快速型心律失常:常见室上性或室性心律失常,其中最常见的早期中毒表现是室性期前收缩,也可发生二联律、三联律、室性心动过速,甚至心室颤动,是停药的指征之一。②房室传导阻滞:多于中毒早期出现,严重时可发生窦性停搏。③窦性心动过缓:停药指征之一。

【中毒防治】

1. 中毒的预防 避免诱发中毒的因素,如低血钾、高血钙、低血镁、心肌缺氧、肺源性心脏病以及酸中毒等,应注意调整患者体内离子平衡,纠正酸碱失调等。

2. 中毒的诊断 密切观察患者用药前后的反应,警惕中毒先兆的出现,有中毒先兆者立即减量或停用强心苷类和排钾利尿药。测定血药浓度对确诊强心苷中毒有重要意义。

3. 中毒的治疗 根据不同中毒类型采取治疗措施:①对快速型心律失常者宜补钾,轻者可口服氯化钾,必要时采用静脉滴注钾盐;严重者可用苯妥英钠治疗,室性心律失常也可选用利多卡因。②对缓慢型心律失常(如窦性心动过缓或房室传导阻滞)者不宜补钾,可用阿托品治疗。③对危及生命的严重中毒,应用地高辛抗体 Fab 片段治疗。

【给药方法】

1. 传统给药法 一般先让患者在短期内获得全效量(又称"洋地黄化"),然后逐日给予维持量,以补充每日体内消除的药物,维持疗效。其特点是显效快,但易中毒,现临床已较少使用。

2.逐日维持量给药法 对病情不急的 CHF 或 2 周内用过强心苷类者,多采用小剂量维持法,即每日给维持量,经 4~5 个半衰期,6~7 日可达稳态血药浓度而取得稳定疗效,此给药法可明显降低中毒发生率,为目前临床常用的给药方法。

(二)非强心苷类

1.磷酸二酯酶抑制药 本类药物通过抑制磷酸二酯酶Ⅲ,减少 cAMP 的降解,提高心肌细胞 cAMP 含量,使 Ca^{2+} 内流增加,从而产生正性肌力作用。此外,其还能扩张外周血管,减轻心脏负荷,改善心功能。本类药物有米力农(milrinone)、氨力农(amrinone)等,临床主要用于急性重症 CHF 患者的短期支持疗法,以及应用强心苷类、利尿药、血管扩张药等联合治疗无效的患者。

氨力农的不良反应较严重,常见恶心、呕吐,心律失常发生率也较高,还可引起血小板减少和肝损伤。米力农为氨力农替代品,不良反应发生率较低。

2.儿茶酚胺类

多巴酚丁胺(dobutamine)

多巴酚丁胺选择性激动心脏 β_1 受体,兴奋心脏,使心肌收缩力增强,增大衰竭心脏的心脏指数,增加心输出量。临床主要用于对强心苷类反应不佳的严重左心功能不全和心肌梗死后心功能不全者。本药作为强心药也可用于急性心功能不全导致的心源性休克。

二、减轻心脏负荷药

(一)利尿药

利尿药通过排钠利尿,消除水钠潴留,降低血容量和回心血量,减轻心脏前负荷,是治疗 CHF 的一线药;排钠作用还可降低血管壁 Na^+ 含量,减少 Na^+-Ca^{2+} 交换,降低细胞内可利用的 Ca^{2+} 浓度,并使血管平滑肌对升压物质的敏感性降低,舒张血管,减轻 CHF 症状。轻度 CHF 者可单独选用噻嗪类利尿药;中度 CHF 者可选择联合应用噻嗪类利尿药与保钾利尿药;左心衰竭合并急性肺水肿者,宜选用呋塞米静脉给药,以迅速缓解肺淤血和肺水肿症状,但应注意配伍保钾利尿药,以增强疗效并防止出现低血钾而诱发强心苷中毒。

(二)血管扩张药

血管扩张药种类较多且作用机制不同,主要是通过扩张血管,降低心脏负荷而发挥作用。

1.硝酸酯类 常用药物为硝酸甘油、硝酸异山梨酯等。其基本作用是扩张静脉,减少回心血量,减轻 CHF 的肺淤血和呼吸困难等症状;扩张动脉,降低心脏的后负荷;还能增加冠状动脉血流量。临床适用于伴有心肌缺血的 CHF 患者。

2.硝普钠 能直接扩张动脉和静脉,降低心脏的前、后负荷,增加心输出量,恢复心脏功能。静脉滴注用于危急病例或顽固性 CHF 的治疗。

3.肼屈嗪 能明显扩张动脉,降低心脏后负荷;也可增加肾血流量,故适用于伴有肾功能不全或不能耐受 ACEI 的患者。

血管扩张药是治疗 CHF 的辅助药物,一般仅用于强心苷类和利尿药治疗无效的 CHF 或顽固性 CHF 的治疗,其共同的不良反应为水钠潴留,因此应联合用药以减少副作用。

(三)肾素-血管紧张素系统抑制药

1. ACEI 本类药物已广泛用作 CHF 治疗的基础药,是近 20 年来 CHF 药物治疗的重要进展之一。ACEI 不仅能缓解 CHF 的症状,改善血流动力学及左心室功能,延缓早期心功能不全患者发展为 CHF,还可防止或逆转心室肥厚,延缓或减少心室重构,降低病死率。

2. ARB ARB 能直接阻滞血管紧张素Ⅱ与其受体结合,拮抗血管紧张素Ⅱ对心血管系统的作用,防止或逆转心室重构。因其对缓激肽途径无影响,故不引起刺激性干咳、血管神经性水肿等不良反应,临床主要用于不能耐受 ACEI、使用 ACEI 或 β 受体阻滞药后疗效不佳的患者。

（四）β 受体阻滞药

β 受体阻滞药因对心脏有抑制作用，传统观念认为禁用于心力衰竭的治疗，但临床试验证明该类药物在 CHF 治疗中有着重要意义，长期应用可改善 CHF 的症状，提高射血分数和患者的生活质量，降低病死率。常用药物有卡维地洛、比索洛尔、美托洛尔等。

【药理作用】 ①阻滞心脏 β_1 受体，拮抗过量儿茶酚胺对心脏的毒性作用；②减慢心率，降低心肌耗氧量，延长左心室充盈时间，增加心肌血液灌注；③减少肾素释放，抑制肾素-血管紧张素系统活性，减少血管紧张素 II 对心肌的损害；④上调心肌 β_1 受体，增强心肌对儿茶酚胺的敏感性，改善心肌收缩功能。

【临床应用】 主要适用于缺血性心脏病、高血压心脏病及扩张型心肌病所致的 CHF 患者，多数患者在用药早期作用不明显，但连续用药可明显改善心功能状况，阻止 CHF 症状恶化，提高患者生活质量，降低病死率。应联合应用利尿药、ACEI 和地高辛等基础治疗药物。β 受体阻滞药起效慢，症状改善常在治疗后 2～3 个月才出现，应提前告知患者。

【不良反应与用药护理】 该类药物在用药过程中应遵循以下原则：①从小剂量开始，根据病情逐渐加量，严密观察患者血压、心率、体重等；②调整剂量时应缓慢，避免心功能降低；③慎用于初治期的 CHF 患者，多用于 CHF 的长期治疗；④严重心动过缓、严重左心室功能减退、重度房室传导阻滞、低血压及支气管哮喘患者禁用或慎用。

三、抗慢性心功能不全新理念

20 世纪 70 年代，CHF 的治疗主要采用强心苷类、利尿药和血管扩张药，以改善患者的血流动力学状态，但病死率未见显著降低。20 世纪 80 年代末以来，研究证实肾素-血管紧张素系统和交感神经系统过度激活在 CHF 发生、发展的病理生理学机制中有着极其重要的作用，阻断这两个系统的药物可显著降低 CHF 患者的病死率，从而成为 CHF 治疗的基石。2010 年以来，3 种不同类型的新药，即伊伐布雷定、LCZ696 和芪苈强心胶囊（中成药），治疗 CHF 的效果得到肯定，预示 CHF 的治疗理念又有了新的发展，未来 CHF 的治疗理念是神经内分泌阻滞/调节与整体调控相结合。

 任务小结

抗 CHF 药物分类	常用药物
正性肌力药	
强心苷类	地高辛、洋地黄毒苷、毛花苷 C、毒毛花苷 K
非强心苷类	
磷酸二酯酶抑制药	氨力农、米力农
儿茶酚胺类	多巴酚丁胺
减轻心脏负荷药	
利尿药	氢氯噻嗪、螺内酯、呋塞米
血管扩张药	硝酸甘油、硝酸异山梨酯、硝普钠、肼屈嗪
肾素-血管紧张素系统抑制药	卡托普利、氯沙坦
β 受体阻滞药	卡维地洛、比索洛尔、美托洛尔

（汪凤淋）

任务三 抗心律失常药

案例引导

患者,男,36 岁,有哮喘史。近一段时间因忙于工作,加班熬夜,夜间频发心悸、胸闷 1 周,来院就诊,情绪焦虑、紧张。既往体健,无高血压、冠心病及脑血管病史。心电图示窦性心动过速、多发性室性期前收缩。医生给予酒石酸美托洛尔片,口服 100 mg,每日 1 次。

案例解析

工作任务:

1. 为什么给患者使用酒石酸美托洛尔片?
2. 请说出该类药物的用药护理。

心律失常是指心动频率和节律的异常,临床上根据心动频率的变化将心律失常分为缓慢型心律失常和快速型心律失常两类。缓慢型心律失常通常给予阿托品或异丙肾上腺素等治疗,本任务主要介绍治疗快速型心律失常的药物。快速型心律失常的发生与心肌电生理紊乱有关,明确心肌正常电生理与心律失常的异常电生理机制,对理解抗心律失常药的作用和指导临床合理用药具有重要意义。

一、抗心律失常药的基本作用与分类

(一)基本作用

抗心律失常药主要通过改变细胞膜离子通过速度而改善病变细胞的电生理特性,达到治疗目的。

1. 消除异常冲动

(1)降低自律性:通过抑制快反应细胞 4 相 Na^+ 内流或抑制慢反应细胞 4 相 Ca^{2+} 内流,或促进 K^+ 外流,可减慢自律细胞 4 相除极速率,降低自律性。

(2)减少后除极与触发活动:迟后除极的发生与 Ca^+ 内流增多有关,其所致的触发活动还与短暂 Na^+ 内流有关,因此钙拮抗药和钠通道阻滞药对之有效。

2. 消除折返冲动 折返冲动是指冲动经传导环路折回原处而反复运行的现象,是引起各种心律失常的重要机制之一(图 6-3)。利多卡因等通过促进 K^+ 外流,加速传导,取消单向传导阻滞而消除折返冲动;钙拮抗药、β 受体阻滞药等可减慢传导使单向阻滞变为双向阻滞而消除折返冲动;钠通道阻滞药可延长快反应细胞的有效不应期(ERP),钙拮抗药(如维拉帕米)可延长慢反应细胞的 ERP,减少折返冲动。

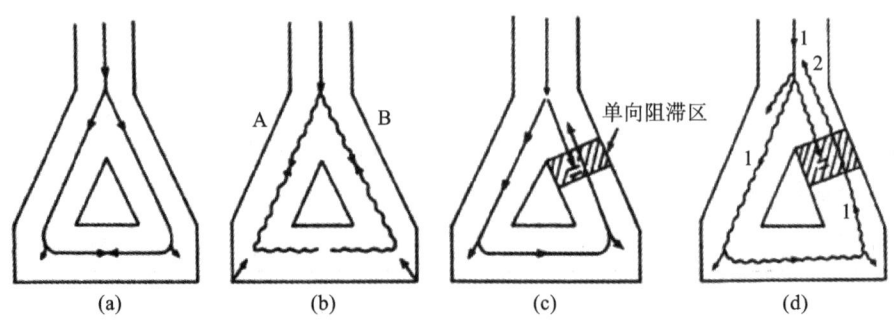

图 6-3 浦肯野纤维正常冲动传导及单向阻滞形成折返示意图

(a)正常传导过程;(b)传导缓慢;(c)单向传导阻滞;(d)兴奋折返

考点提示　抗心律失常药的分类及代表药物。

(二)抗心律失常药的分类

抗心律失常药的分类见表 6-3。

表 6-3　抗心律失常药的分类

抗心律失常药	代表药物	主要作用部位	作用机制
Ⅰ类 钠通道阻滞药	Ⅰa 类 奎尼丁、普鲁卡因胺	心房肌、浦肯野纤维、心室肌	阻滞钠通道,抑制 4 相 Na^+ 内流,降低自律性,不同程度降低 0 相除极速率,减慢传导。部分药物尚能抑制细胞膜对 K^+、Ca^+ 的通透性,有膜稳定作用
	Ⅰb 类 利多卡因、苯妥英钠	浦肯野纤维、心室肌	
	Ⅰc 类 普罗帕酮、氟卡尼	心房肌、浦肯野纤维	
Ⅱ类 β受体阻滞药	普萘洛尔	窦房结、房室结	抑制儿茶酚胺类对心脏的作用,降低窦房结、房室结和传导组织的自律性,减慢传导,延长 ERP
Ⅲ类 延长动作电位时程药	胺碘酮	心房肌、浦肯野纤维、心室肌	阻滞钾通道,延迟复极化,延长动作电位时程(APD)和 ERP
Ⅳ类 钙拮抗药	维拉帕米、地尔硫草	窦房结、房室结	阻滞心肌钙通道,抑制 Ca^+ 内流,减慢房室结传导速度,消除房室结区的折返冲动

二、常用抗心律失常药

(一)钠通道阻滞药

1. Ⅰa 类(适度阻滞钠通道)

奎尼丁(quinidine)

奎尼丁是从金鸡纳树皮中提取的一种生物碱,为奎宁的右旋体。

【药理作用】　奎尼丁可适度阻滞钠通道,高浓度尚能阻滞 K^+ 外流及 Ca^+ 内流。此外,其还具有抗胆碱作用和阻断外周 α 受体的作用。

1)降低自律性　治疗量时,主要阻滞 4 相 Na^+ 内流,能降低异位起搏点的自律性,对正常窦房结影响很小。

2)减慢传导　阻滞 Na^+ 内流,降低 0 相上升速率,减慢心房肌、心室肌和浦肯野纤维的传导速度,使单向传导阻滞变为双向传导阻滞,以消除折返冲动引起的心律失常。奎尼丁的抗胆碱作用可加快房室结的传导性,故用其治疗心房颤动和心房扑动时,应先用强心苷类抑制房室结的传导,以防心室率过快。

3)延长 ERP　阻滞 3 相 K^+ 外流,延长心室肌和浦肯野纤维等的 APD 和 ERP,以延长 ERP 更为显著,可消除折返冲动引起的心律失常。

4)其他　可减少 Ca^{2+} 内流,具有负性肌力作用;阻断 α 受体,可引起血管扩张,还有抗胆碱作用。

【临床应用】　广谱抗心律失常药,适用于心房扑动、心房颤动、频发性室上性和室性期前收缩、室上性和室性心动过速等的治疗,是重要的心律失常转复药物之一。

【不良反应与用药护理】

1)胃肠道反应　表现为食欲不振、恶心、呕吐、腹痛、腹泻等。

2)金鸡纳反应　表现为头痛、耳鸣、听力下降、视物模糊、谵妄及晕厥等。

3)心血管反应　低血压、心力衰竭、致心律失常作用(房室及室内传导阻滞、室性心动过速等),还有心脏毒性,重者发生奎尼丁晕厥,甚至心室颤动而致猝死。

普鲁卡因胺(procainamide)

普鲁卡因胺是局部麻醉药普鲁卡因的衍生物。

【药理作用】 对心肌的直接作用与奎尼丁相似但较弱,不具有阻断 α 受体和抗胆碱作用,治疗量能降低浦肯野纤维的自律性,减慢传导速度,延长心房肌、心室肌、浦肯野纤维的 ERP 及 APD,高浓度时可因阻断神经节而导致低血压。

【临床应用】 临床主要用于室性心律失常(如室性心动过速)的治疗,也可用于治疗急性心肌梗死时的持续性心律失常,但不作为首选药,静脉注射或滴注用于抢救危急患者。

【不良反应与用药护理】 口服常见胃肠道反应,静脉给药可导致低血压,过敏反应也较常见,表现为皮疹和白细胞减少等,长期应用时少数患者可出现系统性红斑狼疮,停药可恢复,用药期间应连续监测血压和心电图的变化。

2. Ⅰb 类(轻度阻滞钠通道)

利多卡因(lidocaine)

利多卡因是Ⅰb 类钠通道阻滞药的代表,也是常用的局部麻醉药,用于抗心律失常时须注意辨明药品标签。

 **知识拓展**

利多卡因小知识

1943 年,瑞典化学家首次合成利多卡因,用于局部麻醉,随后研究者发现其还具有抗心律失常的作用。利多卡因在临床上具有供麻醉和抗心律失常用的两种不同制剂,因此,药剂人员在配药前要注意查对药品标签,标示有"供心律失常用注射剂"者才能供静脉用药用于抗心律失常,因为此制剂中不含防腐剂和肾上腺素。

【药理作用】 选择性作用于浦肯野纤维,轻度阻滞钠通道,促进 K^+ 外流。

1)降低自律性 通过抑制 Na^+ 内流而降低 4 相自动除极速率,降低浦肯野纤维的自律性,对窦房结和心房肌几乎无作用。

2)改善传导性 治疗量利多卡因对传导速度无明显影响,但对心肌梗死区缺血浦肯野纤维和室内传导已有阻滞者,可通过抑制 0 相 Na^+ 内流而减慢传导,甚至加重传导阻滞,单向传导阻滞者使用利多卡因后可转为双向传导阻滞,从而消除折返冲动;相反,对低血钾或受牵连而轻度除极的纤维,利多卡因可促进 3 相 K^+ 外流,使部分除极纤维的膜电位加大而加速传导或恢复正常传导。

3)缩短 APD 和相对延长 ERP 促进 3 相 K^+ 外流而缩短浦肯野纤维及心室肌的 APD、ERP,但以缩短 APD 更为显著,故相对延长 ERP,有利于消除折返冲动而治疗快速型心律失常。

【临床应用】 静脉给药是治疗急性心肌梗死诱发的室性期前收缩、室性心动过速及心室颤动的首选药,也可用于心脏手术、心导管术及强心苷中毒等所致的室性心律失常。

【不良反应与用药护理】 首过消除明显,不宜口服,常静脉给药。主要表现有中枢神经系统症状,多发生于静脉给药时,表现为头晕、兴奋、嗜睡及语言障碍甚至抽搐和呼吸抑制等,剂量过大可引起心率减慢、房室传导阻滞和血压下降等,禁用于严重房室传导阻滞患者,极少数患者存在过敏反应,严重者甚至引起死亡。

美西律(mexiletine)

美西律为利多卡因的衍生物,对心肌电生理学作用与利多卡因相似,口服吸收迅速、完全,作用维持 8 h 左右,主要用于室性心律失常,尤其对心肌梗死后急性室性心律失常有效,不良反应有胃肠道反应,久用可出现神经症状,如震颤、共济失调、复视等。

苯妥英钠(phenytoin sodium)

【药理作用】 苯妥英钠作用类似利多卡因,可降低浦肯野纤维自律性,相对延长 ERP,但能增加房室结 0 相除极速率而加快其传导,故可改善强心苷中毒所致的房室传导阻滞。此外,苯妥英钠尚可与强心苷类竞争 Na^+-K^+-ATP 酶,改善强心苷中毒所致的房室传导阻滞。

【临床应用】 临床主要用于室性心律失常,是强心苷中毒所致室性心律失常的首选药。

【不良反应与用药护理】 主要不良反应为静脉注射过快时易引起低血压、呼吸抑制和心律失常,原有窦性心动过缓或严重房室传导阻滞等心脏疾病患者及孕妇禁用。

3. Ⅰc 类(重度阻滞钠通道)

普罗帕酮(propafenone)

普罗帕酮又名心律平,主要抑制 Na^+ 内流,减慢传导速度,降低浦肯野纤维的自律性,延长 APD 和 ERP,还有较弱的 β 受体阻滞作用和钙通道阻滞作用,适用于室上性和室性心律失常。

不良反应主要有胃肠道反应,可引起房室传导阻滞、直立性低血压等心血管系统反应,也可加重心力衰竭,肝肾功能不全者应减量,心力衰竭、休克、Ⅱ度或Ⅲ度房室传导阻滞及窦房结功能障碍者禁用。本药一般不宜与其他抗心律失常药合用,以免引起心脏抑制。

氟卡尼(flecainide)

氟卡尼阻滞钠通道作用强,能明显减慢心肌细胞 0 相最大上升速率而减慢传导;抑制 4 相 Na^+ 内流而降低自律性;亦能阻滞钾通道,延长心房肌和心室肌的 APD。氟卡尼对于室上性和室性心律失常均有效,因可引起致死性的心律失常,导致室性心动过速或心室颤动、房室传导阻滞,增加心肌梗死后患者的病死率等,故临床主要用于顽固性心律失常或危及生命心律失常的治疗。

(二)β 受体阻滞药

普萘洛尔(propranolol)

【药理作用】

1. 降低自律性 阻断 β 受体,使窦房结、心房传导纤维及浦肯野纤维自律性降低,在运动及情绪激动时作用明显,也能降低儿茶酚胺所致的迟后除极而防止触发活动。

2. 减慢传导 较高浓度时减慢房室结和浦肯野纤维的传导速度,与膜稳定作用有关。

3. 延长 ERP 治疗量可缩短 APD 和 ERP,相对延长 ERP;较大剂量可绝对延长 ERP,有利于消除折返冲动。

【临床应用】 主要用于室上性心律失常,如心房颤动、心房扑动、阵发性室上性心动过速,尤其对交感神经兴奋或儿茶酚胺释放过多所致的窦性心动过速疗效较好,与强心苷类合用可增加疗效,显著控制心室率,也可用于由于运动或情绪激动所致的室性心律失常的治疗。

【不良反应与用药护理】 可致窦性心动过缓、房室传导阻滞、低血压等,并可诱发心力衰竭和哮喘,长期应用影响脂类代谢和糖代谢,故高脂血症和糖尿病患者慎用。

美托洛尔(metoprolol)

美托洛尔为选择性 $β_1$ 受体阻滞药,可降低窦房结、房室结的自律性,明显减慢传导,临床用于室上性心律失常。

阿替洛尔(atenolol)

阿替洛尔为选择性 $β_1$ 受体阻滞药,适应证与普萘洛尔和美托洛尔相似。最常见的不良反应为低血压和心动过缓,禁用于Ⅱ度、Ⅲ度房室传导阻滞,心源性休克,病态窦房结综合征及严重心动过缓的患者。

(三)延长动作电位时程药

胺碘酮(amiodarone)

【药理作用】 能阻滞 K^+ 外流、Na^+ 内流及 Ca^{2+} 内流,也可非竞争性阻断 α 受体、β 受体。

1.降低自律性 阻滞 4 相 Na^+ 内流及 Ca^{2+} 内流,阻断 β 受体,从而降低窦房结和浦肯野纤维的自律性。

2.减慢传导 阻滞 0 相 Na^+ 内流及 Ca^{2+} 内流,减慢房室结和浦肯野纤维的传导。

3.延长 ERP 阻滞 3 相 K^+ 外流,使心房肌、心室肌和浦肯野纤维的 APD 和 ERP 显著延长,有利于消除折返冲动。

4.扩张血管 阻断 α 受体、β 受体,扩张血管,增加冠状动脉血流量,减少心肌耗氧量,保护缺血心肌。

【临床应用】 属于广谱抗心律失常药,对室上性和室性心律失常均有效,治疗心房扑动、心房颤动和室上性心动过速疗效好,对反复发作、应用常规药物无效的顽固性室性心动过速也有效。

【不良反应与用药护理】

1.胃肠道反应 常见食欲减退、恶心、呕吐等。

2.间质性肺炎或肺纤维化 少见,但为最严重的不良反应,长期用药应监测肺功能、定期进行肺部 X 线检查等,一旦发现异常应立即停药,可采用肾上腺皮质激素治疗。

3.心脏反应 可见窦性心动过缓、房室传导阻滞、低血压及 Q-T 间期延长,甚至心功能不全等心血管系统反应。

4.角膜褐色微粒沉着 一般不影响视力,停药后可逐渐消失。

5.甲状腺功能亢进或减退 因本药含碘,可影响部分患者的甲状腺功能,应监测血清 T_3、T_4 水平。

(四)钙拮抗药

维拉帕米(verapamil)

【药理作用】 维拉帕米可阻滞心肌细胞膜 Ca^{2+} 内流而抑制窦房结和房室结 4 相自动除极速率,可降低自律性,也可减慢传导,延长 ERP,有利于消除折返冲动。

【临床应用】 维拉帕米是治疗阵发性室上性心动过速的首选药,也用于减慢心房颤动患者的心室率。

【不良反应与用药护理】 可见胃肠道反应、头痛、眩晕等,静脉注射过快或过量可引起低血压、心动过缓、房室传导阻滞甚至心力衰竭,多见于与 β 受体阻滞药合用或近期用过此药的患者,禁用于Ⅱ度或Ⅲ度房室传导阻滞、低血压、心功能不全及心源性休克患者,老年人和肾功能减退者慎用。

地尔硫䓬(diltiazem)

地尔硫䓬的电生理特性及临床应用与维拉帕米相似,但其扩张血管的作用较强,而减慢心室率的作用较弱,主要用于室上性心律失常,如阵发性室上性心动过速及频发性房性期前收缩,对阵发性心房颤动也有效,口服时不良反应较小,可见头昏、乏力及胃肠道反应,偶有过敏反应。

三、抗心律失常药的应用原则

抗心律失常药安全范围较窄,应用不当甚至可发生致心律失常作用,临床应用应注意以下原则。

1.消除各种诱发因素 患者电解质紊乱(如低血钾)、心肌缺血缺氧、使用多种药物(如强心苷类、茶碱类、抗组胺药)和有多种病理状态(如甲状腺功能亢进)等都是诱发心律失常的常见因素,应采取有效措施及时消除各种诱发因素。

2.明确诊断,按临床适应证合理选药

(1)窦性心动过速宜用 β 受体阻滞药或维拉帕米。

(2)心房颤动的纠复和窦性心律的维持宜选用胺碘酮和奎尼丁。

(3)控制阵发性室上性心动过速可选用维拉帕米、普萘洛尔、胺碘酮、普罗帕酮等。

(4)室性期前收缩宜选用普鲁卡因胺、胺碘酮、美西律。

(5)室性心动过速宜选用利多卡因静脉注射或普鲁卡因胺、普罗帕酮、胺碘酮静脉注射。

(6)心室颤动宜选用利多卡因、胺碘酮、普鲁卡因胺静脉给药。

(7)急性心肌梗死、强心苷中毒引起的室性心动过速或心室颤动选用苯妥英钠、利多卡因。

3.实施个体化治疗方案 患者的年龄、心脏功能、肝肾功能及电解质平衡状况都会影响其对药物的反应,在确定用药方案时,均应予以重视,适时进行血药浓度监测,以利于及时调整临床用药方案。

4.注意用药禁忌 为减少发生严重不良反应的危险因素,需重视临床用药禁忌,如钙拮抗药、β受体阻滞药延缓房室传导的作用显著,有房室传导阻滞的患者不宜用;奎尼丁延长 APD 作用明显,Q-T 间期延长综合征患者禁用。此外,也应注意一些非心血管疾病,如有慢性肺部疾病患者勿用胺碘酮,以减少药物所致肺纤维化改变;慢性类风湿性关节炎患者勿用普鲁卡因胺,以减少系统性红斑狼疮的发生。

 任务小结

药物分类	常用药物	主要临床应用
Ⅰ类钠通道阻滞药		
Ⅰa类 适度阻滞钠通道	奎尼丁	广谱抗心律失常药,适用于心房扑动、心房颤动、频发性室上性和室性期前收缩、室上性和室性心动过速等的治疗
	普鲁卡因胺	临床主要用于室性心律失常(如室性心动过速)的治疗,也可用于治疗急性心肌梗死时的持续性心律失常,但不作为首选药,静脉注射或滴注用于抢救危急患者
Ⅰb类 轻度阻滞钠通道	利多卡因	静脉给药是治疗急性心肌梗死诱发的室性期前收缩、室性心动过速及心室颤动的首选药,也可用于心脏手术、心导管术及强心苷中毒等所致的室性心律失常
	美西律	主要用于室性心律失常,尤其对心肌梗死后急性室性心律失常有效
	苯妥英钠	临床主要用于室性心律失常,是强心苷中毒所致室性心律失常的首选药
Ⅰc类 重度阻滞钠通道	普罗帕酮	适用于室上性和室性心律失常
	氟卡尼	临床主要用于顽固性心律失常或危及生命心律失常的治疗
Ⅱ类β受体阻滞药	普萘洛尔	主要用于室上性心律失常
Ⅲ类延长动作电位时程药	胺碘酮	属于广谱抗心律失常药,对室上性和室性心律失常均有效
Ⅳ类钙拮抗药	维拉帕米	可作为治疗阵发性室上性心动过速的首选药,也可用于减慢心房颤动患者的心室率
	地尔硫草	主要用于室上性心律失常

（陈　佳）

任务四　抗心绞痛药

案例引导

案例解析

患者,男,63 岁,阵发性胸闷 2 年余,3 日前进食后胸闷,持续约 8 min,发作频繁,送至医院,经检测诊断为冠状动脉粥样硬化,不稳定型心绞痛,给予硝酸甘油 9.5 mg,舌下含化,好转出院。

工作任务:

1.简述使用硝酸甘油的依据。

2.请向患者讲解硝酸甘油的用药护理。

　　心绞痛是由各种原因引起的心肌急剧的、暂时性的缺血和缺氧综合征,是冠状动脉粥样硬化供血不足的常见症状,发作时,表现为阵发性胸骨前后压榨性绞痛和闷痛并向左肩、左上肢发散,若持续发作得不到及时缓解则可能发展为急性心肌梗死,其主要病理生理基础就是心肌需氧与供氧的失衡。

　　抗心绞痛药主要通过降低心肌耗氧量或增加心肌供血和供氧,恢复心肌血氧供需平衡以缓解心绞痛。临床常用药物有硝酸酯类药、β 受体阻滞药、钙拮抗药等。

一、硝酸酯类药

　　硝酸酯类药有硝酸甘油、硝酸异山梨酯和单硝酸异山梨酯等。此类药物作用相似,但起效时间、持续时间和作用强度不同,以硝酸甘油最为常用。

硝酸甘油(nitroglycerin)

　　硝酸甘油脂溶性高,口服首过消除明显,生物利用度仅为 10% 左右,因此临床常采用舌下含服,可将生物利用度提高至 80%,控制心绞痛急性发作,含服后 2～3 min 起效,3～10 min 达到峰值,可维持 20～30 min。硝酸甘油也可以软膏或缓释贴膜外用于前臂皮肤或心前区胸部皮肤,还可静脉给药。

　　【药理作用】　硝酸甘油的基本作用是在谷胱甘肽转移酶的作用下释放出一氧化氮(NO),从而松弛平滑肌,对血管平滑肌的松弛效果最为显著,其作用机制如下。

　　1.降低心肌耗氧量　小剂量硝酸甘油可扩张静脉血管,使回心血量减少,降低心脏前负荷;稍大剂量也能扩张阻力血管,降低心脏射血阻力和后负荷,降低心室壁张力从而降低心肌耗氧量。

　　2.增加缺血区心肌供血　硝酸甘油能选择性舒张较大的冠状动脉输送血管及侧支血管,对阻力血管舒张作用较弱,当冠状动脉因粥样硬化导致心肌缺血时,缺血区的阻力血管因缺氧处于舒张状态,其阻力比非缺血区血管的阻力小,用药后迫使血液顺压力差从输送血管经侧支血管流向缺血区从而增加缺血区血流量(图 6-4)。

　　3.增加心内膜供血　因心内膜下血管由心外膜血管垂直穿过心肌延伸而来,所以心内膜下血流易受心室壁张力及心室内压的影响。硝酸甘油扩张静脉,减少回心血量,降低心室内压;扩张动脉,降低心室壁张力,有利于血液从心外膜流向心内膜下缺血区域。

　　【临床应用】

　　1.防治心绞痛　舌下含服能迅速缓解各型心绞痛发作,软膏或缓释贴膜等局部外用可预防心绞痛发作,与 β 受体阻滞药合用可提高疗效。

　　2.治疗急性心肌梗死　早期、小剂量静脉给药,可以减少心肌耗氧量、增加心肌供血、抗血小板聚集和

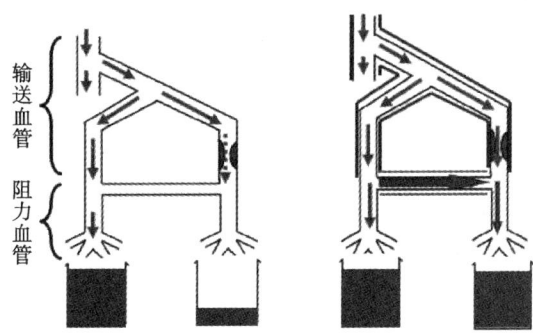

图 6-4 硝酸甘油对冠状动脉血流分布影响示意图

黏附作用,从而缩小梗死面积,用于急性心肌梗死的急救治疗。

3.治疗心功能不全 硝酸甘油可扩张动静脉血管,减轻心脏前、后负荷,改善心功能,缓解心力衰竭症状,可用于治疗重度和难治性心功能不全。

【不良反应与用药护理】

1.血管舒张反应 用药后可表现为血管性头痛、面色潮红、心悸、眼压升高等,一般连续用药数日上述症状可消失,第一次使用时需嘱患者取坐位或半卧位,注意预防直立性低血压。

2.高铁血红蛋白症 用药剂量过大或频繁用药时可发生高铁血红蛋白症,表现为呕吐、发绀等症状,重者可危及生命,可给予亚甲蓝静脉注射。

3.耐受性 连续用药 2～3 周可产生耐受性,停药 1～2 周耐受性可消失。硝酸酯类药之间有交叉耐受性,可调整用药次数、给药途径和剂量,间歇用药和补充含巯基的药物,以减少耐受性的发生。

4.禁忌证 急性心肌梗死伴低血压、颅内压增高、青光眼、颅内出血等患者禁用。

硝酸异山梨酯(isosorbide dinitrate)

硝酸异山梨酯(又名消心痛),口服生物利用度较高,也可舌下含服,属长效硝酸酯类药,作用机制与硝酸甘油相似,但作用较弱、起效慢,维持时间长。临床主要用于预防心绞痛发作及心肌梗死后心力衰竭的长期治疗。

单硝酸异山梨酯(isosorbide mononitrate)

单硝酸异山梨酯为硝酸异山梨酯的活性代谢产物。口服不受肝代谢影响,以原形药物进入全身循环。属长效硝酸酯类药,半衰期为 5 h 左右,生物利用度高,临床用于心绞痛的预防和治疗、冠心病的长期治疗、预防血管痉挛和混合型心绞痛,也可用于心肌梗死后的治疗和慢性心力衰竭的长期治疗。

二、β 受体阻滞药

β 受体阻滞药可使心绞痛患者发作次数减少,增加患者运动耐量,降低心肌耗氧量。对于心肌梗死患者,β 受体阻滞药可缩小梗死面积,降低死亡率,现已作为抗心绞痛的重要药物。常用药物有普萘洛尔、美托洛尔、阿替洛尔等。

普萘洛尔(propranolo)

【药理作用】

1.降低心肌耗氧量 普萘洛尔通过阻断心脏 β_1 受体,使心率减慢,心肌收缩力减弱,从而使心肌耗氧量降低,缓解心绞痛。在交感神经兴奋时,降低心肌耗氧量的效果更为显著。

2.增加缺血区血液供应 普萘洛尔可降低心肌耗氧量,使非缺血区血管阻力增高,促使血液流向缺血区舒张的阻力血管,增加缺血区血液供应;同时,其还可减慢心率,延长舒张期,使冠状动脉的灌注时间延长,有利于血液从心外膜流向易缺血的心内膜下区域。

3. 改善心肌代谢 普萘洛尔可保护缺血区心肌细胞线粒体的结构与功能,提高缺血区心肌细胞对葡萄糖的摄取和利用,减少缺血区因缺血所致的失钾等,还具有促进氧与血红蛋白分离,增加心肌组织对氧的摄取利用。

【临床应用】

1. 防治心绞痛 主要用于劳力性心绞痛,对伴有高血压和快速型心律失常的心绞痛患者更为适用;对应用硝酸甘油疗效较差的稳定型心绞痛患者,配合使用普萘洛尔可减少心绞痛发作次数;其因易致冠状动脉收缩,不宜单独用于变异型心绞痛。

2. 治疗心肌梗死 心肌梗死患者用药后能缩小梗死范围,长期应用可降低患者复发率、病死率。

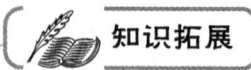
知识拓展

硝酸酯类药和β受体阻滞药的联合应用

临床常将硝酸酯类药与β受体阻滞药联合应用,其优点在于:①两类药均能降低心肌耗氧量,合用后可产生协同作用;②β受体阻滞药能对抗硝酸酯类药引起的心率加快、心肌收缩力增强;③硝酸酯类药可对抗β受体阻滞药引起的心室容积增大和冠状动脉收缩。所以,两类药合用可以取长补短,发挥协同治疗作用,同时减少不良反应。

联合用药时应注意:①两类药均可降低血压,需适当减少用药剂量、监测血压和心律,避免因血压过低导致冠状动脉灌注压降低,反而不利于缓解心绞痛;②选用作用时间相近的药物。

【不良反应与用药护理】 普萘洛尔的有效剂量个体差异较大,一般宜从小剂量开始,每隔数日增加剂量 $10 \sim 20$ mg,久用突然停药时,会诱发或加重心绞痛,甚至诱发心肌梗死,应逐渐减量,缓慢停药,长期、过量用药可引起心动过缓、房室传导阻滞、心力衰竭等,支气管哮喘、心动过缓、房室传导阻滞等患者禁用。

三、钙拮抗药

钙拮抗药对变异型心绞痛疗效最好,常用药物有硝苯地平、维拉帕米、地尔硫䓬等。

硝苯地平(nifedipine)

【药理作用】

1. 降低心肌耗氧量 硝苯地平通过阻滞细胞膜上的钙通道,抑制 Ca^{2+} 内流而扩张外周动脉,使心肌收缩力降低,心率减慢,血管平滑肌松弛,血压下降,降低心脏负荷,从而使心肌耗氧量降低。

2. 增加缺血区血液供应 硝苯地平可扩张冠状动脉的输送血管和小阻力血管,促进侧支循环,增加冠状动脉血流量从而改善缺血区的血液供应。

3. 保护缺血心肌细胞 硝苯地平通过抑制 Ca^{2+} 内流,防止缺血心肌细胞内 Ca^{2+} 超负荷,起到保护心肌细胞的作用。

4. 抑制血小板聚集 硝苯地平还可降低血小板内的 Ca^{2+} 浓度,抑制血小板聚集,防止血栓形成,以缓解心绞痛。

【临床应用】 对冠状动脉和外周小动脉的扩张作用明显,对变异型心绞痛最有效,伴高血压者尤佳,与β受体阻滞药合用可增强疗效,也用于稳定型及不稳定型心绞痛,因阻滞 Ca^{2+} 内流,对支气管平滑肌具有扩张作用,故对哮喘和慢性阻塞性肺疾病患者适用。

维拉帕米、地尔硫䓬不宜与β受体阻滞药合用,因为它们对心脏有较强的抑制作用。

任务小结

抗心绞痛药的分类	常用药物
硝酸酯类药	硝酸甘油、硝酸异山梨酯、单硝酸异山梨酯
β受体阻滞药	普萘洛尔、美托洛尔、阿替洛尔
钙拮抗药	硝苯地平、维拉帕米、地尔硫草

（汪凤淋）

任务五 调 血 脂 药

案例引导

　　患者，男，56 岁，高血压病史 3 年，吸烟史 20 年，喜饮酒、食肉，肥胖。实验室检查：总胆固醇 5.86 mmol/L，甘油三酯 1.6 mmol/L，低密度脂蛋白 3.82 mmol/L，高密度脂蛋白 0.85 mmol/L。医生给予洛伐他汀 20 mg 口服，每日 1 次，晚餐时服用。

案例解析

　　工作任务：

　　1.该患者用药方案是否合理，并说明理由。

　　2.如何对该患者进行用药护理指导？

　　血脂是血浆或血清中所含脂质的总称，以胆固醇酯、甘油三酯（TAG）为核心，外包胆固醇（Ch）和磷脂（PL）形成球形颗粒，与载脂蛋白（Apo）结合成血浆脂蛋白（PL），溶于血浆中进行转运与代谢。人体血浆脂蛋白根据其密度可分为乳糜微粒（CM）、极低密度脂蛋白（VLDL）、低密度脂蛋白（LDL）、中间密度脂蛋白（IDL）和高密度脂蛋白（HDL）等。

　　一种或多种血脂指标高于正常值的病理状态称为高脂血症。血浆脂蛋白水平与动脉粥样硬化的形成有着密切的关系，调血脂药通过降低血脂或调整脂蛋白浓度以防治动脉粥样硬化。

一、羟甲基戊二酰辅酶 A（HMG-CoA）还原酶抑制药

　　羟甲基戊二酰辅酶 A（HMG-CoA）还原酶抑制药又称为他汀类药，为胆固醇生物合成的抑制剂，常用药物有洛伐他汀（lovastatin）、辛伐他汀（simvastatin）、普伐他汀（pravastatin）、氟伐他汀（fluvastatin）、阿托伐他汀（atorvastatin）、瑞舒伐他汀（rosuvastatin）等。

　　【药理作用】 HMG-CoA 为肝内合成胆固醇的限速酶，通过竞争性抑制肝内 HMG-CoA 还原酶的活性，使胆固醇合成受阻，降低血液中胆固醇及 LDL，也可以减少肝脏合成的 VLDL，同时还可轻微升高 HDL。

　　【临床应用】 临床常用于治疗以胆固醇升高为主的高脂血症，尤其适用于原发性高胆固醇血症，是伴有胆固醇升高的Ⅱa、Ⅱb 和Ⅲ型高脂血症的首选药，还可用于预防心脑血管急性事件，减少冠心病引起的缺血性脑卒中、心绞痛、心肌梗死的发生。

　　【不良反应与用药护理】 不良反应较少，少数患者有胃肠道反应、头痛、皮疹等，偶见肌痛、肌炎、横纹肌溶解综合征等肌肉不良反应，与苯氧酸类、红霉素、烟酸、环孢素合用可增高横纹肌溶解综合征的发生率，用药期间应定期检查肝功能，有肌肉不良反应者需检测肌酸激酶，孕妇、哺乳期妇女、儿童及肝肾功能异常

者禁用。

知识拓展

横纹肌溶解综合征

横纹肌溶解综合征是指横纹肌细胞因某些因素造成细胞膜完整性被破坏,细胞内物质(如肌红蛋白、肌酸激酶等)释放至细胞外液和血液,引起肌肉疼痛、压痛、全身乏力、茶色尿等,严重者可出现急性肾损伤,甚至危及生命。表现为肌痛、肌炎等,使用他汀类药极少数情况下可能发生横纹肌溶解综合征,导致急性肾衰竭,危及患者生命。因此,应避免大剂量使用他汀类药,孕妇、哺乳期妇女、肝肾功异常者、年老体弱者、长期饮酒者,或接受苯氧酸类和烟酸类调血脂药、大环内酯类抗生素、环孢素、吡咯类抗真菌药等药物治疗的患者,在应用他汀类药时发生横纹肌溶解综合征的危险性增加。

二、苯氧酸类

苯氧酸类又称贝特类,常用药物有吉非贝齐(gemfibrozil)、苯扎贝特(bezafibrate)、非诺贝特(fenofibrate)等。

【药理作用】 本类药物能明显降低血浆中 TAG、VLDL-Ch、总胆固醇(TC)和 IDL-Ch 水平,可升高 HDL-Ch,还能激活脂蛋白脂肪酶,促进血液中 VLDL 和 TC 的分解,抑制胆固醇在肝脏的合成。此外,苯氧酸类还具有降低血小板黏附性、抗血小板聚集、增加纤溶酶活性、抗动脉粥样硬化和抗炎症反应等作用。

【临床应用】 苯氧酸类主要用于以 TAG 和 VLDL 升高为主的高脂血症,也可用于低 HDL-Ch 和患有Ⅱ型糖尿病的高脂血症患者。

【不良反应与用药护理】 苯氧酸类的不良反应主要为胃肠道反应,表现为轻度腹痛、腹泻、恶心等,饭后服用可减轻此类症状。偶有视物模糊、肌痛、皮疹、脱发、血常规异常,也可见肝肾功能异常等。用药期间应嘱患者定期检查肝肾功能和血常规,不良反应明显时应停药。肝肾功能不全者、孕妇及哺乳期妇女禁用。

三、胆汁酸螯合剂

胆汁酸螯合剂为可以影响胆固醇吸收的药物,常用药物有考来烯胺(又名消胆胺)、考来替泊(又名降胆宁)等。

【药理作用】 胆固醇经肝脏代谢生成胆汁酸,随胆汁排入肠道,参与脂肪的消化、吸收。人体 95% 的胆汁酸通过肠肝循环被重新利用。胆汁酸螯合剂不溶于水,在消化道内不被吸收,以 Cl^- 的形式与胆汁酸进行离子交换,形成不被吸收的胆汁酸螯合物,并随粪便排出,阻碍了胆汁酸的肠肝循环,从而抑制了肠道内胆固醇的吸收,促进了胆固醇向胆汁酸的转化,最终降低了血中 LDL 和 TC 水平。考来烯胺服药 4～7 日起效,2 周内达最大效应。

【临床应用】 本类药物主要用于治疗 TC 和 LDL 升高的高胆固醇血症。

【不良反应与用药护理】 本类药物有特殊臭味,不良反应主要为胃肠道反应,如恶心、便秘、腹胀等。长期应用可影响脂溶性维生素和叶酸的吸收,应注意及时补充。

四、烟酸类

烟酸(nicotinic acid)

【药理作用】 较大剂量烟酸能抑制肝脏中 TAG 和 VLDL 的合成,降低血浆 LDL 的水平。也能促进胆固醇经胆汁排泄,阻止胆固醇的酯化,升高血浆 HDL。此外,烟酸还具有抑制血小板聚集和扩张血管的作用。

【临床应用】 烟酸为广谱调血脂药,适用于混合型高脂血症、高甘油三酯血症、低高密度脂蛋白血症和高脂蛋白血症,还具有一定的抗动脉粥样硬化作用和抗冠心病和心肌梗死的作用。

【不良反应与用药护理】 口服可出现胃肠道反应,如恶心、呕吐、腹泻等,餐时或餐后服用可减轻。因皮肤血管扩张可引起头痛、皮肤潮红、瘙痒等症状。大剂量可引起血糖升高、尿酸增高、肝功能异常,长期大剂量使用时应嘱患者定期检查血糖和肝肾功能。消化性溃疡、痛风、糖尿病患者禁用。

阿昔莫司(acipimox)

阿昔莫司为烟酸衍生物,结构和作用机制与烟酸相似。可明显减低血浆中 TAG,升高 HDL,抑制脂肪组织的脂解作用更强、更持久。与胆汁酸螯合剂合用可加强降低 LDL-Ch 的作用。不良反应较少见。临床常替代烟酸用于治疗Ⅱb、Ⅲ、Ⅳ型高脂血症,伴有Ⅱ型糖尿病或伴有痛风的高脂血症。

五、其他调血脂药

多烯脂肪酸

多烯脂肪酸又称多不饱和脂肪酸类,主要来源于海洋生物、植物油等。主要药理作用为降低血浆中的 TC,可轻度升高 HDL,抑制血小板聚集,降低血液黏滞度,可减轻斑块的炎症反应,使之不易发生破裂,减少心血管紧急事件的发生。

普罗布考(probucol)

【药理作用】

1. 调血脂作用 降低血浆中 TC、LDL-Ch 和 HDL-Ch 水平,能提高 HDL 的活性,加快胆固醇逆转运清除。

2. 抗氧化作用 普罗布考分布于脂蛋白后本身被氧化为普罗布考自由基,阻断脂质过氧化,抑制氧化型 LDL 的生成及其所致的病变过程,如血管内皮损伤、泡沫细胞形成等。

【临床应用】 用于治疗各型高胆固醇血症和防治动脉粥样硬化。

【不良反应与用药护理】 以胃肠道反应为主,如腹泻、腹胀、腹痛、恶心等,偶有嗜酸性粒细胞增多、肝功能异常、高尿酸血症、高血糖、血小板减少、肌病、感觉异常等。极为少见的严重不良反应是 Q-T 间期延长,用药期间应注意心电图的变化。室性心律失常、Q-T 间期延长、血钾过低者以及孕妇、小儿禁用。

➡ 任务小结

调血脂药的分类	常用药物
HMG-CoA 还原酶抑制药	洛伐他汀、辛伐他汀、普伐他汀、氟伐他汀、阿托伐他汀等
苯氧酸类	吉非贝齐、苯扎贝特、非诺贝特等
胆汁酸螯合剂	考来烯胺、考来替泊等
烟酸类	烟酸、阿昔莫司等
其他调血脂药	多烯脂肪酸、普罗布考等

【常用制剂与用法】

氢氯噻嗪 片剂:10 mg、25 mg、50 mg。口服,每次 25～100 mg,每日 1～3 次。

卡托普利 片剂:12.5 mg、25 mg、50 mg。口服从每次 12.5～25 mg,渐增至 50 mg,每日 2～3 次,饭前服,极量为每日 450 mg。

地高辛 片剂:0.25 mg。一般首剂 0.25～0.75 mg,以后 0.25～0.5 mg,每 6 h 1 次,直到洋地黄化,再改用维持量,每日 0.25～0.5 mg。轻型慢性病例:每日 0.5 mg。

毒毛花苷 K 注射剂:0.25 mg/mL。静脉注射,每次 0.25 mg,每日 0.5～1 mg。极量:每次 0.5 mg,每日 1 mg。

米力农 片剂:2.5 mg、10 mg。口服,每次 5～10 mg,每日 4 次。

硝酸甘油 片剂:0.3 mg、0.5 mg、0.6 mg。每次 0.3～0.6 mg,舌下含服。

　　硝酸异山梨酯（消心痛）　片剂：2.5 mg、5 mg、10 mg。每次 2.5～5 mg，舌下含服；每次 5～10 mg，口服。

　　盐酸普萘洛尔　片剂：10 mg。抗心绞痛：每次 10 mg，每日 3 次，口服。可根据病情增减剂量。

　　硝苯地平（心痛定）　片剂：10 mg。每次 10～20 mg，每日 3 次，口服。缓释片：每次 20 mg，每日 1～2 次。

　　洛伐他汀　片剂：10 mg、20 mg、40 mg。口服，开始剂量每日 20 mg，晚餐时顿服，必要时于 4 周内调整剂量，极量为每日 80 mg，1 次或分 2 次服用。

　　辛伐他汀　片剂：5 mg、10 mg。口服，每日 10～20 mg，分 2 次服用。

　　考来烯胺　粉剂：口服，每次 4～5 g，每日 3 次。

　　考来替泊　粉剂：口服，每次 4～5 g，每日 3 次。

　　吉非贝齐　片剂：600 mg。口服，每次 600 mg，每日 2 次。

　　苯扎贝特　片剂：200 mg。口服，每次 200 mg，每日 3 次。

　　非诺贝特　片剂：100 mg、200 mg、300 mg。口服，每次 100 mg，每日 3 次。

　　阿昔莫司　胶囊剂：250 mg。口服，每次 250 mg，每日 2～3 次，餐后服。

→ 直通护考

扫码在线答题

→ 项目小结

学习内容	药物类别		常用药物
抗高血压药	一线药	利尿药	氢氯噻嗪、吲达帕胺等
		钙拮抗药	硝苯地平、尼群地平、氨氯地平等
		肾素-血管紧张素系统抑制药	血管紧张素转化酶抑制药（ACEI）：卡托普利、依那普利等
			血管紧张素Ⅱ受体阻滞药（ARB）：氯沙坦、缬沙坦等
			肾素抑制药：雷米克林等
	交感神经抑制药		中枢性降压药：可乐定等
			去甲肾上腺素能神经末梢阻滞药：利血平、胍乙啶等
			α_1 受体阻滞药：哌唑嗪、特拉唑嗪等
			β受体阻滞药：普萘洛尔、美托洛尔、阿替洛尔等
	血管扩张药		硝普钠等
抗慢性心功能不全药	正性肌力药		强心苷类：地高辛、洋地黄毒苷、毛花苷 C、毒毛花苷 K 等
			非强心苷类：①磷酸二酯酶抑制药：氨力农、米力农等
			②儿茶酚胺类：多巴酚丁胺等
	减轻心脏负荷药		利尿药：氢氯噻嗪、螺内酯、呋塞米等
			血管扩张药：硝酸甘油、硝酸异山梨醇、硝普钠、肼屈嗪等
			肾素-血管紧张素系统抑制药：卡托普利、氯沙坦等
			β受体阻滞药：卡维地洛、比索洛尔、美托洛尔等

续表

学习内容	药物类别	常用药物
抗心律失常药	钠通道阻滞药	Ⅰa类(适度阻滞钠通道):奎尼丁、普鲁卡因胺等 Ⅰb类(轻度阻滞钠通道):利多卡因、苯妥英钠、美西律等 Ⅰc类(重度阻滞钠通道):普罗帕酮、氟卡尼等
	β受体阻滞药	普萘洛尔、美托洛尔、阿替洛尔等
	延长动作电位时程药	胺碘酮等
	钙拮抗药	维拉帕米、地尔硫䓬等
抗心绞痛药	硝酸酯类药	硝酸甘油、硝酸异山梨酯、单硝酸异山梨酯等
	β受体阻滞药	普萘洛尔、美托洛尔、阿替洛尔等
	钙拮抗药	硝苯地平、维拉帕米、地尔硫䓬等
调血脂药	羟甲基戊二酰辅酶A(HMG-CoA)还原酶抑制药	洛伐他汀、辛伐他汀、普伐他汀、氟伐他汀、阿托伐他汀等
	苯氧酸类	吉非贝齐、苯扎贝特、非诺贝特等
	胆汁酸螯合剂	考来烯胺、考来替泊等
	烟酸类	烟酸、阿昔莫司等
	其他调血脂药	多烯脂肪酸、普罗布考等

（陈　佳）

血液与造血系统药

扫码看课件

学习目标

【知识目标】 掌握维生素K、肝素、铁制剂等代表药物的药理作用、临床应用、不良反应与用药护理;熟悉华法林、链激酶、叶酸的药理作用、临床应用、不良反应与用药护理;了解凝血与抗凝血的生理过程与药物的作用机制;了解纤维蛋白溶解药、血容量扩充药的作用特点与临床应用。

【能力目标】 学会观察本类药物的疗效和不良反应,能够熟练进行用药护理。

【思政目标】 具有理解患者病痛,主动关爱患者,坚持"以患者为中心,以质量为核心"的职业理念,做到不忘初心,为患者健康保驾护航。

→ 项目导言

学习血液与造血系统药,有助于护士在护理出血、血栓栓塞、贫血等常见病症患者时,能遵医嘱合理用药,并学会观察药物疗效和不良反应,做好用药护理,提高用药指导及宣教能力。

任务一　促凝血药

案例引导

患儿,男,3月龄,母乳喂养,近来常呕吐、腹泻伴有皮下出血,入院诊断为维生素K缺乏症,给予维生素K治疗后出血缓解。

工作任务:

1. 请说出维生素K的用药护理。

2. 在本案例中,护士应该具备哪些专业精神和职业素养?

案例解析

促凝血药是指能加速血液凝固或抑制纤维蛋白溶解、降低毛细血管通透性而使出血停止的药物,又称止血药,用于治疗出血性疾病。本类药主要通过参与凝血因子的合成,抑制纤溶酶原激活因子,或直接发挥凝血酶作用而产生凝血作用。按作用机制可将其分为以下四类。

一、促凝血因子生成药

维生素 K(vitamin K)

临床应用的维生素K有维生素 K_1、维生素 K_2、维生素 K_3、维生素 K_4 四种类型。维生素 K_1 从植物中提取,如菠菜、番茄等,维生素 K_2 由肠道细菌合成,二者为天然品,是脂溶性维生素,吸收需要胆汁协助;维生素 K_3 和维生素 K_4 为人工合成品,是水溶性维生素,吸收不需要胆汁协助。

【药理作用】 维生素 K 作为羟化酶的辅酶,参与肝内凝血因子Ⅱ、Ⅶ、Ⅸ、Ⅹ的合成。当维生素 K 缺乏时,上述凝血因子合成减少,凝血酶原时间延长,常引起皮下、牙龈及胃肠出血等,及时应用维生素 K 可达到止血的目的。另外,本药还具有解痉镇痛的作用。

【临床应用】

1.防治维生素 K 缺乏所致的出血

(1)胆汁缺乏引起维生素 K 吸收障碍所致的出血:如阻塞性黄疸、胆瘘、肝病及慢性腹泻等所致的出血。

(2)维生素 K 合成障碍所致的出血:如早产儿、新生儿及长期应用广谱抗生素抑制肠道细菌等原因所致的出血。

(3)凝血酶原(凝血因子Ⅱ)过低所致的出血:如长期应用香豆素类、水杨酸类等药物或灭鼠药中毒等所致的出血。

2.解痉镇痛 维生素 K 肌内注射可缓解胆绞痛、胃肠绞痛等。

【不良反应与用药护理】

(1)维生素 K₃、维生素 K₄刺激性强,口服易引起恶心、呕吐等反应,宜饭后服用;肌内注射可导致局部红肿、疼痛、硬结等,宜选臀大肌深部注射,注射时必须抽回血,以免误入静脉。

(2)静脉注射过快会出现面部潮红、胸痛、胸闷、出汗、血压下降等虚脱现象。静脉给药时,宜用 0.9% 氯化钠注射液或葡萄糖注射液稀释,不可用其他溶液稀释。本药对光敏感,需现配现用,滴注时也需避光,同时严密监测患者的血压、体温、脉搏及心率。

(3)较大剂量维生素 K₃、维生素 K₄可致新生儿和早产儿溶血性贫血、高胆红素血症及黄疸;维生素 K₃对葡萄糖-6-磷酸脱氢酶(G6PD)缺乏的患者还可能诱发急性溶血性贫血。

(4)肝硬化等严重肝功能不良所致的出血,应用维生素 K 无效。

【禁忌证】 葡萄糖-6-磷酸脱氢酶缺乏的患者、严重肝病患者及孕妇禁用。

 知识拓展

机体对药物作用的影响——以维生素 K 作用为例

维生素 K 参与凝血因子Ⅱ、Ⅶ、Ⅸ、Ⅹ的合成而发挥促凝血作用,而这个过程需要在肝脏完成,且需要一定时间(8～24 h)。肝脏功能影响其促凝血作用,肝功能低下者则难以发挥维生素 K 的促凝血作用,从而导致药效下降甚至失效。所以,离开患者机体实际情况,单纯谈药物的疗效是不可取的。对依赖机体作用才能发挥良好效果的药物,在用药前应充分了解患者的身体状况,尤其是肝肾功能,如有异常,应及时报告医生;用药后注意观察药物疗效和不良反应。

凝 血 酶

凝血酶(thrombin)是从猪、牛血中提取精制而成的白色或微黄色冻干粉末。可催化血中的纤维蛋白原(凝血因子Ⅰ)水解为纤维蛋白,主要用于局部止血,必须与创面直接接触才能起效。如用于创口,可使血液凝固而止血;口服或局部灌注也可用于消化道出血。遇酸、碱、重金属盐可使本药失活,使用要现用现配,严禁注射给药,否则可导致血栓形成、局部组织坏死。

二、促血小板生成药

酚磺乙胺(etamsylate)

酚磺乙胺又名止血敏,本药能促进血小板生成并增加血小板的黏附性和聚集性,还可以降低毛细血管的通透性,具有止血作用迅速、维持时间长、毒性低等特点。临床适用于手术前后预防性出血、各种内脏出血和皮肤出血,也可用于血小板减少性紫癜及过敏性紫癜的治疗。偶见恶心、头痛等不良反应,静脉注射可见过敏反应。

三、抑制纤维蛋白药

氨甲苯酸（aminomethylbenzoic acid）

氨甲苯酸又名止血芳酸，能竞争性抑制纤溶酶原激活因子，使纤溶酶原不能转变为纤溶酶，从而抑制纤维蛋白溶解，发挥止血作用。大剂量时可直接抑制纤溶酶的活性。临床用于治疗纤溶亢进引起的出血，如肝、脾、肺、前列腺、甲状腺、肾上腺等外伤或手术所致的出血；也可用于治疗链激酶和尿激酶所致的出血。本药毒性较低，副作用少，但过量可致血栓形成，并可诱发心肌梗死。

氨甲环酸（tranexamic acid）

氨甲环酸又名止血环酸、凝血酸。药理作用与临床应用与氨甲苯酸相似，但作用较强。本药不宜与苯唑西林、口服避孕药合用。

四、血管收缩药

垂体后叶素（pituitrin）

垂体后叶素是从猪、牛、羊的神经垂体中提取出来的成分，主要含有血管升压素和缩宫素两种成分。

垂体后叶素可直接作用于血管平滑肌，使小动脉、小静脉及毛细血管收缩，血流速度减慢，在血管破损处形成血凝块，从而发挥止血作用。临床用于肺咯血及肝门静脉高压引起的上消化道出血。血管升压素还能增加肾脏远曲小管和集合管对水的重吸收，使尿量减少，具有抗利尿作用，临床用于尿崩症的治疗。

静脉滴注速度过快，可出现面色苍白、胸闷、心悸、血压升高、胸痛等不良反应，偶见过敏反应。禁用于高血压、冠心病、心功能不全及肺源性心脏病患者。

任务小结

学习内容	药物分类	代表药物	不良反应与用药护理
促凝血药（止血药）	促凝血因子生成药	维生素 K、凝血酶	胃肠道反应、血栓形成等，使用时需现配现用
	促血小板生成药	酚磺乙胺	恶心、头痛、过敏反应等
	抑制纤维蛋白药	氨甲苯酸、氨甲环酸	血栓形成、心肌梗死等
	血管收缩药	垂体后叶素	胸闷、心悸、血压升高、胸痛等

（付江琴）

任务二　抗凝血药和抗血栓药

案例引导

患者，女，60 岁，诊断为冠心病 2 年。因突发心悸、胸闷伴心前区疼痛入院就诊。经查，诊断为急性心肌梗死。经尿激酶 150 万 U 溶栓治疗后，给予肝素钠注射液 8000 U，稀释于 0.9％氯化钠注射液 200 mL 静脉滴注，每 4 h 1 次。患者用药后自觉心前区疼痛逐渐缓解，但皮下多处发现出血点。

工作任务：

1. 患者使用肝素后出现了什么不良反应？应如何处理？

2. 请说出肝素的用药护理。

案例解析

一、抗凝血药

抗凝血药是一类通过抑制凝血过程中的多个环节、阻碍纤维蛋白形成,阻止血液凝固的药物,主要用于血栓栓塞性疾病的预防和治疗。

(一)体内、体外抗凝血药

肝素(heparin)

肝素因最初来源于肝脏而得名,是一种黏多糖硫酸酯,药用肝素是从猪肠黏膜或牛肺中提取的,口服不易吸收,一般采用静脉或皮下给药,主要经肝代谢,极少以原形从肾排出,肺栓塞及肝功能不全者半衰期延长。

【药理作用】 肝素通过激活抗凝血酶Ⅲ(AT-Ⅲ)的抗凝血活性,并使其灭活凝血因子的反应提高数百倍乃至数千倍;抑制纤维蛋白;抑制血小板黏附和聚集而发挥抗凝血作用。故在体内、体外均有效,抗凝血效应迅速而强大,但对已形成的血栓无溶解作用。

【临床应用】

1.防治血栓栓塞性疾病 如深静脉血栓、肺栓塞、脑栓塞以及急性心肌梗死等,防治血栓的形成与扩大。

2.防治弥散性血管内凝血(DIC) 早期应用可防止微血栓形成,避免纤维蛋白原及其他凝血因子的耗竭而引起的继发性出血。

3.其他 用于体外循环、器官移植、心血管手术、心导管检查、血液透析等。

 **知识拓展**

弥散性血管内凝血

弥散性血管内凝血(DIC)是一个复杂的病理过程,根据其病理生理特点及发展过程,典型者可经过三期:①高凝期:由于凝血系统被激活,所以多数患者血中凝血酶含量增多,导致微血栓的形成,此时以血液高凝状态为主要表现。②消耗性低凝期:由于凝血系统被激活和微血栓的形成,凝血因子、血小板因子消耗而减少,此时常伴有继发性纤溶亢进,所以有出血的表现。③继发性纤溶亢进期:在凝血酶及凝血因子Ⅻa的作用下,纤溶酶原激活物被激活,从而使大量纤溶酶原转变成纤溶酶,所以此期出血尤为明显。

【不良反应与用药护理】

1.自发性出血 肝素过量易致自发性出血,表现为黏膜出血、关节腔积血和伤口出血等。一旦发生应立即停药,若大量出血不止,则注射鱼精蛋白对抗。1 mg鱼精蛋白可中和100 U肝素,若肝素注射已超过0.5 h,鱼精蛋白的用量应减半。注射鱼精蛋白速度不宜过快,以免抑制心肌,引起血压下降、心动过缓和呼吸困难。

2.过敏反应 偶可引起发热、荨麻疹、哮喘等过敏反应,发现后立即停药,并进行抗过敏治疗。

3.其他 连续用药3~6个月可引起骨质疏松,导致自发性骨折;可发生短暂性血小板减少症;孕妇应用可引起早产及胎儿死亡。有出血倾向、严重肝肾功能不全、黄疸、重症高血压患者禁用。与水杨酸类药物或者其他抗凝血药合用时,会增加出血风险,应避免合用。

(二)体内抗凝血药

华法林(warfarin)

【药理作用】 华法林为香豆素类口服抗凝血药。其化学结构与维生素K相似,对抗维生素K活化凝血因子的作用,阻碍凝血因子Ⅱ、Ⅶ、Ⅸ、Ⅹ的合成,从而发挥抗凝血作用。但对已形成的凝血因子无影响。故仅体内有效,体外无效。华法林口服需要12~24 h才起效,3日达高峰,停药后作用尚可维持3~4日。

【临床应用】　用于防治血栓栓塞性疾病,如心房颤动、心脏瓣膜病所致的血栓栓塞,还可用于预防术后静脉血栓,如关节固定、人工置换心脏瓣膜等手术。

【不良反应与用药护理】　过量易致自发性出血,常见鼻出血、牙龈出血、皮肤瘀斑及内脏出血,严重者可引起颅内出血。用药期间必须监测凝血酶原时间,应调整剂量,将凝血酶原时间控制在25～30 s。用量过大引起出血时,应立即停药,并给予大剂量维生素 K 对抗,必要时输注新鲜血液。禁忌证同肝素。

(三)体外抗凝血药

枸橼酸钠(sodium citrate)

枸橼酸钠又名柠檬酸钠,为体外抗凝血药。枸橼酸根离子与血浆中的 Ca^{2+} 结合成难解离的可溶性络合物,降低血浆中游离 Ca^{2+} 浓度,使血液不易凝固。因枸橼酸根离子在体内会被及时氧化,失去络合 Ca^{2+} 的作用,故体内无抗凝血作用,仅用于体外抗凝血。大量输血(超过 1000 mL)或输血速度过快,可引起低血钙,导致手足搐搦、心功能不全、血压降低等,新生儿及幼儿尤其容易发生,应静脉注射钙剂对抗。

二、抗血栓药

抗血栓药又称溶栓药或纤维蛋白溶解药,可使纤溶酶原转变为纤溶酶,降解纤维蛋白和纤维蛋白原,导致血栓溶解,但此类药对纤维蛋白无特异性,诱发血栓溶解的同时常伴有严重出血,且对于形成已久并已机化的血栓难以发挥作用。

链激酶(streptokinase,SK)

链激酶又名溶栓酶,是从 β 溶血性链球菌培养液中提取的一种蛋白质,目前已能用基因重组技术生产,称为重组链激酶。

【药理作用】　链激酶与纤溶酶原形成链激酶-纤溶酶原复合物,促进纤溶酶原转变成纤溶酶,从而迅速水解纤维蛋白,使血栓溶解。

【临床应用】　主要用于急性血栓栓塞性疾病,如深静脉血栓、肺栓塞、眼底血管栓塞;静脉或冠状动脉内注射可使急性心肌梗死面积缩小,梗死血管的血流重建。血栓形成不超过 6 h 用药疗效较好,对于形成已久并已机化的血栓无溶解作用。

【不良反应与用药护理】　因对纤维蛋白的作用无特异性,溶解血栓的同时可诱发严重出血,可静脉注射氨甲苯酸等解救。还可引起皮疹、药物热等过敏反应,甚至出现过敏性休克。静脉注射速度过快可致低血压。禁用于出血性疾病、新近创伤、消化性溃疡、严重高血压及产妇分娩前后。

尿激酶(urokinase,UK)

尿激酶是由人肾细胞合成的,药用品是从尿中提取的一种蛋白水解酶冰冻干燥制剂,无抗原性,能直接激活纤溶酶原转变为纤溶酶而降解纤维蛋白,对新鲜血栓效果好。临床应用和不良反应与链激酶相似,不易引起过敏反应。

本品每瓶 25 万 U,须用灭菌注射用水 5 mL 溶解,不得用其他溶液溶解,不能用酸性液体稀释,要求配制后立即使用。剂量过大也可致出血,其对抗药及禁忌证同链激酶。

组织型纤溶酶原激活物(tissue-type plasminogen activator,t-PA)

组织型纤溶酶原激活物的作用机制是激活血栓中已与纤维蛋白结合的纤溶酶原,使其转为纤溶酶而溶解血栓。对循环中游离型纤溶酶原的激活作用较弱,因此对血栓部位有一定的选择性,出血的并发症少见。用于治疗急性心肌梗死和肺栓塞,使血管阻塞再通率比链激酶高,且不良反应小,是较好的第二代溶栓药。同类药物还有阿替普酶、替奈普酶等。

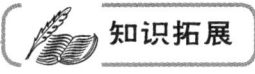 **知识拓展**

抗凝血药的发展

抗凝血药只能防止血栓形成和抑制已形成血栓的进一步发展,对已形成血栓的疗效不佳。20 世纪 30 年代,纤维蛋白溶解药开始应用。第一代产品包括链激酶和尿激酶,能溶解循环中的血栓;第二代产品包括组织型纤溶酶原激活物等,能选择性地溶解血凝块,全身纤溶作用较小;第三代产品包括瑞替普酶等,具有选择性溶栓作用更强、全身纤溶作用更小、半衰期更长等优点。纤维蛋白溶解药能溶解血栓、重建血流,对急性心肌梗死、脑栓塞等血栓栓塞性疾病的治疗具有重要意义。血小板是形成血栓的主要成分,并能促进血栓的形成。从 20 世纪 60 年代开始,抗血小板药也用于血栓栓塞性疾病的治疗,如双嘧达莫、阿司匹林和强效的噻氯匹定。

 任务小结

学习内容	代表药物	药理作用	不良反应与用药护理
抗凝血药	肝素	激活 AT-Ⅲ,抑制血小板黏附和聚集阻碍凝血因子合成	自发性出血(鱼精蛋白对抗)
	华法林		自发性出血(维生素 K 对抗)
	枸橼酸钠	降低游离 Ca^{2+} 浓度	低血钙、手足搐搦(钙剂对抗)
抗血栓药	链激酶、尿激酶、组织型纤溶酶原激活物	促进纤溶酶原转变为纤溶酶	出血、过敏反应、低血压等

(付江琴)

任务三 抗贫血药

 案例引导

患者,女,14 岁,有挑食、偏食等习惯。近 1 年来食欲越来越差,出现头晕、乏力、记忆力下降、面色苍白。医院检查:Hb 95 g/L,诊断为轻度缺铁性贫血。医嘱:硫酸亚铁片,每次 0.3 g,每日 3 次,饭后服。

工作任务:

1.请说出影响铁剂吸收的因素。

2.针对此患者,护士应如何做好用药护理?

案例解析

贫血是指循环血液中的红细胞数或血红蛋白(Hb)浓度低于正常值。临床常见三种类型:缺铁性贫血、巨幼红细胞性贫血和再生障碍性贫血。缺铁性贫血是由铁质缺乏而不能满足机体造血用铁量的需要所致,患者血红蛋白浓度下降,红细胞呈小细胞低色素性;巨幼红细胞性贫血是由叶酸或维生素 B_{12} 缺乏引起,红细胞呈大细胞高色素性;再生障碍性贫血是由骨髓造血功能障碍引起的红细胞、白细胞、血小板减少。

一、铁剂

临床常用铁剂有硫酸亚铁(ferrous sulfate)、枸橼酸铁铵(ammonium ferric citrate)、葡萄糖酸亚铁(ferrous gluconate)、富马酸亚铁(ferrous fumarate)和右旋糖酐铁(iron dextran)等。

【体内过程】 口服铁剂或食物中的铁以 Fe^{2+} 形式主要在十二指肠和空肠上段吸收。某些食物及药物会影响铁的吸收,如中和胃酸药、高钙和高磷酸盐食物、茶叶或某些含鞣酸的食物、四环素等可妨碍铁的吸收;维生素 C 及食物中的还原物质(果糖、半胱氨酸等)可促进 Fe^{3+} 还原成 Fe^{2+},有助于铁的吸收。铁剂转运到肝、脾、骨髓等组织中储存。铁的排泄主要通过肠黏膜细胞脱落及胆汁、尿液、汗液等排出体外。正常人每日失铁量约为 1 mg,可从食物中补充。

知识拓展

哪些食物富含铁

人们常说菠菜能补铁,事实上,菠菜不仅含铁量低,其本身所含的鞣酸还能络合食物中的铁,使铁吸收减少,不利于贫血的纠正。植物性食物中含铁量较高的有苜菜和红蘑,动物性食物中含铁丰富的有动物血、动物肝脏、瘦肉、鱼类、禽类等,蛋黄、兔肉中铁含量虽然高,但人体仅能吸收 3% 左右。动物性食物中铁的含量及吸收率都高于植物性食物。护士应指导患者在饮食上注意荤素搭配,并进食铁强化食品,从而保证铁的合理摄入。

【药理作用】 铁是合成血红蛋白必不可少的原料。吸收到骨髓的铁,吸附在有核红细胞膜上,并进入细胞内的线粒体与原卟啉结合形成血红素,再与珠蛋白结合形成血红蛋白。

【临床应用】 主要用于各种原因所致的缺铁性贫血:①急慢性失血:如月经过多、消化性溃疡出血等。②对铁的需要量增加或供给不足:如营养不良,处于妊娠期、哺乳期及儿童生长发育期。③铁的吸收障碍:如萎缩性胃炎、慢性腹泻等。

硫酸亚铁和富马酸亚铁吸收良好,对肠道刺激小,铁利用率高;枸橼酸铁铵为三价铁,吸收差,但刺激性小,可制成糖浆供小儿应用;右旋糖酐铁供注射应用,毒性较大,仅限用于少数严重贫血不能口服者。

【不良反应与用药护理】

1. 胃肠道反应 铁剂刺激胃肠道引起恶心、呕吐、上腹部不适、腹泻等,宜餐后服用。此外,Fe^{2+} 与肠腔中的硫化氢结合生成的硫化铁会减弱肠蠕动,易引起便秘、黑便,注意与上消化道出血引起的黑便加以区别。

2. 急性中毒 小儿误服 1 g 以上铁剂可致急性中毒,表现为恶心、呕吐、血性腹泻、惊厥,甚至休克、死亡。急救时用磷酸盐溶液或碳酸盐溶液洗胃,并用特殊解毒剂去铁胺注入胃内以结合残存的铁,同时采取抗休克治疗。

3. 过敏反应 少数患者出现发热、头晕、头痛、荨麻疹,严重时表现为过敏性休克。一旦出现过敏反应,应立即停药,并给予抗过敏治疗。

二、维生素类

叶酸(folic acid)

叶酸广泛存在于动植物性食物中,绿色蔬菜中含量最多,人体不能自身合成,必须从食物中获取。正常人体每日最低需要量约为 50 μg。

【药理作用】 叶酸是机体细胞生长和分裂所必需的物质。食物中的叶酸或叶酸制剂进入体内被还原为具有活性的四氢叶酸,四氢叶酸是一碳单位的传递体,参与 DNA 的合成,并与维生素 B_{12} 共同促进红细胞的生长和成熟。

【临床应用】 叶酸可用于各种原因所致的巨幼红细胞性贫血,对营养不良、婴儿期和妊娠期巨幼红细胞性贫血疗效较好,与维生素 B_{12} 合用效果更好。叶酸对抗药氨甲蝶呤、乙胺嘧啶、甲氧苄啶所致的巨幼红细胞性贫血,因二氢叶酸还原酶被抑制,应用叶酸无效,需用亚叶酸钙治疗。对维生素 B_{12} 缺乏所致的恶性贫血,大剂量叶酸只能纠正血常规检查指标,不能改善神经症状,故治疗时应与维生素 B$_{12}$合用才有效。

【不良反应与用药护理】 罕见过敏反应,如发生应立即停药,并给予抗过敏治疗。

维生素 B$_{12}$(vitamin B$_{12}$)

维生素 B$_{12}$为含钴的复合物,广泛存在于动物内脏、牛奶、蛋黄中。正常人每日仅需 1 μg。食物中的维生素 B$_{12}$必须与胃黏膜壁细胞分泌的内因子结合形成复合物,在内因子的保护下进入空肠被吸收。当胃黏膜萎缩时,内因子分泌减少,维生素 B$_{12}$吸收障碍,引起恶性贫血,用维生素 B$_{12}$治疗此类贫血时,必须采用注射给药。注射用维生素 B$_{12}$主要经肾排泄。

【药理作用与临床应用】 维生素 B$_{12}$参与机体多种代谢过程,为细胞发育成熟和维持神经髓鞘完整所必需的物质,用于治疗恶性贫血和巨幼红细胞性贫血,必须与叶酸合用;也可用于神经炎、神经萎缩、肝脏疾病和再生障碍性贫血的辅助治疗。

【不良反应与用药护理】 偶见过敏反应,严重者可致过敏性休克,有过敏史者禁用。

三、其他类

红细胞生成素(erythropoietin,EPO)

红细胞生成素是由肾脏近曲小管管周细胞分泌的一种糖蛋白,药用品由基因重组技术获得。红细胞生成素能促进红系干细胞的增生、分化和成熟,并促使骨髓释放网织红细胞,增加红细胞的数量和血红蛋白的含量,提高红细胞膜的抗氧化功能。用于多种原因引起的贫血,对慢性肾衰竭所致的贫血疗效最好,对再生障碍性贫血及肿瘤化疗、结缔组织病所致的贫血也有效。不良反应有高血压和诱发脑血管意外。

→ 任务小结

学习内容	代表药物	药理作用	临床应用
抗贫血药	硫酸亚铁、枸橼酸铁铵	参与血红蛋白的合成	缺铁性贫血
	叶酸 维生素 B$_{12}$	促进红细胞的生长和成熟	治疗恶性贫血和巨幼红细胞性贫血
	红细胞生成素	促进红系干细胞的增生、分化和成熟	多种原因引起的贫血

(付江琴)

任务四 血容量扩充药

血量扩充药又称血浆代用品,是一类能提高血浆胶体渗透压,增加血容量,改善微循环的高分子物质。目前临床最常用的是右旋糖酐。

右旋糖酐(dextran)

右旋糖酐为高分子化合物,是葡萄糖的聚合物。根据聚合的葡萄糖分子数目的不同,分为不同相对分子质量的产品。临床上常用的有中分子右旋糖酐(右旋糖酐 70,平均相对分子质量为 70000)、低分子右旋糖酐(右旋糖酐 40,平均相对分子质量为 40000)和小分子右旋糖酐(右旋糖酐 10,平均相对分子质量为 10000)。

【药理作用】

1. 扩充血容量 中分子右旋糖酐相对分子质量较大,可提高血浆胶体渗透压,从而迅速扩充血容量,维持血压。作用强度与维持时间随相对分子质量的减小而降低或缩短。

2. 改善微循环 低分子和小分子右旋糖酐可结合于红细胞表面,使红细胞不易凝聚,并增加血容量,稀释血液,故可起到改善微循环的作用。

3. 抗凝血作用 低分子和小分子右旋糖酐可抑制血小板聚集及纤维蛋白聚合,并对凝血因子Ⅱ有抑制作用,因而能防止血栓形成,改善微循环。

4. 渗透性利尿作用 低分子和小分子右旋糖酐相对分子质量较小,极易由肾小球滤过,且不被肾小管重吸收,可致肾小管管腔内渗透压升高,水重吸收减少而利尿。

【临床应用】

1. 低血容量性休克 中分子右旋糖酐扩充血容量作用强,用于防治急性失血、创伤、烧伤等低血容量性休克。

2. 中毒性休克 低分子和小分子右旋糖酐改善微循环作用较好,用于中毒性、外伤性、失血性休克,防止休克后期的 DIC。

3. 血栓栓塞性疾病 低分子和小分子右旋糖酐用于防治脑血栓形成、心绞痛、心肌梗死、血栓闭塞性脉管炎及视网膜动、静脉血栓等。

4. 渗透性利尿 低分子和小分子右旋糖酐的相对分子质量较小,易从肾小球滤过,而不被肾小管重吸收,可发挥渗透性利尿作用,适用于防治急性肾损伤。

【不良反应与用药护理】 偶见过敏反应如发热、荨麻疹等。严重者可致过敏性休克,用药前可取 0.1 mL 做皮试;静脉滴注速度要慢;剂量过大或连续应用可致凝血功能障碍,可用抗纤维蛋白溶解药对抗;禁用于血小板减少症、出血性疾病、心功能不全等;肾功能不全和肺水肿者慎用。

【常用制剂与用法】

维生素 K_1 注射剂:10 mg/mL。肌内注射或静脉注射,每次 10 mg,每日 1～2 次。

维生素 K_3 注射剂:2 mg/mL、4 mg/mL。肌内注射,每次 4 mg,每日 1～2 次。

维生素 K_4 片剂:2 mg、4 mg。口服,每次 2～4 mg,每日 3 次。

酚磺乙胺 片剂:0.25 g、0.5 g。治疗出血:口服,每次 0.5～1 g,每日 3 次。注射剂:0.25 g/2 mL、0.5 g/5 mL。肌内注射或静脉注射。预防手术出血:每次 0.25～0.5 g,每日 2～3 次。

肝素钠 注射剂:1000 U/2 mL、5000 U/2 mL、12500 U/2 mL。静脉注射或静脉滴注,5000～10000 U,用 5%～10% 葡萄糖注射液或 0.9% 氯化钠注射液稀释,每日总量为 25000 U,过敏体质者先试用 1000 U,如无反应可用至足量。

依诺肝素 注射剂:2000 U/0.2 mL、40000 U/0.4 mL、6000 U/0.6 mL。皮下注射,每次 150 U/kg,每日 2 次。

华法林 片剂:2.5 mg、5 mg。口服,首日 5～20 mg,次日起每日 2.5～7.5 mg 维持。同时应根据凝血酶原时间调整剂量。

双香豆素 片剂:50 mg。口服,首日 100～200 mg,次日起每日 50～100 mg 维持。

醋硝香豆素 片剂:1 mg、4 mg。口服,首日 8～12 mg,次日 2～8 mg,分次服用,维持量为每日 1～6 mg。

氨甲苯酸 注射剂:0.05 g/5 mL、0.1 g/10 mL。每次 0.1～0.3 g,用 5% 葡萄糖注射液或 0.9% 氯化钠注射液 10～20 mL 稀释后缓慢静脉注射,每日总量不超过 0.6 g。片剂:0.25 g。口服,每次 0.25～0.5 g,每日 2～3 次,每日总量不超过 2 g。

氨甲环酸 片剂或胶囊剂:0.125 g、0.25 g。口服,每次 0.25 g,每日 3～4 次。注射剂:0.1 g/2 mL、0.25 g/5 mL。每次 0.25 g,每日 1～2 次。静脉注射或静脉滴注,静脉注射以 25% 葡萄糖注射液稀释,静脉滴注以 5%～10% 葡萄糖注射液稀释。

硫酸亚铁 片剂:0.3 g。饭后口服,每次 0.3 g,每日 3 次。

枸橼酸铁铵 糖浆剂:10%。饭后口服,每次 5～10 mL,每日 3 次。

富马酸亚铁 片剂或胶囊剂:0.2 g。口服,每次 0.2～0.4 g,每日 3 次。

右旋糖酐铁 注射剂:25 mg/mL。深部肌内注射,每次 25～50 mg,每日 1 次。

叶酸 片剂:5 mg。口服,每次 5～10 mg,每日 3 次。注射剂:15 mg/mL。肌内注射,每次 15～30 mg,

每日 1 次。

维生素 B_2　注射剂：0.05 mg/mL、0.1 mg/mL、0.5 mg/mL、1 mg/mL。肌内注射，每次 0.05～0.5 mg，每日 1 次。

右旋糖酐 70　注射剂：6% 溶液，100 mL、250 mL、500 mL。静脉滴注，每次 500 mL，20～40 mL/min，极量为每日 1000～1500 mL。

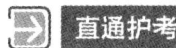 直通护考

扫码在线答题

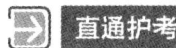 项目小结

分类	代表药物	临床应用	不良反应	用药护理
促凝血药	维生素 K	治疗维生素 K 缺乏所致的出血	胃肠道反应、局部红肿、溶血性贫血	饭后服用，注射选择深部肌内注射，G6PD 缺乏者、孕妇、严重肝病患者禁用
抗凝血药和抗血栓药	肝素	防治血栓栓塞性疾病	自发性出血、过敏反应	出血者缓慢注射鱼精蛋白对抗，过敏患者配合抗过敏治疗缓解症状
抗贫血药	铁剂、叶酸、维生素 B_{12}	治疗缺铁性贫血及巨幼红细胞性贫血	铁剂对胃肠道有刺激，过量可导致急性中毒	饭后或两餐间服用可减轻胃肠道反应，对中毒者，立即催吐、洗胃，并使用解毒药
血容量扩充药	右旋糖酐	低血容量性休克、中毒性休克	过敏反应，大剂量导致凝血功能障碍和出血	用药前先做皮试，静脉给药速度宜缓慢，出现凝血功能障碍时可用抗纤维蛋白溶解药对抗

（付江琴）

抗组胺药和作用于子宫药

扫码看课件

学习目标

【知识目标】 掌握 H_1 受体阻断药的药理作用、临床应用、不良反应与用药护理。熟悉 H 受体阻断药的分类及代表药物,缩宫素和麦角新碱的作用特点与临床应用、不良反应与用药护理。了解其他药物的作用特点与临床应用,了解组胺受体分布及效应。

【能力目标】 学会观察本项目药物的疗效和不良反应。能够熟练进行用药护理。具备本项目用药的咨询服务能力。

【思政目标】 能够关爱患者。具有爱伤情怀、生命至上、救死扶伤的职业精神。

项目导言

通过抗组胺药和作用于子宫药的学习,掌握临床常见变态反应性疾病、晕动病的用药,抑制胃酸分泌药的药理作用与临床应用、不良反应与用药护理;熟悉妇产科的催产与引产、子宫出血与子宫复旧的临床用药及用药护理,从而具备指导临床合理、安全用药的能力。

任务一 抗组胺药

案例引导

患者,男,39 岁,从事驾驶工作,食用海鲜后,出现打喷嚏、鼻塞、流涕,局部皮肤出现红色突起伴有瘙痒,就医后诊断为过敏性鼻炎、过敏性皮炎。给予异丙嗪抗过敏治疗后,出现口干、嗜睡等现象。

案例解析

工作任务:

1. 此给药方案是否合理? 为什么?

2. 请说明第一代与第二代 H_1 受体阻断药的作用特点及临床应用的区别。

 知识拓展

组胺与过敏介质

组胺是由组氨酸经特异性的组氨酸脱羧酶脱羧产生的一种自体活性物质,广泛存在于肥大细胞及嗜碱性粒细胞颗粒中,皮肤、支气管黏膜及肺中浓度较高,当机体受到刺激或发生变态反应时,这些细胞脱颗粒,引起组胺的释放,从而与组胺受体作用产生相应的效应。

5-羟色胺(5-HT)又称血清素,分布于肠嗜铬细胞,具有兴奋心脏、收缩血管、促进胃肠液分泌、兴奋支气管平滑肌、参与调控睡眠和促进血小板聚集等作用。

白三烯(LTs)是花生四烯酸经 5-脂氧酶代谢途径的产物,具有收缩支气管、使黏液分泌增加、收缩小动脉、扩张小静脉、使毛细血管通透性增强和使血浆外渗而引起水肿等作用。

目前组胺受体有 H_1、H_2、H_3 三种亚型,组胺受体的分布及效应见表 8-1。

表 8-1　组胺受体的分布及效应

受体类型	分布	效应
H_1	平滑肌(支气管、胃肠道、子宫)	收缩
	皮肤血管	扩张、通透性增强
	心房肌、房室结	收缩增强、传导减慢
H_2	胃壁细胞	胃酸分泌增加
	血管	扩张
	心室肌、窦房结	收缩增强、心率加快
H_3	中枢与外周神经末梢	负反馈性调节组胺合成与释放

抗组胺药在体内与相应组胺受体结合,从而产生竞争性拮抗组胺作用。根据药物阻断受体不同,将其分为 H_1 受体阻断药和 H_2 受体阻断药。

一、H_1 受体阻断药

临床常用的 H_1 受体阻断药有两代。其作用特点比较见表 8-2。

表 8-2　常用 H_1 受体阻断药作用特点比较

	药物	抗组胺	抑制中枢	防晕止吐	抗胆碱	作用持续时间/h
第一代	苯海拉明	++	+++	++	+++	4~6
	异丙嗪	++	+++	++	+++	6~12
	氯苯那敏	+++	+	—	++	4~6
	多塞平	+++	++	—	—	4~6
	赛庚啶	+++	+	—	—	8
第二代	西替利嗪	+++	—	—	—	7~10
	氯雷他定	+++	—	—	—	24
	特非那定	+++	—	—	—	12~24

注:+++强;++中;+弱;—无。

【药理作用】

1. 抗 H_1 受体作用　本类药物竞争性阻断 H_1 受体,对抗组胺引起的支气管、胃肠平滑肌的收缩和小血管扩张作用,能对抗组胺所致的局部毛细血管扩张,而对 H_2 受体无阻断作用。

2. 中枢抑制作用　多数第一代 H_1 受体阻断药可通过血脑屏障,在治疗量时,其进入中枢,呈现不同程度的中枢抑制作用,尤以苯海拉明、异丙嗪作用强,表现为镇静、嗜睡等。第二代 H_1 受体阻断药不易透过血脑屏障,因此对中枢几乎无抑制作用。

3. 其他作用　第一代 H_1 受体阻断药具有阿托品样较强的抗胆碱作用,可产生防晕止吐的作用,也可引起口干、便秘、尿潴留、视物模糊、眼压升高等外周作用。第二代 H_1 受体阻断药无明显抗胆碱作用。

【临床应用】

1. 治疗皮肤黏膜变态反应性疾病 临床常用的是第二代 H_1 受体阻断药。本类药物对组胺释放引起的荨麻疹、花粉症、过敏性鼻炎、花粉病等效果好，常为首选药。对昆虫咬伤引起的皮肤瘙痒和水肿有良好疗效，对药疹、接触性皮炎、血清病有一定疗效，对支气管哮喘疗效差，对过敏性休克无效。

2. 防晕止吐 临床常用的是第一代 H_1 受体阻断药。可用于预防晕车、晕船等晕动症引起的恶心、呕吐，于乘坐车船前 15～30 min 服用，常用药物为苯海拉明、异丙嗪。对妊娠呕吐和放射病呕吐也有效果。

3. 镇静催眠 第一代 H_1 受体阻断药可治疗烦躁、失眠，尤其是因变态反应性疾病引起的焦虑性失眠。异丙嗪也可与氯丙嗪、哌替啶组成冬眠合剂，用于人工冬眠。

 **知识拓展**

荨 麻 疹

荨麻疹俗称风疹块，是由于皮肤、黏膜小血管扩张及渗透性增高而出现的一种局限性水肿反应，通常在 2～24 h 消退，但反复发生新的皮疹，病程迁延数日甚至数月。

临床表现：先有皮肤疼痒，随即出现风团，呈鲜红色、苍白色或皮肤色，少数患者有水肿性红斑。

荨麻疹的病因非常复杂，常见因素有食物及食品添加剂、吸入物、感染、药物、物理因素（如机械刺激、冷热、日光等）、昆虫叮咬、精神因素和内分泌改变、遗传因素等。

【不良反应与用药护理】

(1) 中枢神经系统反应：第一代 H_1 受体阻断药使用后多见嗜睡、头晕、镇静、乏力、反应迟钝、注意力不集中、共济失调等中枢神经系统抑制症状，应告诫患者在服药期间不宜驾驶车船、操纵机械或从事高空作业，以免发生意外，不宜饮酒，也不宜与中枢抑制药合用。

(2) 消化系统反应：常见口干、畏食、恶心、呕吐、便秘或腹泻等，应嘱患者饭后服药，以减轻胃肠道反应。

(3) 可引起眼压升高、视物模糊、尿潴留等，因此青光眼、尿潴留、前列腺增生、幽门梗阻患者禁用。偶见粒细胞减少及溶血性贫血。第二代 H_1 受体阻断药阿司咪唑可引起心律失常。

(4) 不宜与阿托品、三环类抗抑郁药、单胺氧化酶抑制剂合用，以免加强其抗胆碱作用；不宜与乙醇、中枢抑制药合用，以免增强中枢抑制药的作用；可干扰口服抗凝血药（如华法林）的活性，降低其疗效。

(5) 新生儿和早产儿、孕妇及哺乳期妇女禁用，重症肌无力、癫痫、哮喘、甲状腺功能亢进、糖尿病患者及老年人慎用，儿童用药过量可致激动、幻觉、抽搐，甚至死亡，因此儿童须在医生指导下用药。

(6) 本类药物刺激性较强，不宜皮下注射，应选择大肌群深部肌内注射。

二、H_2 受体阻断药

H_2 受体阻断药能选择性阻断胃黏膜壁细胞上的 H_2 受体，竞争性对抗组胺引起的胃酸分泌增加，防止或减轻胃黏膜腐蚀性损伤。常用药物有西咪替丁（cimetidine，甲氰咪胍）、雷尼替丁（ranitidine）、法莫替丁（famotidine）和尼扎替丁（nizatidine）等。用于治疗消化性溃疡。

 任务小结

抗组胺药分类	常用药物	临床应用
H_1 受体阻断药	第一代：苯海拉明、异丙嗪、氯苯那敏等	防晕止吐
	第二代：西替利嗪、氯雷他定、特非那定等	抗过敏
H_2 受体阻断药	西咪替丁、雷尼替丁、法莫替丁、尼扎替丁等	治疗消化性溃疡

（汪凤琳）

任务二　作用于子宫药

子宫平滑肌兴奋药是指选择性兴奋子宫平滑肌,促进子宫收缩的药物。其作用因子宫的生理状态和药物种类、剂量的不同而异。临床主要用于催产、引产、产后止血及子宫复旧。子宫平滑肌抑制药可抑制子宫平滑肌收缩,使子宫收缩力减弱,临床主要用于治疗痛经和防治早产。

一、子宫平滑肌兴奋药

本类药主要包括缩宫素、麦角新碱及前列腺素类等。

缩宫素(oxytocin)

缩宫素(又名催产素,OXT),主要从猪、羊、牛等动物的垂体后叶提取或人工合成,因其易被酸、碱和消化酶破坏,口服无效,须注射给药。

【药理作用】

1. 兴奋子宫平滑肌　缩宫素能直接与子宫平滑肌细胞壁上的缩宫素受体结合,兴奋子宫平滑肌,使子宫收缩力加强,频率加快,作用的强度与缩宫素的剂量和女性激素水平有关。

(1)剂量:小剂量缩宫素(2～5 U)可加强子宫(特别是妊娠末期子宫)的节律性收缩,其收缩性质与正常分娩相似,使子宫底部产生间歇性、节律性收缩,而宫颈部平滑肌松弛,以利于胎儿娩出;大剂量缩宫素(5～10 U)对宫体、宫颈产生同等强度的持续性、强直性收缩,对胎儿和母体不利。

(2)女性激素水平:雌激素能提高子宫平滑肌对缩宫素的敏感性,孕激素则降低子宫平滑肌对缩宫素的敏感性。在妊娠早期,孕激素水平较高,缩宫素对子宫平滑肌的收缩作用较弱;在妊娠末期,雌激素的水平较高,缩宫素对子宫平滑肌的收缩作用较强,特别是在临产时,子宫平滑肌对缩宫素更加敏感。

2. 促进排乳　缩宫素可使乳腺导管的肌上皮细胞收缩,促进乳汁排出,但不会增加乳汁分泌总量。

3. 其他　大剂量缩宫素可短暂扩张血管平滑肌,从而导致血压下降,还有轻微抗利尿作用。

【临床应用】

1. 催产和引产　小剂量缩宫素可用于胎位正常且无产道障碍而宫缩乏力者的催产和引产。

2. 产后止血　产后出血时立即大剂量缩宫素皮下或肌内注射,可迅速引起子宫平滑肌强直性收缩,压迫子宫肌层内血管而止血。但由于缩宫素的作用短暂,常加用麦角新碱来维持子宫的收缩状态。

3. 催乳　在哺乳前 2～3 min,用缩宫素经鼻腔喷雾吸入,以滴鼻剂滴鼻或小剂量肌内注射,吸收后可促进乳汁排出。

【不良反应与用药护理】　偶见过敏反应、恶心、呕吐、心律失常、血压下降等,过量可引起子宫强直性收缩,导致胎儿宫内窒息或子宫破裂。应用缩宫素催产、引产的过程中应注意以下两点:①严格掌握剂量和滴注速度,并根据产妇宫缩和胎心情况随时调节,以避免子宫强直性收缩;②严格掌握产妇是否有用药禁忌证,如有产道异常、前置胎盘、胎位不正、头盆不称,三次以上经产妇或有剖宫产史者禁用。

麦角新碱(ergometrine)

麦角新碱易溶于水,口服、皮下注射或肌内注射均能快速、完全吸收,代谢快,对子宫的兴奋作用强而快,但药效维持时间较短。

【药理作用与临床应用】　选择性兴奋子宫平滑肌,使子宫收缩,可用于治疗子宫出血和产后子宫复旧等。与缩宫素相比具有以下特点:①作用迅速、强大而持久,妊娠子宫比非妊娠子宫对麦角新碱更敏感,尤其是临产时和新产后最敏感;②对宫体和宫颈的作用无明显差别,稍大剂量可引起子宫强直性收缩,故不适用于催产和引产。

【不良反应与用药护理】　偶有过敏反应,严重者可出现呼吸困难,部分患者用药后可出现恶心、呕吐、面色苍白、出冷汗、血压升高等反应,妊娠毒血症、高血压、冠心病患者禁用;胎儿、胎盘未娩出前禁用,以免引起子宫破裂、胎儿宫内窒息或胎盘滞留。

二、子宫平滑肌抑制药

子宫平滑肌抑制药又称抗分娩药,是一类能促进宫平滑肌松弛的药物,主要用于治疗痛经和防治早产等。

利托君(ritodrine)

利托君(又名安宝)能选择性兴奋子宫平滑肌的 β_2 受体,降低子宫平滑肌收缩频率和强度,对妊娠子宫和非妊娠子宫均有抑制作用,可用于治疗妊娠 20~37 周的先兆早产。

因该药可同时兴奋 β_1 受体,引发不良反应,表现为心悸、胸闷、心律失常、血压升高等,还可见恶心、呕吐、震颤、头痛、焦虑不安及血糖升高等,使用时应严格掌握适应证,心脏病、肺动脉高压、甲状腺功能亢进患者及妊娠不足 20 周的孕妇禁用。

吲哚美辛(indometacin)

吲哚美辛可通过抑制环氧化酶,减少前列腺素合成,抑制前列腺素释放,呈现出对子宫收缩的非特异性抑制作用,临床可用于早产的治疗。因其能引起胎儿动脉导管提前关闭,导致肺动脉高压继而损害肾脏、减少羊水等不良反应,故在使用时应十分慎重,仅可在妊娠 32 周前短期使用。

硫酸镁(magnesium sulfate)

硫酸镁口服具有导泻的作用,注射给药时,高浓度的 Mg^{2+} 作用于子宫平滑肌细胞,拮抗 Ca^{2+} 对子宫的收缩,有较好的松弛子宫平滑肌的作用,可用于防治早产和妊娠高血压综合征及子痫发作。

→ **任务小结**

作用于子宫药	常用药物	临床应用
子宫平滑肌兴奋药	缩宫素	催产和引产
	麦角新碱	用于子宫复旧和子宫出血
子宫平滑肌抑制药	利托君、吲哚美辛、硫酸镁	用于治疗痛经和防治早产

【常用制剂与用法】

盐酸苯海拉明　片剂:25 mg、50 mg。每次 25~50 mg,每天 3 次。注射剂:20 mg/mL。每次 20 mg,每天 1~2 次,肌内注射。

茶苯海明　片剂:50 mg。预防晕动病,行车或行船前 0.5 h 口服 50 mg。

盐酸异丙嗪　片剂:12.5 mg、25 mg。每次 12.5~50 mg,每天 2~3 次。注射剂:25 mg/mL、50 mg/2 mL,每次 25~50 mg,肌内注射或静脉注射。

盐酸曲吡那敏　片剂:25 mg。每次 25 mg,每天 3 次。

马来酸氯苯那敏　片剂:4 mg。每次 4 mg,每天 3 次。注射剂:10 mg/mL、20 mg/2 mL。每次 5~20 mg,皮下注射或肌内注射。

阿司咪唑　片剂:10 mg。每次 10 mg,每天 1 次。

盐酸布可立嗪　片剂:25 mg、50 mg。每次 25~50 mg,每天 2 次。

盐酸美克洛嗪　片剂:25 mg。每次 25 mg,每天 2 次。

酒石酸苯茚胺　片剂:25 mg。每次 25 mg,每天 2~3 次。

特非那定　片剂:60 mg。每次 60 mg,每天 2 次。

缩宫素　注射剂:5 U、10 U。引产或催产:每次 2~5 U,用 5% 葡萄糖注射液 500 mL 稀释后缓慢注射,根据宫缩及胎儿情况随时调节。防治产后出血或子宫复原:5~10 U 加入 5% 葡萄糖注射液中静脉滴注。

催乳：在哺乳前 2～3 min，用滴鼻剂，每次 3 滴，滴入一侧或两侧鼻孔。

垂体后叶素　注射剂：5 U、10 U。防治产后出血：必须在胎儿和胎盘全部娩出后肌内注射，每次 10 U。肺出血：5～10 U 加入 5％葡萄糖注射液 500 mL 缓慢静脉滴注或加入 5％葡萄糖注射液 20 mL 缓慢静脉注射。

地诺前列酮　注射剂：2 mg。引产：2 mg 用所附的稀释液稀释后，溶于 5％葡萄糖注射液 500 mL 中缓慢静脉滴注。产后出血：5 mg 用所附的稀释液稀释后，溶于 0.9％氯化钠注射液中缓慢静脉滴注。阴道栓：3 mg、20 mg。催产：每次 3 mg，置于阴道后穹窿深处，6～8 h 后产程无进展，可再放 1 次。

利托君　片剂：10 mg。每天常用剂量 8～12 片，平均分次给药。注射剂：50 mg/5 mL、150 mg/10 mL。静脉滴注：150 mg，用 5％葡萄糖注射液 500 mL 稀释为 0.3 mg/mL 的溶液，于 48 h 滴注完毕，溶液变色或出现沉淀（或结晶）则不能再用。

硫酸镁　注射液：1 g/10 mL、2 g/20 mL、2.5 g/20 mL。治疗早产：静脉注射及滴注，首次负荷量为 4 g，用 25％葡萄糖注射液稀释后 5 min 内缓慢注射，以后用 25％硫酸镁注射液 60 mL，加于 5％葡萄糖注射液 1000 mL 中静脉滴注，速度为 2 g/h，直至宫缩停止后 2 h 口服 β_2 受体激动药维持。

→ 直通护考

扫码在线答题

→ 项目小结

类型	药物类别	常用药物	临床应用
抗组胺药	H_1 受体阻断药	第一代：苯海拉明、异丙嗪、氯苯那敏等 第二代：西替利嗪、氯雷他定、特非那定等	防晕止吐 抗过敏
	H_2 受体阻断药	西咪替丁、雷尼替丁、法莫替丁、尼扎替丁等	治疗消化性溃疡
作用于子宫药	子宫平滑肌兴奋药	缩宫素、麦角新碱	催产和引产 用于子宫复旧和子宫出血
	子宫平滑肌抑制药	利托君、吲哚美辛、硫酸镁	用于痛经和防治早产

（汪凤淋）

消化系统药

扫码看课件

学习目标

【知识目标】 掌握抗消化性溃疡药的分类、药理作用、临床应用、不良反应与用药护理。熟悉泻药、止泻药的作用特点、临床应用、不良反应与用药护理。了解其他药物的作用特点、临床应用及用药护理。

【能力目标】 学会观察本类药物的疗效和不良反应。能够熟练进行用药护理操作。

【思政目标】 具有关心关爱患者及全心全意为患者服务的责任意识。推进健康中国建设。

项目导言

消化系统疾病包括食管、胃、肠、肝、胆、胰等脏器的器质性和功能性疾病,在临床上十分常见。本项目主要介绍抗消化性溃疡药、助消化药、止吐药、促胃肠动力药、泻药和止泻药。

任务一 抗消化性溃疡药

案例引导

患者,男,30岁。上腹部疼痛1年余,饮酒或情绪紧张时加重或复发。近日,因关节炎服用阿司匹林后,出现上腹部疼痛加剧,并伴有反酸、嗳气、口干等症状。胃镜检查示十二指肠溃疡,^{14}C检测示幽门螺杆菌阳性。

工作任务:

1. 抗消化性溃疡药有哪几类?

2. 各类药物的作用机制是什么?其代表药物有哪些?

3. 简述根治幽门螺杆菌感染常采用的治疗方案。

案例解析

消化性溃疡,指胃及十二指肠部位发生的急性或慢性溃疡,是消化系统常见疾病。溃疡的发生,是由黏膜的损伤因子增强(如幽门螺杆菌感染、胃酸分泌过多、胃蛋白酶活性过高),或防御因子(如胃黏液、碳酸氢盐)减弱及黏膜屏障功能减退所引起。抗消化性溃疡药通过减弱损伤因子、增强防御因子来达到治愈溃疡的目的。

一、中和胃酸药

中和胃酸药又称抗酸药,是一类弱碱性无机化合物。口服后能直接中和胃酸,降低胃蛋白酶活性,减轻或消除它们对溃疡面的刺激和腐蚀。有些中和胃酸药在胃液中还可形成胶状物,覆盖于溃疡表面,缓解疼痛并促进溃疡愈合。临床主要用于治疗胃溃疡、十二指肠溃疡和胃酸过多症。中和胃酸药需在胃内容物将近排空或完全排空后才能充分发挥作用,故应在餐后1～1.5 h或晚上临睡前服用。常用中和胃酸药及其作用特点见表9-1。

表 9-1　常用中和胃酸药及其作用特点

代表药物	作用强度	起效	维持时间	产生 CO_2	黏膜保护	收敛作用	排便影响
碳酸氢钠	弱	快	短	有	无	无	无
氢氧化铝	中	慢	长	无	有	有	便秘
三硅酸镁	弱	慢	长	无	有	无	轻泻
氧化镁	强	慢	长	无	无	无	轻泻
碳酸钙	强	快	长	有	无	有	便秘

中和胃酸药不能抑制胃酸的分泌,仅为对症药物,不作为消化性溃疡治疗的首选药。临床上为达到中和胃酸作用迅速、持久,不吸收,不产气,不引起腹泻或便秘,同时对黏膜及溃疡面有收敛保护作用的理想效果,常用其复方制剂,见表 9-2。

表 9-2　中和胃酸药复方制剂名称及主要成分

药物名称	主要成分
复方氢氧化铝片(胃舒平)	氢氧化铝、三硅酸镁、颠茄流浸膏
鼠李铋镁片	碱式硝酸铋、碳酸镁、碳酸氢钠、弗朗鼠李皮
复方石菖蒲碱式硝酸铋片	碱式硝酸铋、碳酸镁、碳酸氢钠、大黄、石菖蒲根粉
复方铝酸铋	铝酸铋、碳酸镁、碳酸氢钠、茴香、甘草流浸膏、弗朗鼠李皮

考点提示　抑制胃酸分泌药的分类及代表药物。

二、抑制胃酸分泌药

临床常用抑制胃酸分泌药有以下四类。

(一)H^+-K^+-ATP 酶抑制药

H^+-K^+-ATP 酶抑制药又称质子泵抑制剂(proton pump inhibitor,PPI)。胃壁细胞中的 H^+-K^+-ATP 酶,即 H^+(质子)泵,其功能是将 H^+ 从胃壁细胞转运到胃腔,再将 K^+ 从胃腔转运至胃壁细胞内,进行 H^+-K^+ 交换,实现胃壁 H^+ 的分泌从而增加胃酸。H^+-K^+-ATP 酶抑制药能与 H^+-K^+-ATP 酶结合,使酶失活而抑制胃酸分泌。该类药抑制胃酸分泌作用强而持久,还能减少胃蛋白酶的分泌,同时对幽门螺杆菌也有抑制作用。该类药疗效显著,是治疗消化性溃疡的重要药物。

奥美拉唑(omeprazole)

【药理作用】　属第一代 H^+-K^+-ATP 酶抑制药。

(1)抑制胃壁细胞中 H^+-K^+-ATP 酶,使 H^+ 不能从胃壁细胞向胃腔转运,产生强大而持久的抑制胃酸分泌的作用。

(2)增加胃肠黏膜血流量,促进溃疡愈合。

(3)抑制幽门螺杆菌,与抗菌药物联合应用效果更好。

【临床应用】　用于治疗消化性溃疡、反流性食管炎、佐林格-埃利森(Zollinger-Ellison)综合征、上消化道出血、幽门螺杆菌感染。

【不良反应与用药护理】

(1)神经系统症状有头晕、头痛、失眠等。

(2)消化系统症状有恶心、口干、呕吐、上腹痛、腹胀、腹泻等。

(3)偶见皮疹、周围神经炎、溶血性贫血等。

(4)长期服用者应定期检查胃黏膜有无肿瘤样增生。

(5)妊娠期和哺乳期妇女、恶性肿瘤患者慎用或禁用,肝功能减退者用量酌减。

(6)奥美拉唑只能用包装内所提供的专用溶剂做溶媒,药物溶解后,缓慢静脉注射。针剂溶解后,存放时间不超过 4 h。

【药物相互作用】 奥美拉唑对肝药酶有抑制作用,能使华法林、地西泮、苯妥英钠等药物在体内代谢减慢,合用时应调整剂量或分开服用。

兰索拉唑(lansoprazole)

兰索拉唑属第二代 H^+-K^+-ATP 酶抑制药。作用与奥美拉唑相似,但其抑制胃酸分泌、胃黏膜保护及抗幽门螺杆菌作用比奥美拉唑更强。口服易吸收,不良反应少而轻微。

泮托拉唑(pantoprazole)

泮托拉唑属第三代 H^+-K^+-ATP 酶抑制药。作用同奥美拉唑,口服吸收迅速,疗效持久,酸性条件下稳定。不良反应发生率低且轻微。

(二)H_2 受体阻断药

该类药为常用的抗消化性溃疡药,口服吸收迅速,血药浓度 1～3 h 达高峰,抑制胃酸分泌作用强而持久,作用维持 5～12 h。大部分药物以原形经肾脏排泄。常用药物有西咪替丁、雷尼替丁、法莫替丁、尼扎替丁等。

西咪替丁(cimetidine)

【药理作用】 能竞争性阻断胃壁细胞上的 H_2 受体,对基础性胃酸分泌和夜间胃酸分泌有良好的抑制作用。也能抑制组胺及胆碱受体激动剂引起的胃酸分泌,对组胺、拟胆碱药引起的胃酸分泌有效,对进食、胃泌素、低血糖等诱导的胃酸分泌也有效。

【临床应用】 临床主要用于消化性溃疡的治疗,能迅速缓解症状,并促进溃疡的愈合,对十二指肠溃疡的疗效优于胃溃疡;也用于治疗急性胃黏膜出血、反流性食管炎、佐林格-埃利森综合征、消化性溃疡出血等。

【不良反应与用药护理】

(1)偶可引起头晕、头痛、腹泻、便秘、肌肉痛、药疹和瘙痒等。

(2)西咪替丁可与雄激素受体结合,长期大量使用西咪替丁可拮抗雄激素的作用,导致男性出现阳痿、精子减少、乳房发育,女性出现溢乳、性功能减退等。

(3)妊娠期和哺乳期妇女、老年人、幼儿及肝肾功能不全者慎用。

【药物相互作用】 西咪替丁为肝药酶抑制剂,能使华法林、苯妥英钠、茶碱、地西泮、普萘洛尔等药物的代谢减慢,合用时应调整剂量或分开服用。

(三)M_1 受体阻断药

M_1 受体阻断药能抑制胃酸分泌,但不良反应较多,故很少单独用于治疗消化性溃疡。临床主要使用的是选择性 M_1 受体阻断药如哌仑西平、替仑西平等。

哌仑西平(pirenzepine)

【药理作用】 通过选择性阻断胃壁细胞 M_1 受体,发挥抑制胃酸分泌和降低胃蛋白酶活性的作用。能解除平滑肌痉挛,也能抑制组胺释放,间接减少胃酸分泌,缓解症状。

【临床应用】 用于消化性溃疡的治疗,常与 H_2 受体阻断药合用以提高疗效。

【不良反应与用药护理】

(1)不良反应少而轻微,常见口干、眼干、视物模糊等,停药后症状可消失。

(2)孕妇、青光眼和前列腺肥大者禁用,肝肾功能不全者慎用。

【药物相互作用】 吗啡、乙醇等可减弱哌仑西平的作用。与 H_2 受体阻断药合用可增强疗效,常与西咪替丁合用治疗胃泌素瘤等。

(四)胃泌素受体阻断药

胃泌素又称为促胃液素,通过与胃泌素受体结合能促进胃酸和胃蛋白酶原的分泌。常用的胃泌素受体阻断药有丙谷胺。

丙谷胺(proglumide)

化学结构与胃泌素相似,可竞争性阻断胃泌素受体,明显抑制胃泌素引起的胃酸和胃蛋白酶的分泌,并能促进胃黏膜分泌黏液,对胃黏膜有保护和促进愈合的作用,可用于治疗消化性溃疡及慢性胃炎。但临床疗效较 H_2 受体阻断药差,不作为治疗消化性溃疡的首选药。此外,该药还具有利胆作用。不良反应主要有口干、腹胀、腹泻、失眠、瘙痒等。孕妇及肝炎患者禁用。

三、胃黏膜保护药

胃黏膜屏障包括细胞屏障和黏液-碳酸氢盐屏障。细胞屏障具有抵抗胃酸和胃蛋白酶的作用,黏液-碳酸氢盐屏障呈胶冻状覆盖在黏膜表面起保护作用。当胃黏膜屏障功能受损时,可导致溃疡发生。胃黏膜保护药就是通过增强胃黏膜的细胞屏障、黏液-碳酸氢盐屏障发挥抗消化性溃疡的作用。

枸橼酸铋钾(bismuth potassium citrate)

【药理作用】 铋制剂中的常用代表药物之一,又名胶体枸橼酸铋。

(1)口服后在胃液酸性条件下,在溃疡表面或溃疡基底与坏死组织蛋白质结合,形成蛋白质-铋复合物,覆盖于溃疡表面而形成保护膜,促进溃疡的修复和愈合。

(2)抑制胃蛋白酶活性。

(3)促进黏膜合成前列腺素,增加黏液和碳酸氢盐分泌。

(4)有一定的抗幽门螺杆菌作用。

【临床应用】 用于治疗胃溃疡、十二指肠溃疡、慢性胃炎等。特别适用于溃疡伴幽门螺杆菌感染者。

【不良反应与用药护理】

(1)服药期间可见舌及大便黑染,口中有氨味。

(2)偶见恶心、腹泻、便秘等。

(3)严重肾功能不全者、孕妇禁用。

【药物相互作用】 中和胃酸药、牛奶可干扰该药疗效,不宜同时服用。

硫糖铝(sucralfate)

【药理作用】

(1)口服后在胃内酸性条件下形成胶冻状,牢固黏附于胃、十二指肠黏膜表面而形成保护屏障,阻止胃酸和胃蛋白酶对溃疡部位的侵蚀。

(2)促进胃、十二指肠黏膜合成前列腺素 E_2,增强黏膜屏障作用,促进溃疡愈合。

(3)有一定抗幽门螺杆菌的作用。

【临床应用】 主要用于治疗消化性溃疡、慢性糜烂性胃炎、反流性食管炎及幽门螺杆菌感染。

【不良反应与用药护理】

(1)不良反应少而轻微,可见轻微便秘、口干、恶心等症状。

(2)该药仅在酸性环境中发挥作用,故应空腹服用,且不宜与碱性药或抑制胃酸分泌药合用。

米索前列醇(misoprostol)

【药理作用】 前列腺素衍生物,性质稳定,口服吸收良好。

(1)与胃壁细胞和胃黏膜浅表细胞的前列腺素受体结合,抑制胃酸的分泌。对基础性胃酸分泌及组胺、食物、胃泌素等所致的胃酸分泌均有抑制作用。

(2)减少胃蛋白酶的分泌。

(3)促进黏液和碳酸氢盐分泌,增加胃黏膜血流量,促进溃疡愈合。

【临床应用】 用于治疗消化性溃疡、应激性溃疡及急性胃黏膜损伤出血。对阿司匹林等非甾体抗炎药引起的消化性溃疡有特效。

【不良反应与用药护理】

(1)主要不良反应为腹痛、腹泻、恶心、头痛、眩晕等。

(2)能引起子宫收缩,孕妇禁用。

(3)脑血管及冠状动脉病变者慎用,对前列腺素过敏者禁用。

四、抗幽门螺杆菌药

幽门螺杆菌是一种革兰阴性微需氧菌,生长在胃及十二指肠黏膜上,可产生多种酶和细胞毒素致黏膜损伤,引发溃疡。根除幽门螺杆菌可明显促进溃疡愈合,降低复发率。

临床常用抗幽门螺杆菌药有三类:①抗菌药物:阿莫西林、克拉霉素、左氧氟沙星、甲硝唑、四环素、呋喃唑酮等。②铋剂:枸橼酸铋钾等。③H^+-K^+-ATP 酶抑制药:奥美拉唑等。目前临床上根治幽门螺杆菌感染常采用三联或四联疗法:抑制胃酸分泌药和(或)铋剂＋2 种抗菌药物,其中抑制胃酸分泌药常采用H^+-K^+-ATP 酶抑制药。疗程一般为 14 天。合理的联合用药对幽门螺杆菌阳性的消化性溃疡根治率达80%～90%。

知识拓展

幽门螺杆菌感染根治方案

三联疗法方案:铋剂/H^+-K^+-ATP 酶抑制药＋2 种抗菌药物联合应用。

(1)枸橼酸铋钾 240 mg＋阿莫西林 1000 mg＋甲硝唑 400 mg。

(2)枸橼酸铋钾 240 mg＋阿莫西林 1000 mg＋克拉霉素 500 mg。

(3)枸橼酸铋钾 240 mg＋阿莫西林 1000 mg＋呋喃唑酮 100 mg。

(4)枸橼酸铋钾 240 mg＋克拉霉素 500 mg＋甲硝唑 400 mg。

三联疗法方案中枸橼酸铋钾 240 mg 可用 H^+-K^+-ATP 酶抑制药,如奥美拉唑 20 mg 或兰索拉唑30 mg 代替。以上为每次剂量,每日 2 次,连用 1～2 周。

四联疗法方案:H^+-K^+-ATP 酶抑制药＋铋剂＋2 种抗菌药物,多用于三联疗法失败的患者。

 任务小结

分类	药理作用	代表药物	不良反应与用药护理
中和胃酸药	直接中和胃酸	碳酸氢钠、氢氧化铝等	各有不同,常用复方制剂
抑制胃酸分泌药	抑制 H^+-K^+-ATP 酶	奥美拉唑、兰索拉唑、泮托拉唑等	发生率低,常见头晕、头痛等
	阻断 H_2 受体	西咪替丁、雷尼替丁、法莫替丁等	偶见头痛、头晕、腹泻等
	阻断 M_1 受体	哌仑西平等	常见口干、眼干、视物模糊等
	阻断胃泌素受体	丙谷胺等	口干、腹胀等
胃黏膜保护药	形成保护膜,增强胃黏膜屏障功能	硫糖铝、枸橼酸铋钾、米索前列醇等	硫糖铝不宜与碱性药、抑制胃酸分泌药合用;铋剂可使舌及大便黑染等
抗幽门螺杆菌药	抑制幽门螺杆菌生长繁殖	阿莫西林、克拉霉素、左氧氟沙星、呋喃唑酮、四环素等	参考"抗微生物药"一章

(张亚平)

任务二　助消化药

助消化药是指能促进胃肠道中食物消化的药物,多为消化液中的成分或促进消化液分泌的药物。助消化药应在饭前或饭中服用,主要用于消化不良或消化液分泌不足所致的消化功能减弱。该类药不良反应少。常用助消化药比较见表9-3。

表 9-3　常用助消化药比较

药物名称	药理作用	临床应用	不良反应与用药护理
胃蛋白酶	分解蛋白质和多肽	胃蛋白酶不足引起的消化不良	常与稀盐酸溶液合用,忌与碱性药物配伍,消化性溃疡慎用
10%盐酸	增加胃液酸度,提高胃蛋白酶活性	胃酸缺乏症、发酵性消化不良	常与胃蛋白酶合用(临床常用两者混合制剂,即胃酶合剂)
胰酶	消化蛋白质、淀粉和脂肪	胰腺疾病所致的消化不良、食欲不振	常用肠溶片,整片吞服,不可与酸性药物同服
乳酶生	分解糖类产生乳酸,抑制腐败菌生长繁殖,减少蛋白质发酵、产气	小儿消化不良、腹胀及消化不良性腹泻	不宜与抗菌药物、中和胃酸药及吸附剂(如活性炭)合用
干酵母	补充B族维生素、氨基酸等	B族维生素缺乏引起的消化不良、食欲不振	嚼碎后服用,剂量过大可引起腹泻

(张亚平)

任务三　止吐药与促胃肠动力药

一、止吐药

呕吐是多种疾病的常见症状,也是机体一种复杂的保护性反射活动。剧烈而持久的呕吐,可导致机体脱水、电解质紊乱,除对因治疗外,及时使用止吐药具有重要的临床意义。止吐药通过抑制呕吐反射的不同环节、阻断呕吐所涉及的不同受体而发挥止吐作用。

甲氧氯普胺(metoclopramide)

【药理作用】　甲氧氯普胺又名胃复安、灭吐宁,具中枢和外周双重作用。能阻断呕吐中枢多巴胺受体、5-羟色胺受体(较大剂量时)而发挥止吐作用,并能阻断胃肠多巴胺受体,增加胃肠蠕动,促进胃肠正向排空。

【临床应用】

(1)常用于胃肠疾病及肿瘤放疗、化疗引起的呕吐。

(2)用于胃肠功能失调所致的食欲不振、消化不良、胃肠胀气、恶心、呕吐等。

【不良反应与用药护理】

(1)治疗量时,可见嗜睡、头晕、乏力等不良反应。

(2)偶见便秘、腹泻、皮疹、女性溢乳及男性乳房发育等。

(3)长期大剂量用药可致明显的锥体外系症状。

(4)注射给药可引起直立性低血压。

(5)妊娠期和哺乳期妇女慎用,对本品过敏者禁用。

昂丹司琼(ondansetron)

【药理作用】　选择性阻断中枢和外周5-羟色胺受体,发挥强大、迅速的止吐作用。

【临床应用】　常用于肿瘤化疗和放疗等引起的恶心、呕吐,也可用于防治术后恶心、呕吐。但对晕动病及阿扑吗啡引起的呕吐无效。

【不良反应与用药护理】

(1)可见头痛、头晕、疲劳、腹泻或便秘等。

(2)部分患者可出现暂时性氨基转移酶水平升高。

(3)胃肠道梗阻者、孕妇及哺乳期妇女禁用。

二、促胃肠动力药

促胃肠动力药是一类能增强胃肠道推进性蠕动,改善胃肠道蠕动协调性,促进胃排空的药物。主要用于胃肠道运动功能减弱引起的消化道症状。常用药物有多潘立酮、西沙比利等。

多潘立酮(domperidone)

【药理作用】　该药为外周性多巴胺受体拮抗药,能阻断胃肠壁中多巴胺受体,促进和协调胃肠蠕动,加速胃排空,防止食物反流,具有止吐作用。

【临床应用】　主要用于治疗胃肠道功能紊乱、胃排空延缓、反流性食管炎、胃轻瘫等。也用于偏头痛、颅脑外伤、肿瘤放疗及化疗等引起的恶心、呕吐。

【不良反应与用药护理】　不良反应较少,可见轻度头痛、头晕、口干、腹痛、腹泻等症状。因可促进催乳素释放,偶见乳房胀痛及泌乳等。婴幼儿及哺乳期妇女慎用。促胃肠动力药因加速胃排空,应在饭前服用,不宜与阿托品等解痉药合用。

西沙比利(cisapride)

【药理作用】　该药为5-羟色胺($5-HT_4$)受体激动药,能促进肠壁肌层神经丛释放乙酰胆碱,促进食管至结肠的协调性运动,为全胃肠动力药。

【临床应用】　主要用于胃肠功能障碍性疾病,如反流性食管炎、胃轻瘫、慢性功能性便秘等。

【不良反应与用药护理】

(1)能引起腹痛、腹泻、头痛、头晕、嗜睡等不良反应。

(2)剂量过大可引起心电图Q-T间期延长、严重心律失常和昏厥。

(3)哺乳期妇女、儿童及肝肾功能不全者慎用。

(4)心律失常、胃肠出血或穿孔、机械性肠梗阻者及孕妇禁用。

➡ **任务小结**

分类	药理作用	代表药物	不良反应与用药护理
止吐药	阻断多巴胺受体	甲氧氯普胺	头晕、嗜睡、乏力,偶见便秘、腹泻等
	阻断5-羟色胺受体	昂丹司琼	头痛、腹泻或便秘,暂时性转氨酶水平升高
促胃肠动力药	增强胃肠蠕动功能	多潘立酮	头痛、头晕、口干等
		西沙比利	腹痛、腹泻、头晕等,严重心律失常

(张亚平)

任务四 泻药和止泻药

一、泻药

泻药是指通过刺激肠蠕动或增加肠内水分、润滑肠道、软化粪便等促进排便的药物。临床主要用于治疗功能性便秘或加速肠内毒物排出。按作用方式不同,泻药可分为容积性泻药、接触性泻药和润滑性泻药。

(一)容积性泻药

容积性泻药又称为渗透性泻药。药物口服后难吸收,在肠内形成高渗透压,通过增加肠内容积,促进肠道推进性蠕动而产生导泻作用。

硫酸镁(magnesium sulfate)

【药理作用】 不同的给药途径所产生的药理作用不同。

1. 导泻 硫酸镁大量口服后难吸收,在肠内解离出 Mg^{2+} 和 SO_4^{2-},形成高渗透压,抑制肠内水分重吸收,并使体液向肠腔内转移,从而使肠腔容积增大,刺激肠壁,反射性引起肠蠕动加快而发挥导泻作用。其作用于全部的肠管,导泻作用迅速而强大。

2. 利胆 33%硫酸镁溶液口服或用导管直接注入十二指肠,可刺激肠黏膜,反射性引起胆总管括约肌松弛、胆囊收缩,促进胆囊排空,产生利胆作用。

3. 抗惊厥、降压 硫酸镁注射给药,血液中 Mg^{2+} 浓度升高,可抑制中枢神经系统,并产生拮抗 Ca^{2+} 的作用,从而抑制骨骼肌、血管平滑肌和心肌收缩,致使骨骼肌松弛、血管扩张,血压下降。

4. 消肿镇痛 50%硫酸镁溶液局部外用,热敷于患处,能改善局部血液循环而发挥消肿镇痛作用。

5. 抑制子宫平滑肌收缩 静脉滴注硫酸镁可用于先兆流产。

【临床应用】

(1)用于外科手术前或结肠镜检查前排空肠内容物,排出肠内毒物,清洁肠道及协助驱虫药排出肠虫,也用于治疗急性便秘。

(2)用于治疗慢性胆囊炎、阻塞性黄疸等。

(3)用于各种原因导致的惊厥,尤其对子痫、破伤风所致惊厥疗效好。

(4)用于高血压危象、高血压脑病及妊娠高血压的治疗。

(5)外用治疗扭伤、挫伤引起的局部肿痛。

【不良反应与用药护理】

(1)口服硫酸镁时,可致脱水和盆腔充血,应注意及时补充水分,妊娠期、月经期妇女禁用。

(2)静脉注射过量或过快时可致肌腱反射减弱或消失、呼吸抑制、血压急剧下降甚至心搏骤停,故用药期间要密切观察中毒先兆,检查膝跳反射,注意呼吸和血压。一旦出现中毒症状,应立即停药并经静脉注射钙剂解救。

(3)硫酸镁有中枢抑制作用,对中枢抑制药中毒患者,不宜用硫酸镁导泻以免加重中枢抑制症状,可选用硫酸钠。

(4)年老体弱者、肾功能不全者慎用。

(二)接触性泻药

接触性泻药又称刺激性泻药,通过刺激结肠,引起蠕动而发挥导泻作用。

比沙可啶(bisacodyl)

【药理作用】 经口服或直肠给药后,在肠道被细菌产生的酶迅速转化为去乙酰基活性产物,对结肠有较强刺激而产生导泻作用。一般口服 6 h,或直肠给药 15~60 min 排软便。

【临床应用】 主要用于治疗便秘、肠道内窥镜检查、术前排空肠内容物等。

【不良反应与用药护理】 较少。但由于刺激性较强,可致肠痉挛、直肠炎等。孕妇慎用,胃肠炎、阑尾炎、直肠出血及肠梗阻患者禁用。

酚酞(phenolphthalein)

酚酞又名果导,口服后与碱性肠液反应形成可溶性钠盐而刺激结肠,同时抑制肠腔内水分吸收而发挥导泻作用,曾为常用泻药。后来,国家药品监督管理局对其进行上市后评价,认为该药在我国使用风险大于获益,自 2021 年起停用。

(三)润滑性泻药

润滑性泻药通过局部润滑、软化粪便而促进排便。

液体石蜡(liquid paraffin)

【药理作用】 液体石蜡是一种无色无味的矿物油,口服后在肠道内不被吸收,同时阻止肠道水分吸收,润滑肠壁,使粪便稀释变软,易于排出。

【临床应用】 用于慢性便秘,尤其适用于年老体弱者、儿童及高血压、痔或疝术后患者的便秘。

【不良反应与用药护理】 久用可妨碍脂溶性维生素及钙、磷的吸收,必要时给予补充。

甘油(glycerol)

常用 50% 的甘油(开塞露)或甘油栓直肠给药,通过发挥局部润滑作用及高渗透压刺激直肠引起排便反射而促进排便。该药起效迅速,给药方便、作用安全,常用于偶发的急性功能性便秘,尤其适用于老年人和小儿便秘。

二、止泻药

腹泻是消化系统疾病的常见症状,但其也可以由生理功能紊乱或精神因素导致。剧烈腹泻或长期慢性腹泻,会引起机体脱水和电解质紊乱,还会影响营养因素的吸收而造成营养不良。患者除对因治疗外,还应适当应用止泻药。

止泻药作用于消化道,通过抑制肠道蠕动或保护肠道免受刺激而发挥止泻作用。常用止泻药分为抑制肠蠕动止泻药、收敛止泻药和吸附止泻药三类,三者的比较及代表药物等见表 9-4。

表 9-4 常见止泻药比较

分类	代表药物	药理作用	临床应用	不良反应及注意事项
抑制肠蠕动止泻药	地芬诺酯	提高肠张力,抑制肠蠕动,增加水分吸收	急、慢性功能性腹泻	久用产生依赖性,过量可致呼吸抑制和昏迷,肝病患者慎用
	洛哌丁胺	抑制肠蠕动及腺体分泌		不良反应较少,过量中枢抑制时,可用纳洛酮解救
收敛止泻药	鞣酸蛋白	肠内释放鞣酸,使肠黏膜表面蛋白质凝固、沉淀而形成保护层,减少刺激,收敛止泻	急、慢性腹泻及小儿消化不良	不宜与胰酶、胃蛋白酶同时服用,治疗细菌性肠炎时,应先用抗菌药物控制感染
	次碳酸铋	在肠黏膜表层形成保护膜,阻止毒素与黏膜细胞结合,产生收敛止泻作用	胃肠功能障碍引起的非特异性腹泻、腹胀	大剂量长期服用可引起便秘

续表

分类	代表药物	药理作用	临床应用	不良反应及注意事项
吸附止泻药	药用炭	吸附肠内气体、细菌、病毒及其他毒性物质,起止泻和阻止毒物吸收作用	一般性腹泻,食物中毒患者腹泻、肠胀气	不宜与抗生素、激素、维生素、消化酶合用;应干燥保存
	蒙脱石	均匀覆盖整个肠腔表面,吸附、固定病原体,保护肠黏膜	急、慢性腹泻及肠道菌群失调	久用致便秘,不宜与其他药物合用

→ 任务小结

分类	代表药物	临床应用及用药护理
容积性泻药	硫酸镁	口服,导泻、利胆;注射,抗惊厥、降压;局部外用,消肿镇痛
接触性泻药	比沙可啶	便秘、肠道内窥镜检查、术前排空肠内容物等
润滑性泻药	液体石蜡、甘油	用于慢性便秘,适合年老体弱者、高血压患者、儿童便秘等
抑制肠蠕动止泻药	地芬诺酯、洛哌丁胺	急、慢性功能性腹泻;久用产生依赖性
收敛止泻药	鞣酸蛋白、次碳酸铋	急、慢性腹泻及小儿消化不良
吸附止泻药	药用炭、蒙脱石	一般性腹泻、肠道菌群失调等。不宜与其他药物合用

【常用制剂与用法】

碳酸氢钠　片剂:0.3 g、0.5 g。每次 0.3～1 g,每日 3 次。纠正酸中毒:轻者可口服,较重者可静脉滴注 4%～5%碳酸氢钠溶液,0.25 g/kg。

三硅酸镁　片剂:0.3 g。为氧化镁及二氧化硅的复合物。每次 0.3～0.9 g,每日 3 次。

氢氧化镁　片剂:0.2 g。抗酸:每次 0.2～1 g,每日 3 次。缓泻:每次 3 g,每日 3 次。

西咪替丁　片剂:0.2 g。每次 0.4 g,每日 2 次,饭后或睡前服,疗程为 4～6 周。注射剂:0.2 g。每次 0.2～0.4 g,稀释后静脉注射,每日 1～2 次。

雷尼替丁　片剂:0.15 g。每次 0.15 g,每日 2 次,早、晚饭后服。

尼扎替丁　胶囊剂。睡前口服,每日 2 次,每次 150 mg,疗程可用至 8 周。

法莫替丁　片剂:20 mg。每次 20 mg,每日 2 次,早、晚饭后服。注射剂:20 mg/2 mL。本品 20 mg 加入 0.9%氯化钠注射液或 5%葡萄糖注射液 20 mL,缓慢静脉注射或静脉滴注,每日 2 次。法莫替丁作用与西咪替丁相似,但抑制胃酸分泌作用较强,约为西咪替丁的 40 倍。

哌仑西平　片剂:50 mg。每次 50 mg,每日 2 次。早、晚饭前 30 min 服,疗程为 4～6 周。严重者,可每次 50 mg,每日 3 次。

丙谷胺　片剂:0.2 g。每次 0.4 g,每日 3 次,疗程为 4～6 周。注射剂:静脉注射,每次 0.4 g,每 6 h 1 次,用于急性胃黏膜病变及急性上消化道出血。

哌仑西平　片剂:50 mg。每次 50 mg,每日 2 次。早、晚饭前 1.5 h 服,疗程为 4～6 周。

奥美拉唑　片(胶囊)剂:20 mg。每次 20 mg,每日 1 次,每日晨起吞服或早晚各 1 次(每次 10 mg)。治疗胃溃疡时,疗程为 4～8 周;治疗十二指肠溃疡时,疗程为 2～4 周。治疗反流性食管炎,每次 20～60 mg,每日 1 次。

米索前列醇　片剂:200 μg。每次 200 μg,每日 4 次。餐前 1 h 及睡前服用。

恩前列醇　片剂:35 μg。每次 35～70 μg,每日 2 次。

硫糖铝　片剂:0.25 g、0.5 g。每次 1 g,每日 4 次,饭前 1 h 及睡前空腹嚼碎服用。

枸橼酸铋钾　片剂:0.3 g。每次 0.6 g,每日 2 次,疗程为 4～8 周。

胃蛋白酶 粉剂:每次 0.2～0.6 g,每日 3 次,饭前或饭时服。合剂:每 10 mL 含胃蛋白酶 0.2～0.3 g。

乳酶生 片剂。成人:口服,每次 0.3～0.9 g,每日 3 次,饭前服。儿童:5 岁以下每次 0.1～0.3 g,5 岁以上每次 0.3～0.6 g。

甲氧氯普胺 片剂:5 mg。每次 10 mg,每日 3 次,饭前 0.5 h 服。注射剂:10 mg/mL。肌内注射,每次 10～20 mg,每日不超过 0.5 mg/kg。

多潘立酮 片剂:10 mg。每次 10～20 mg,每日 3 次,饭前 0.5 h 服。注射剂:10 mg。每次 10 mg,每日 3 次,肌内注射。

昂丹司琼 片剂:4 mg、8 mg。每次 8 mg,每日 3 次。注射剂:4 mg、8 mg。0.15 mg/kg,于化疗前每 4 h 1 次,共 2 次,再口服给药。

西沙比利 片剂:5 mg。每次 5～10 mg,每日 3 次,饭前 0.5 h 服。

硫酸镁 粉剂:导泻:每次 5～20 g,同时服用大量温水。利胆:每次 2～5 g,每日 3 次,饭前服。十二指肠引流,33% 溶液 30～50 mL,导入十二指肠。

地芬诺酯 片剂:2.5 mg。每次 2.5～5 mg,每日 3 次。

洛哌丁胺 胶囊剂:2 mg。每次 2 mg,每日 3 次,首剂加倍。

鞣酸蛋白 片剂:0.25 mg、0.5 mg。每次 1 g,每日 3 次,空腹服。

药用炭 片剂:0.3 g、0.5 g。每次 1 g,每日 3 次。粉剂:每次 1～3 g,每日 3 次。

直通护考

扫码在线答题

(张亚平)

呼吸系统药

扫码看课件

学习目标

【知识目标】 掌握平喘药的药理作用、临床应用、不良反应与用药护理。熟悉镇咳药的分类及代表药物、作用特点与临床应用。了解祛痰药的临床应用、不良反应与用药护理。

【能力目标】 能正确认识喘、咳、痰三大症状的关系。学会观察本类药物的效应与不良反应。具有指导患者正确使用呼吸系统药的能力。

【思政目标】 增强爱岗敬业、救死扶伤的职业素养。树立全心全意为患者服务的责任意识。

项目导言

喘、咳、痰是呼吸系统疾病常见的三大症状,临床上常用平喘药、镇咳药和祛痰药对症治疗,本项目通过介绍这三类药物,使学生熟悉药物的分类、作用特点,掌握其临床应用,从而学会观察和判断药物疗效和不良反应,并进行用药护理。

任务一 平 喘 药

案例引导

案例解析

患者,女,36 岁。患支气管哮喘多年,近日呼吸道感染,哮喘加重,医生开处方如下。

Rp:

氨茶碱注射液　　0.5 g×1 支

5%葡萄糖注射液 500 mL

用法:每日 1 次,静脉滴注

工作任务:

1.氨茶碱除有平喘作用外,还有哪些药理作用?

2.患者用药期间应该做好哪些用药护理?

平喘药是一类能缓解、消除或预防哮喘症状的药物。常用药物有肾上腺素受体激动药、茶碱类药、M 受体阻断药、过敏介质阻释药、肾上腺皮质激素类药五类。

考点提示 平喘药分类及其代表药物的临床应用和用药护理。

一、肾上腺素受体激动药

人体呼吸道广泛分布的肾上腺素受体主要是 β_2 受体。激动呼吸道不同效应细胞上的 β_2 受体,可使支气管平滑肌松弛、肥大细胞释放的炎症介质与过敏介质减少、血管通透性降低、呼吸道黏膜水肿减轻、纤毛运动增强,从而缓解或消除哮喘症状。

此类药物包括非选择性 β 受体激动药和选择性 β₂ 受体激动药。非选择性 β 受体激动药如肾上腺素、麻黄碱、异丙肾上腺素,激动 β₂ 受体而产生强大平喘作用的同时,易激动 β₁ 受体,引起严重的心脏不良反应,现已很少用于哮喘治疗(见项目二任务四)。选择性 β₂ 受体激动药如沙丁胺醇、克仑特罗等,对 β₂ 受体有较强的激动作用,对 β₁ 受体亲和力低,无明显作用,常用量口服或吸入给药时,很少发生心血管系统不良反应而常用于平喘。

沙丁胺醇(salbutamol)

【药理作用】 沙丁胺醇又名舒喘灵,能选择性激动呼吸道 β₂ 受体,有效抑制过敏介质释放和解除支气管平滑肌痉挛而发挥平喘作用。扩张支气管作用比异丙肾上腺素强 10 倍,而对心脏的 β₁ 受体激动作用仅为异丙肾上腺素的 1/10。沙丁胺醇有气雾剂、片剂、缓释剂、注射剂等多种剂型供临床选择,使用方便。口服给药,15~30 min 起效,作用维持 6 h 以上;气雾吸入疗效最好,1~5 min 起效,作用维持 4~6 h;缓释剂型和控释剂型作用时间延长,适用于夜间发作患者。

【临床应用】 用于支气管哮喘、喘息性支气管炎及伴有支气管痉挛的呼吸道疾病。

【不良反应与用药护理】

(1)大剂量应用可见心悸、心律失常,使用前后须测量心率、脉搏及血压;心功能不全、高血压、甲状腺功能亢进(简称甲亢)患者及孕妇慎用。

(2)长期应用易引起耐受性,使疗效降低甚至可加重哮喘。

(3)偶见头晕、不安及手指震颤(骨骼肌上有 β₂ 受体)。

(4)用气雾剂吸入需嘱患者掌握剂量,做深而慢的呼吸,保证药物分布均匀。

(5)与肾上腺皮质激素类药合用,可引起低血钾,导致心律失常。必要时补钾。

(6)增加肌糖原分解促进糖异生,促进 K^+ 进入细胞,引起血乳酸、丙酮酸水平升高,并产生酮体。糖尿病患者慎用。

其他常用 β₂ 受体激动药比较见表 10-1。

表 10-1 其他常用 β₂ 受体激动药比较

药物名称	平喘强度	用药途径	维持时间	临床应用	主要不良反应
沙美特罗(salmeterol)	强而缓慢	气雾吸入	长效(8~12 h)	哮喘、喘息性支气管炎	肌肉震颤,偶见心悸、头痛
克仑特罗(clenbuterol)	比沙丁胺醇强 100 倍	口服、气雾吸入	长效(8~12 h)	哮喘、喘息性支气管炎	手指震颤
特布他林(terbutaline)	与沙丁胺醇相似	气雾吸入、口服、注射	中效(4~6 h)	哮喘、喘息性支气管炎或肺气肿	心悸、手指震颤
福莫特罗(formoterol)	为沙丁胺醇的 4 倍	口服	长效(8~12 h)	哮喘、喘息性支气管炎或肺气肿	偶见震颤、心悸、恶心

二、茶碱类药

茶碱(theophylline)是茶中所含的白色不定型结晶状生物碱,为甲基黄嘌呤的衍生物,具有松弛平滑肌、兴奋心脏及利尿作用。茶碱的安全范围较窄,不良反应较多见。用量过大可出现严重不良反应甚至呼吸、心跳停止。茶碱难溶于水。乙二胺能增加茶碱的水溶性,并增强其平喘作用,故临床上常用其复盐如氨茶碱(茶碱与乙二胺形成的复盐)、胆茶碱(茶碱与胆碱形成的复盐)等。

氨茶碱(aminophylline)

【药理作用】

1. 解痉平喘 氨茶碱能直接松弛支气管平滑肌,解除平滑肌的痉挛状态而发挥解痉平喘作用。作用机制是多环节的:①抑制磷酸二酯酶的活性,使 cAMP(环磷酸腺苷)破坏减少,呼吸道平滑肌细胞内 cAMP 含量升高,从而使平滑肌张力降低,呼吸道扩张;②阻断腺苷受体,使呼吸道肥大细胞释放组胺和白三烯减少;③促进内源性儿茶酚胺释放;④干扰支气管平滑肌 Ca^{2+} 的转运,松弛支气管平滑肌;⑤具有免疫调节和抗炎作用;⑥增加内源性肾上腺素的释放,扩张支气管。

2. 强心作用 氨茶碱能直接作用于心肌,增强心肌收缩力,加快心率,增加心输出量。

3. 利尿作用 扩张肾血管,增加肾血流量和肾小球滤过率,抑制肾小管对 Na^+ 的重吸收。

此外,尚有松弛胆道括约肌、增强膈肌收缩力、扩张外周血管和兴奋中枢作用。

【临床应用】 主要用于支气管哮喘、喘息性支气管炎等疾病,以缓解喘息症状。与糖皮质激素类药合用治疗哮喘持续状态。也用于心源性哮喘及心源性水肿的辅助治疗。与镇痛药合用,可治疗胆绞痛。

考点提示 氨茶碱既可以用于支气管哮喘,又可以用于心源性哮喘;吗啡只能用于心源性哮喘,不能用于支气管哮喘。

【不良反应与用药护理】

(1)局部刺激:该药碱性较强,口服可引起恶心、呕吐,宜饭后服用或选择肠溶片;肌内注射引起局部红肿、剧痛,一般不宜肌内注射。

(2)心脏兴奋:氨茶碱的安全范围较窄,剂量过大或静脉滴注过快或浓度过高时,可引起头晕、心悸、心律失常、心搏骤停而死亡,故应严格控制剂量,静脉滴注时须充分稀释后缓慢滴注,并注意观察患者反应,如有异常,立即停药并对症处理。

(3)中枢兴奋:少数患者有烦躁不安、失眠、谵妄、惊厥等中枢兴奋症状,儿童易发生。必要时可用镇静药对抗。

(4)肝肾功能不全、甲亢患者及孕妇、哺乳期妇女、小儿慎用;急性心肌梗死、低血压患者禁用。

(5)静脉给药时,不可与维生素 C、去甲肾上腺素、四环素类盐酸盐配伍。

胆茶碱(choline theophyllinate)

胆茶碱的水溶性强于氨茶碱,口服易吸收,对胃刺激性小,患者可耐受较大剂量,对心脏及中枢神经系统影响较小,药理作用与临床应用同氨茶碱,但作用较弱,主要用于氨茶碱不能耐受者。

二羟丙茶碱(diprophylline)

二羟丙茶碱是茶碱与二羟丙基的复盐,pH 接近中性,对胃黏膜刺激性小,口服易耐受,肌内注射无疼痛,平喘作用弱于氨茶碱,兴奋心脏作用较弱。临床应用同氨茶碱,尤其适用于伴有心动过速或不能耐受氨茶碱的患者;也用于缓解心源性肺水肿引起的哮喘。

三、M 受体阻断药

异丙托溴铵(ipratropium bromide)

【药理作用】 异丙托溴铵又名异丙阿托品,为阿托品的异丙基衍生物,是对支气管平滑肌 M 受体有较高选择性的抗胆碱药,松弛支气管平滑肌作用较强,而对心血管系统和呼吸道腺体作用不明显,不影响痰液的分泌和痰液的黏稠度。本品口服不易吸收,采用气雾吸入给药,5 min 内起效,维持 4～6 h。

【临床应用】 主要用于防治支气管哮喘、喘息性支气管炎和肺气肿,对喘息性支气管炎疗效较好,但疗效不及沙丁胺醇。

【不良反应与用药护理】

(1)全身不良反应少,少数患者吸入用药后,有鼻干、口干、口苦等症状。

(2)按雾化吸入护理要求,指导患者正确使用该药。

(3)青光眼、前列腺增生患者慎用。

氧托品(oxitropium,氧托溴铵)

氧托品能阻断呼吸道 M_1、M_2、M_3 受体,气雾吸入后,对呼吸道平滑肌有较强的松弛作用。

泰乌托品(tiotropium,噻托溴铵)

泰乌托品为长效呼吸道 M_1、M_3 受体阻断药,平喘作用较强,疗效较好。不良反应较少。

四、过敏介质阻释药

过敏介质阻释药主要通过抑制肥大细胞释放过敏介质、抗组胺和抗炎症介质而用于防治哮喘的发作。本类药物包括肥大细胞膜稳定药、H_1 受体阻断药、抗白三烯药。

(一)肥大细胞膜稳定药

色甘酸钠(sodium cromoglicate)

【药理作用】 色甘酸钠又名咽泰,能稳定肥大细胞膜,抑制肥大细胞释放过敏介质如组胺、慢反应物质、白三烯等,对速发型过敏反应具有明显的抑制作用,无拟肾上腺素作用,不松弛支气管平滑肌,不对抗组胺等过敏介质引起的支气管平滑肌痉挛。

【临床应用】

(1)支气管哮喘:用于预防哮喘的发作,被认为是最安全的平喘药。本药起效缓慢,一般在接触抗原前 7~10 天给药,可预防速发型和迟发型过敏性哮喘,也可防止运动和其他刺激诱发的哮喘;糖皮质激素类药依赖型哮喘病例可用本品部分或全部取代;对已发作的哮喘无效;长期疗法用于慢性哮喘。

(2)对过敏性鼻炎、过敏性结膜炎、过敏性湿疹等均有较好疗效。

(3)对于溃疡性结肠炎和直肠炎,通过灌肠可改善症状。

【不良反应与用药护理】

(1)不良反应很少,少数患者吸入时因粉末刺激而产生咽喉部刺激症状如呛咳、气急甚至诱发哮喘,与少量异丙肾上腺素合用可预防。

(2)突然停药可诱发哮喘,应逐渐减量缓慢停药。

(3)用其他平喘药的患者,改用本药后应继续用原来的药至少一周或患者症状明显改善后,方可逐渐减量停用原来的药。

(4)孕妇慎用。

(二)H_1 受体阻断药

酮替芬(ketotifen)

酮替芬具有强大的阻断 H_1 受体和类似色甘酸钠抑制肥大细胞释放过敏介质的作用,能预防和逆转 β_2 受体"向下调节",并能增强 β_2 受体激动药的平喘作用。临床主要用于防治轻、中度外源性支气管哮喘发作,亦可用于运动性哮喘及阿司匹林诱发的哮喘。口服可吸收,约 3 h 达血药浓度峰值。可单独应用或与 β_2 受体激动药、茶碱类药合用,疗效优于色甘酸钠,对儿童的疗效优于成人。不良反应有短暂头晕、嗜睡、乏力、反应迟钝、谷丙转氨酶和碱性磷酸酶活性升高等,服药期间应注意检查肝功能,孕妇慎用。

(三)抗白三烯药

白三烯是哮喘发病的一种重要炎症介质,可引起支气管黏液分泌增加、纤毛运动减弱、毛细血管通透性增加,其作用比组胺强 1000 倍。

抗白三烯药可与支气管平滑肌等部位的白三烯受体结合,竞争性拮抗白三烯的作用,抑制炎症反应,发挥平喘作用。用于轻、中度哮喘的预防和治疗,尤其适合阿司匹林哮喘。不宜用于哮喘急性发作,与糖皮质激素类药合用产生协同抗炎作用,可减少糖皮质激素类药用量,对部分吸入糖皮质激素类药不能控制的哮喘仍有效。

扎鲁司特钠(zafirlukast sodium)

扎鲁司特钠适用于 6 岁以上和成人支气管哮喘,尤其是阿司匹林哮喘的预防和长期治疗。

孟鲁斯特(montelukast)

孟鲁斯特适用于 12 岁以上和成人支气管哮喘的预防和长期治疗。

扎鲁司特钠和孟鲁斯特的不良反应相似,主要表现有轻微头痛、咽炎、恶心、呕吐。孕妇、哺乳期妇女及肝功能不全者慎用。

五、肾上腺皮质激素类药

肾上腺皮质激素类药具有较强的抗过敏、抗炎、提高 β 受体对儿茶酚胺反应性等作用,对支气管哮喘疗效显著。临床有两种给药方式:①全身用药:当哮喘急剧发作或哮喘持续状态经其他药物治疗无效时,可口服或静脉注射糖皮质激素类药,常用泼尼松、泼尼松龙、地塞米松。其不良反应发生率高且较严重(见项目十一任务一),一般哮喘不推荐此给药方式。②气雾吸入:近年来采用气雾吸入给药法,直接将药物吸入呼吸道,充分发挥糖皮质激素类药局部抗炎作用,对哮喘有良好的疗效,几乎无全身不良反应。目前常用的吸入用药有倍氯米松、布地奈德等。

倍氯米松(beclometasone)

【药理作用】 倍氯米松为地塞米松的衍生物,对支气管和肺组织有较高特异性,气雾吸入给药后,有 10%～20% 在支气管和肺部吸收,抗炎作用为口服地塞米松的 500～600 倍,平喘作用强大,且无全身不良反应,长期应用也不抑制肾上腺皮质功能,吸入很小剂量(每日 0.4 mg)即有效。倍氯米松起效缓慢,需要连续吸入 10 日后才能出现明显疗效。

【临床应用】 主要用于中、重度及顽固性哮喘。因不能吸入足够量的药物,不宜用于哮喘持续状态。因起效慢,不用于哮喘急性发作的抢救。若必须同时静脉注射或口服其他糖皮质激素类药,可合用 β_2 受体激动药或茶碱类药。该药也用于治疗过敏性鼻炎,外用于过敏性皮肤病。

【不良反应与用药护理】
(1)吸入常用剂量,一般不产生不良反应。
(2)长期吸入用药时有 80%～90% 的药物沉积在咽部并吞咽到胃肠道,可引起声音嘶哑、声带萎缩变形、诱发口咽部念珠菌感染。若吸入后立即漱口,可降低发生率。

布地奈德(budesonide)

布地奈德气雾剂是不含卤素的糖皮质激素类药。局部抗炎作用强,约为倍氯米松的 2 倍。主要用于支气管哮喘和喘息性支气管炎。气雾吸入时不良反应很少,少数患者出现轻度咳嗽和声音嘶哑、精神紧张、咽部念珠菌感染。

(王锦迪)

任务二　镇　咳　药

案例引导

患者,男,55岁,连续咳嗽5日,近日转为干咳并加剧,导致不能入睡,经医生指导后用右美沙芬镇咳。

工作任务:

1.右美沙芬属于哪类镇咳药? 其作用特点是什么?

2.如何对该患者进行用药护理?

案例解析

咳嗽是呼吸系统疾病的常见症状,有助于痰液的排出,因此一般不使用镇咳药。但频繁剧烈的咳嗽,带给患者痛苦、影响正常生活,甚至出现并发症,应在对因治疗的同时,适当给予镇咳药。目前临床常用的镇咳药,根据其作用机制分为中枢性镇咳药和外周性镇咳药两类。

一、中枢性镇咳药

中枢性镇咳药直接抑制延髓咳嗽中枢而发挥强而快的镇咳作用,可分为依赖性镇咳药(如可待因)和非依赖性镇咳药(如右美沙芬、喷托维林等)。

可待因(codeine)

【药理作用】 可待因又名甲基吗啡,为阿片受体激动药,激动中枢阿片受体,选择性抑制延髓咳嗽中枢,是典型的中枢性镇咳药。具有强而快的镇咳作用,同时具有镇痛作用,镇痛强度为吗啡的$1/10 \sim 1/7$,镇咳作用是吗啡的$1/4$。口服或注射均易吸收,口服后约20 min起效,注射起效更快,作用持续时间为$4 \sim 6$ h。

【临床应用】 可待因是临床标准镇咳药,镇咳剂量不抑制呼吸。主要用于各种原因引起的、其他镇咳药无效的剧烈干咳和刺激性咳嗽,尤其适用于胸膜炎干咳伴有胸痛的患者。

 知识拓展

胸膜炎(pleurisy)是指由致病因素(通常为病毒或细菌)刺激胸膜所致的胸膜炎症,又称"肋膜炎"。胸腔内可伴液体积聚(渗出性胸膜炎)或无液体积聚(干性胸膜炎)。

考点提示 可待因的用药护理。

【不良反应与用药护理】

(1)偶见恶心、呕吐、便秘。

(2)大剂量(60 mg)使用时可出现中枢兴奋、烦躁不安和呼吸抑制。

(3)长期应用可产生耐受性和依赖性。该药属于麻醉药品,须严格按照麻醉药品的管理规定使用。

(4)可待因能抑制支气管腺体分泌和纤毛运动,痰多、痰稠患者禁用。

右美沙芬(dextromethorphan)

【药理作用】 右美沙芬又名右甲吗喃,是合成的吗啡衍生物,为非依赖性镇咳药,临床应用广泛,镇咳

作用与可待因相似或略强,起效快,口服 15～30 min 起效,维持 3～6 h,无镇痛作用,治疗量对呼吸中枢无抑制作用,无成瘾性。

【临床应用】 常用于上呼吸道感染、急/慢性支气管炎、百日咳、胸膜炎早期、肺炎、肺癌等引起的无痰性干咳及剧烈、频繁的干咳。

【不良反应与用药护理】

(1)偶有恶心、食欲不振、头晕、轻度嗜睡、兴奋和精神错乱等。其是第二类精神药品,应控制使用。

(2)痰多患者慎用,有精神病史者、妊娠 3 个月内者禁用。

喷托维林(pentoxyverine)

【药理作用】 喷托维林又名咳必清,对咳嗽中枢具有选择性抑制作用,并有局部麻醉和轻度阿托品样作用,兼有中枢及外周镇咳作用,镇咳强度约为可待因的 1/3,但无成瘾性,一次给药可维持 4～6 h。

【临床应用】

(1)用于上呼吸道感染、百日咳、急/慢性支气管炎、支气管哮喘、肺炎、肺癌所引起的干咳、阵咳。

(2)有阿托品样作用,可解除支气管痉挛。

【不良反应与用药护理】

(1)不良反应轻,偶有恶心、口干、便秘等副作用。

(2)痰多者宜与祛痰药合用。青光眼、前列腺肥大患者慎用。

二、外周性镇咳药

外周性镇咳药主要通过抑制咳嗽反射弧中的感受器、传入神经或传出神经传导中任一环节而起到镇咳作用。某些药物尚能抑制咳嗽中枢,兼有中枢及外周镇咳作用。

苯佐那酯(benzonatate)

【药理作用】 苯佐那酯又名退嗽露,为丁卡因的衍生物,有较强的局部麻醉作用,抑制肺牵张感受器及感觉神经末梢,抑制肺-迷走神经反射,阻止咳嗽冲动的传入而镇咳。用药后 20 min 左右起效,维持 3～7 h。治疗量尚有一定的中枢抑制作用。

【临床应用】 对干咳、阵咳效果良好,常用于无痰性干咳、阵咳。也用于支气管镜或喉镜检查前,预防咳嗽。

【不良反应与用药护理】

(1)不良反应轻,偶见轻度头晕、嗜睡、鼻塞、过敏性皮炎等。

(2)注意服用时勿咬破药丸,以免产生口腔麻木感。

(3)对于糖衣丸应注意保管,防止儿童误服。

(4)对本品过敏者、孕妇慎用。

那可丁(noscapine)

那可丁可抑制肺牵张感受器,对呼吸道有局部麻醉作用,减轻或消除局部刺激而产生镇咳作用,兼有呼吸中枢兴奋作用,口服给药,无耐受性和依赖性。用于上呼吸道感染引起的刺激性干咳、咽喉发痒等。少数患者可见轻微头痛、恶心等,不宜与其他中枢兴奋药合用。

苯丙哌林(benproperine)

苯丙哌林又名咳快好,抑制咳嗽中枢,也能抑制肺及胸膜牵张感受器引起的肺-迷走神经反射,且有解除支气管平滑肌痉挛作用,为中枢性兼外周性镇咳药,镇咳作用较可待因强 2～4 倍,口服起效快,维持时间长,不抑制呼吸,无成瘾性。主要用于各种原因引起的咳嗽及刺激性干咳。口服有一过性口腔或咽喉部麻木感,服用时须吞服,偶见头晕、嗜睡、乏力、口干、胃部不适等。

二氧丙嗪(dioxopromethazine)

二氧丙嗪又名克咳敏,为异丙嗪的衍生物,中枢性兼外周性镇咳药,并有抗组胺、抗炎、解除平滑肌痉挛作用。临床上用于各种原因所致的咳嗽,过敏性哮喘及过敏性皮疹、瘙痒。不良反应有头晕、乏力、精神不振等。

(王锦迪)

任务三 祛 痰 药

祛痰药是一类能稀释痰液或降低痰液黏稠度而使痰液易于排出的药物。祛痰药按作用方式可分为痰液稀释药和黏痰溶解药。

一、痰液稀释药

痰液稀释药又称恶心性祛痰药,本类药物可刺激胃黏膜而引起轻度恶心,反射性增加呼吸道腺体分泌,使痰液稀释而易于咳出。

氯化铵(ammonium chloride)

【药理作用】 氯化铵口服后可刺激胃黏膜,引起轻度恶心,通过迷走神经反射性地增加呼吸道腺体分泌,使黏痰变稀而易于咳出;氯化铵吸收后,部分由呼吸道排出,因盐类的渗透作用而带出水分,可使痰液进一步被稀释。

【临床应用】

(1)氯化铵很少单独使用,常与其他药物制成复方制剂,用于急、慢性呼吸道感染引起痰多及痰液黏稠而不易咳出者。

(2)氯化铵是酸性无机盐,吸收后可使体液和尿液呈酸性,用于碱中毒、某些碱血症及酸化尿液。

【不良反应与用药护理】

(1)口服有恶心、呕吐等胃肠道反应,宜餐后给药,消化性溃疡患者慎用;过量服用可致高氯性酸中毒、低血钾、血氨水平升高,肝功能不全、肾功能不全者慎用。

(2)本品与金霉素、新霉素、呋喃妥因、磺胺嘧啶、华法林属配伍禁忌。

二、黏痰溶解药

乙酰半胱氨酸 (acetylcysteine)

【药理作用】 乙酰半胱氨酸又名痰易净,为半胱氨酸的 N-乙酰化物,通过分子结构中所含巯基(—SH)与黏痰中黏蛋白多肽链中的二硫键(—S—S—)相互作用,使黏蛋白分子裂解而降低痰液黏稠度,对脓痰中的 DNA 纤维也有裂解作用,故对白色黏痰和脓性黏痰均有效。

【临床应用】 适用于大量黏痰阻塞呼吸道而不易咳出、窒息等危重患者,包括手术后、急性和慢性支气管炎、支气管扩张、肺结核、肺炎、肺气肿等引起大量黏痰难以咳出者。本药在非应急情况下,以喷雾吸入给药,紧急情况下可采用气管内滴入给药或注入给药,迅速溶解黏痰。气管内滴入给药时应做好吸痰准备,以免大量稀痰阻塞呼吸道。

考点提示 急救时应用乙酰半胱氨酸的不良反应与用药护理。

【不良反应与用药护理】

(1)有特殊的蒜臭味,可引起恶心、呕吐,一般减量即可缓解,严重者可暂停给药。

(2)对呼吸道有刺激性,可引起咳嗽、支气管痉挛。气雾吸入常与异丙肾上腺素合用以提高疗效,减少不良反应。支气管哮喘患者禁用。

(3)注意及时吸引排痰,以防气管内滴入药物产生大量稀痰而阻塞呼吸道。

(4)注意避免药物与金属、橡胶、氧气及氧化剂接触,以免发生不可逆结合而失去活性,故盛药器皿或喷雾器要采用玻璃或塑料制品。

(5)本药能使青霉素、四环素、头孢菌素等抗生素失活,所以不宜将它们混合吸入,必要时可间隔 4 h 交替使用;本药不与碘化油、糜蛋白酶、胰蛋白酶配伍使用。

羧甲司坦 (carbocysteine)

【药理作用】 羧甲司坦又名强利痰灵,能促进支气管腺体分泌,增加低黏度的唾液黏蛋白分泌,减少高黏度岩藻蛋白的分泌;也能使黏蛋白中的二硫键断裂,使痰液黏稠度降低而易于咳出;祛痰作用与乙酰半胱氨酸相似,口服有效,起效快,服药后 4 h 显效。

【临床应用】 用于慢性支气管炎、支气管哮喘等疾病引起的痰液黏稠、咳痰困难和术后咳痰困难者。

【不良反应与用药护理】

(1)偶有轻度头晕、恶心、胃部不适、胃肠出血、腹泻及皮疹等。

(2)注意避免合用强效镇咳药,以免大量稀痰阻塞呼吸道。

(3)有出血倾向的消化性溃疡患者慎用。

溴己新 (bromhexine)

溴己新又名溴己铵,能直接裂解黏痰中的黏多糖,降低痰液黏稠度,兼有稀释痰液及促进呼吸道纤毛运动的作用,以利于痰液咳出。适用于慢性支气管炎、哮喘及支气管扩张等痰液黏稠而不易咳出的患者。偶有恶心、胃部不适,减量或停药后可消失,胃炎或胃溃疡患者慎用;偶见血清氨基转移酶水平短暂升高,能自行恢复。溴己新可增加四环素类抗生素在支气管的分布浓度,合用时能增强抗生素的抗菌疗效。

氨溴索(ambroxol)

氨溴索是溴己新在体内的活性代谢产物,能促进肺表面活性物质分泌及气道液体分泌,使痰中黏多糖纤维断裂,降低痰液黏度,增强支气管纤毛运动,促进痰液排出,祛痰作用较溴己新强。常用于各种原因所致痰多、黏稠及咳痰困难者。不良反应较溴己新轻,妊娠 3 个月者内慎用,过敏者禁用。

【常用制剂与用法】

磷酸可待因　片剂:15 mg、30 mg。每次 15～30 mg,每日 3 次。注射剂:15 mg/mL、30 mg/mL。每次 15～30 mg,皮下注射。

右美沙芬　片剂:10 mg、15 mg。每次 10～20 mg,每日 3 次。

枸橼酸喷托维林　片剂:25 mg。每次 25 mg,每日 3～4 次。

苯佐那酯　糖衣丸或胶囊剂:25 mg、50 mg。每次 50～100 mg,每日 3 次。

那可丁　片剂:10 mg。每次 10～20 mg,每日 3 次。

苯丙哌林　片剂:20 mg。每次 20～40 mg,每日 3 次。

二氧丙嗪　片剂:5 mg。每次 5～10 mg,每日 2 次或 3 次。极量为每次 10 mg,每日 30 mg。

氯化铵　片剂:0.3 g。每次 0.3～0.6 g,每日 3 次。注射剂:5 g。治疗碱中毒或酸化尿液,每日 2～20 g,静脉滴注。

乙酰半胱氨酸　片剂:200 mg、500 mg。每次 200 mg,每日 2～3 次。喷雾剂:1.0 g。临用前用氯化钠注射液配成 10％的溶液,每次 1～3 mL,每日 2～3 次,喷雾吸入。

羧甲司坦　片剂:0.25 g。成人每次 0.25～0.5 g,每日 3 次。儿童每日 30 mg/kg。

盐酸溴己新　片剂:4 mg、8 mg。每次 8～16 mg,每日 3 次。气雾剂:0.2％溶液。每次 2 mL,每日 2～3 次。

盐酸氨溴索　片剂:15 mg、30 mg。成人及 12 岁以上儿童每次 30 mg,每日 3 次。注射液:15 mg/2 mL。静脉注射、皮下注射或肌内注射,成人每次 15 mg,每日 2 次。

沙丁胺醇　片剂:2 mg。每次 2～4 mg,每日 3 次。气雾剂:0.2％溶液。每次 0.2～0.4 mg,每日 4 次。

硫酸特布他林　片剂:2.5 mg、5 mg。每次 2.5～5 mg,每日 3 次。气雾剂:50 mg。每次 0.25～0.5 mg,每日 3～4 次,气雾吸入。注射剂:0.25 mg。每次 0.25 mg,必要时可重复 1 次,但 4 h 内不能超过 0.5 mg,静脉注射。

盐酸克仑特罗　片剂:20 μg。每次 20～40 μg,每日 3 次。气雾剂:每次 10～20 μg,气雾吸入,每日 3～4 次。

氨茶碱　片剂:0.1 g、0.2 g。每次 0.1～0.2 g,每日 3 次。极量:每次 0.5 g,每日 1 g。注射剂:0.25 g。每次 0.25～0.5 g,每日 1 次,以 50％葡萄糖 20～40 mL 稀释后缓慢静脉注射,以 5％葡萄糖 500 mL 稀释后静脉滴注。极量为每次 0.5 g,每日 1 g。

胆茶碱　片剂:0.1 g、0.2 g。口服:成人每次 0.1～0.2 g,每日 3 次;小儿每日 10～15 mg,分 3～4 次服。

二羟丙茶碱　片剂:0.1 g、0.2 g。口服:每次 0.1～0.2 g,每日 3 次。注射剂:0.25 g/2 mL。肌内注射,每次 0.25～0.5 g,静脉滴注,用于严重哮喘发作,每次 0.5～1 g 加入 5％葡萄糖 1500～2000 mL 中。

异丙托溴铵　气雾剂:10 mL。每次 40～80 μg,每日 3～4 次,气雾吸入。

色甘酸钠　气雾剂:700 mg。每次 3.5～7 mg,每日 3～4 次,气雾吸入。粉雾剂:20 mg。每次 20 mg,每日 4 次,粉雾吸入。

酮替芬　片剂:0.5 mg、1 mg。每次 1 mg,每日 2 次。

扎鲁司特　片剂:20 mg、40 mg。每次 20 mg,每日 2 次,饭前 1 h 或饭后 2 h 服。

丙酸倍氯米松　气雾剂:10 mg。开始吸入量为每次 50～200 μg,每日 2～3 次。维持吸入量:应个体化,以能控制症状的最低量为准。

布地奈德　气雾剂:10 mg、20 mg、60 mg。气雾吸入,成人开始剂量为每次 200～800 μg,每日 2 次,对于维持量应根据个体情况进行调整。儿童开始剂量为每次 100～200 μg,每日 2 次,对于维持量应根据个体情况进行调整。

直通护考

扫码在线答题

→ 项目小结

学习内容	分类	代表药物	药理作用	不良反应与用药护理
平喘药	肾上腺受体激动药	沙丁胺醇	选择性激动 β_2 受体	严格控制气雾剂用量,防止产生耐受性
	茶碱类药	氨茶碱	解痉平喘,强心利尿	控制剂量,注意配伍禁忌
	M 受体阻断药	异丙托溴铵	阻断支气管平滑肌 M 受体	青光眼、前列腺增生患者慎用
	过敏介质阻释药	色甘酸钠	稳定细胞膜,减少过敏介质	勿突然停药,查肝功能,孕妇慎用
	肾上腺皮质激素类药	倍氯米松	抗炎	严格控制气雾剂用量,勿突然停药
镇咳药	中枢性镇咳药	可待因	抑制延髓咳嗽中枢	按麻醉药品的管理规定使用,痰多者禁用
	外周性镇咳药	苯佐那酯	阻止咳嗽冲动的传入	整丸吞服,痰多者禁用
祛痰药	痰液稀释药	氯化铵	增加呼吸道腺体分泌	餐后给药,消化性溃疡患者慎用
	黏痰溶解药	乙酰半胱氨酸	裂解黏蛋白,降低痰液黏稠度	恶心、呕吐时减量,支气管哮喘患者禁用

(王锦迪)

激素类药

扫码看课件

学习目标

【知识目标】 掌握肾上腺皮质激素类药、甲状腺激素、抗甲状腺药和胰岛素的药理作用、临床应用、不良反应与用药护理。熟悉常用糖皮质激素类药的用法和疗程；常用口服降糖药的作用特点、临床应用与用药护理；抗甲状腺药的分类及代表药物。了解盐皮质激素和常用胰岛素制剂；常用性激素类药及避孕药的分类、特点及用法。

【能力目标】 学会观察肾上腺皮质激素类药、甲状腺激素、抗甲状腺药和降糖药的疗效和不良反应。具备做好用药护理的能力。

【思政目标】 具有医学人文素养与职业幸福感，能够关心、关爱患者。能够根据糖皮质激素和降糖药等的不良反应对患者进行专业的用药护理。拥有缓解和消除糖尿病患者焦虑、抑郁情绪的共情和安抚能力。做好现代化药品监管。

项目导言

激素对人体生长发育、生命活动的调节、人体物质代谢等具有重要作用。当激素水平异常时，机体可能出现巨人症、侏儒症、呆小病、甲亢、甲减以及男性乳房发育异常等表现。针对以上异常表现我们应该怎么处理？本项目将带领大家认识激素类药，学习激素类药的临床合理应用。

任务一　肾上腺皮质激素类药

案例引导

患者，女，40岁，体重50 kg，因"双下肢水肿、尿中大量泡沫"到医院就诊。实验室检查：尿蛋白3.7 g/24 h，血浆白蛋白22 g/L，总胆固醇8.0 mmol/L。诊断：肾病综合征。医生给予甲泼尼龙片，每次48 mg，每日1次，口服。

工作任务：

1. 糖皮质激素的代表药物有哪些？
2. 长期使用糖皮质激素类药有哪些不良反应？
3. 糖皮质激素类药的临床给药方法有哪些？

案例解析

肾上腺皮质激素（adrenal cortical hormone）是肾上腺皮质分泌激素的总称，属甾体类化合物，包括糖皮质激素、盐皮质激素及少量的性激素。肾上腺皮质激素类药是指与肾上腺皮质激素生物活性相似的一类药物,临床应用的主要是糖皮质激素类药。

一、糖皮质激素类药

考点提示 糖皮质激素类药的药理作用、不良反应、用法和疗程。

糖皮质激素类药脂溶性高,口服、注射均吸收迅速、完全。氢化可的松吸收入血后约 90% 与血浆蛋白结合,其中约 80% 与皮质激素转运蛋白(在肝内合成)结合。肝、肾疾病患者血中皮质激素转运蛋白含量减少时游离型药物增多,使药理作用增强。糖皮质激素类药主要在肝代谢,其中可的松和泼尼松为前体药物,必须在肝中分别转化为氢化可的松和泼尼松龙后才具有生物活性,故严重肝功能不全者不宜应用可的松和泼尼松。内源性糖皮质激素包括可的松和氢化可的松。目前临床应用较多的为人工合成的皮质激素类衍生物,常用药物见表 11-1。

表 11-1 常用糖皮质激素类药的作用特点比较

	药物	水盐代谢(比值)	糖代谢(比值)	抗炎作用(比值)	等效剂量/mg	作用持续时间/h
短效	氢化可的松	1.0	1.0	1.0	20.00	8~12
	可的松	0.8	0.8	0.8	25.00	8~12
中效	泼尼松	0.6	3.5	3.5	5.00	12~36
	甲泼尼龙	0.5	5.0	5.0	4.00	12~36
长效	地塞米松	0	30	30	0.75	36~54
	倍他米松	0	30~35	25~35	0.6	36~54
外用	氟氢可的松	75	12	12	—	—
	氟轻松	强	17	40	—	—

【药理作用】

1.抗炎作用 糖皮质激素具有强大的抗炎作用,能抑制物理性、化学性、免疫性及病原生物性等多种原因所引起的炎症反应。在炎症早期能提高血管的紧张性、降低毛细血管的通透性从而减轻充血、渗出和水肿,同时抑制白细胞浸润及吞噬作用,减少各种炎症因子的释放,改善红、肿、热、痛等症状;在炎症后期糖皮质激素通过抑制毛细血管和成纤维细胞的增生,抑制胶原蛋白、糖胺聚糖的合成及肉芽组织增生,防止粘连及瘢痕形成,减轻后遗症。但是,炎症反应是机体的一种防御性机制,炎症反应的后期更是组织修复的重要时期。因此,糖皮质激素使用不当可致感染扩散,阻碍创面愈合。

2.抗免疫作用

(1)对免疫系统的抑制作用:小剂量糖皮质激素主要抑制细胞免疫;大剂量则能抑制 B 细胞转化成浆细胞的过程,使抗体生成减少,干扰体液免疫。但必须注意,糖皮质激素在发挥抗免疫作用而减轻免疫性损伤的同时,也削弱了机体的正常免疫功能。

(2)抗过敏作用:抗原-抗体反应可引起肥大细胞脱颗粒而释放组胺,白三烯、缓激肽、过敏性慢反应物质等,可引起一系列过敏反应症状。糖皮质激素能减少上述过敏介质的产生,抑制过敏反应,缓解过敏症状。

3.抗毒作用 糖皮质激素可提高机体对细菌内毒素的耐受力,减轻内毒素对机体的损伤。特别是本类药物能稳定溶酶体膜,减少内源性致热原的释放和降低下丘脑体温调节中枢对致热原的敏感性,使其既有良好的退热作用,又能显著改善毒血症症状,从而有助于机体度过危险期。但其不能破坏和中和内毒素,对外毒素无作用。

4.抗休克作用 超大剂量糖皮质激素类药已广泛用于各种休克,尤其是感染中毒性休克。其作用机制较复杂,既与其稳定溶酶体膜,减少心肌抑制因子的形成和释放,增加心输出量,扩张小血管,改善微循环有关;也与前述的抗炎、抗毒、抗免疫等作用有关。

5.对血液和造血系统的影响 糖皮质激素刺激骨髓造血功能,使红细胞、血红蛋白、血小板、纤维蛋白增多;能促使骨髓中的中性粒细胞进入血液,但会降低中性粒细胞游走、吞噬和消化异物等功能;还可使血液中淋巴细胞、嗜酸性粒细胞和嗜碱性粒细胞减少。

6. 对代谢的影响

（1）糖代谢：促进糖异生，减少机体组织对葡萄糖的利用，升高血糖。

（2）蛋白质代谢：促进蛋白质分解，抑制蛋白质合成，造成负氮平衡，久用可致生长缓慢、肌肉萎缩、骨质疏松、皮肤变薄、创伤愈合迟缓等。

（3）脂肪代谢：大剂量长期应用可激活四肢皮下脂肪酶，使脂肪重新分布，形成向心性肥胖。

（4）水和电解质代谢：有较弱的盐皮质激素样作用，长期使用可呈现明显的保钠排钾作用，可致水钠潴留、低血钾，还可抑制钙的吸收，促进尿钙排泄，长期应用可引起骨质脱钙。

7. 其他 糖皮质激素可提高中枢神经系统兴奋性，偶可诱发精神失常，大剂量使用可能导致儿童惊厥；还可增加胃酸和胃蛋白酶的分泌，降低胃黏膜的防御能力。

【临床应用】

1. 严重急性感染或预防炎症后遗症

（1）严重急性感染：主要用于中毒性感染或同时伴有休克者，如中毒性菌痢、暴发型流行性脑炎、中毒性肺炎、败血症等，必须在应用足量有效抗感染药物控制感染的同时，用糖皮质激素类药辅助治疗，通过其抗炎、抗毒、抗休克等作用，迅速缓解症状，帮助机体度过危险期，为病因治疗争取时间。对抗菌药物不能有效控制的感染如病毒、结核、真菌感染一般不用糖皮质激素类药，但对危及生命的严重感染，如重型或危重型新型冠状病毒感染、重症肝炎、急性粟粒性肺结核、结核性脑膜炎和乙型脑炎等，为缓解症状、减轻并发症，可短期应用。

（2）预防炎症的后遗症：糖皮质激素类药可减少炎性渗出，防止组织过度破坏，抑制粘连及瘢痕的形成，如结核性脑膜炎、脑炎、心包炎、损伤性关节炎、风湿性心瓣膜炎、睾丸炎以及烧伤后瘢痕挛缩等，早期应用糖皮质激素类药可防止后遗症的发生。眼科疾病如角膜炎、虹膜炎、视网膜炎和视神经炎等非特异性眼炎患者应用糖皮质激素类药后也可迅速消炎镇痛，防止角膜混浊和瘢痕粘连的发生。

2. 自身免疫性疾病、器官移植排斥反应和过敏性疾病

（1）自身免疫性疾病：糖皮质激素类药是多发性皮肌炎、系统性红斑狼疮的首选药。对于严重风湿热、风湿性心肌炎、结节性动脉周围炎、风湿性及类风湿性关节炎、自身免疫性贫血和肾病综合征等，应用糖皮质激素后可缓解症状。

（2）器官移植排斥反应：异体器官移植手术后所产生的免疫排斥反应也可使用糖皮质激素类药进行治疗，若与环孢素等免疫抑制剂合用则疗效更好，并且两药的剂量可减少。

（3）过敏性疾病：如荨麻疹、血清病、花粉症、血管神经性水肿、过敏性鼻炎、支气管哮喘和过敏性休克等，主要应用抗组胺药和肾上腺素受体激动药治疗，严重者可用糖皮质激素类药缓解症状。

3. 抗休克 大剂量糖皮质激素适用于各型休克的抢救，尤其是感染中毒性休克。在足量、有效的抗菌药物治疗的前提下，感染中毒性休克早期短时间突击使用大剂量糖皮质激素类药能迅速缓解休克症状，提高救治成功率。对于过敏性休克，糖皮质激素为次选药，可与首选药肾上腺素类药合用。对于低血容量性休克，在补液及补电解质或输血后效果不佳者，可合用超大剂量的糖皮质激素类药。

4. 血液系统疾病 可用于急性淋巴细胞性白血病、血小板减少症、过敏性紫癜及再生障碍性贫血的辅助治疗。

5. 替代疗法 用于急慢性肾上腺皮质功能减退症（包括肾上腺危象）、脑垂体前叶功能减退症及肾上腺次全切除术后。

6. 局部应用 对于各种过敏性皮肤病，如湿疹、接触性皮炎、肛门瘙痒等，宜局部应用氢化可的松、泼尼松龙或氟轻松等软膏、霜剂或洗剂。将1%普鲁卡因注射液与糖皮质激素合用，注入韧带压痛点或关节腔内可消炎镇痛。

【不良反应与用药护理】

1. 长期大剂量应用引起的不良反应

（1）医源性肾上腺皮质功能亢进症：又称类肾上腺皮质功能亢进综合征或库欣综合征。表现为满月脸、水牛背、向心性肥胖、皮肤变薄、肌肉萎缩、低血钾、水肿、骨质疏松、多毛、痤疮、高血压、高血脂、血糖及尿糖升高等,停药后症状可自行消退。可采用低糖、低盐、高蛋白饮食及补钾等措施进行缓解,必要时加用降糖药和抗高血压药物治疗。

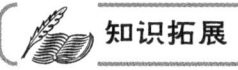

库欣综合征

库欣综合征又称皮质醇增多症,美国神经外科医生 Harvey Cushing 于 1921 年首先报道。本征是由多种病因引起肾上腺皮质长期分泌过量皮质醇所产生的一组症候群,主要表现为满月脸、向心性肥胖、痤疮、紫纹、继发性糖尿病和骨质疏松等。由于长期应用外源性糖皮质激素或饮用含乙醇饮料也可引起类似库欣综合征的临床表现,且均表现为高皮质醇血症,故将器质性病变引起的称为内源性库欣综合征;药物所致的称为外源性、药源性或类库欣综合征。

(2)诱发或加重感染:长期应用可诱发感染或使体内潜在病灶扩散,特别是当原有疾病已使机体抵抗力降低时,如白血病、再生障碍性贫血、肾病综合征等疾病的患者更易发生。

(3)心血管系统并发症:长期应用糖皮质激素,由于水钠潴留和血脂升高可引起高血压和动脉粥样硬化,还可引起脑卒中、高血压心脏病等。

(4)消化系统并发症:因可刺激胃酸、胃蛋白酶的分泌并抑制胃黏液分泌,降低胃肠黏膜的抵抗力,阻碍组织修复,增强迷走神经兴奋性,故可诱发或加剧胃、十二指肠溃疡,甚至造成消化道出血或穿孔。对少数患者可诱发脂肪肝或胰腺炎。

(5)肌肉萎缩、骨质疏松、伤口愈合迟缓、影响儿童的生长发育等,与糖皮质激素促进蛋白质分解,抑制蛋白质合成及成骨细胞活性,增加钙、磷排泄等有关。骨质疏松多见于儿童、绝经期妇女和老年人,严重者可发生股骨头坏死或自发性骨折。

(6)其他:诱发或加重癫痫、精神失常及青光眼,有癫痫或精神病病史及青光眼患者禁用或慎用。

2. 停药反应

(1)医源性肾上腺皮质功能减退症:长期应用时,大量外源性糖皮质激素可负反馈性抑制垂体促肾上腺皮质激素(adrenocorticotropic hormone,ACTH)的分泌,使肾上腺皮质失用性萎缩,内源性激素分泌减少。当突然停药或减量过快时,可出现恶心、呕吐、肌无力、低血糖、低血压等肾上腺皮质功能减退症状,在合并感染、手术、创伤等应激情况时甚至可出现肾上腺危象。故不可骤然停药,应逐渐减量,缓慢停药;停用糖皮质激素后应连续应用 ACTH 7 日左右;在停药 1 年内如遇应激情况(如感染或手术等),应及时给予足量的糖皮质激素类药。

(2)反跳现象:突然停药或减量过快时可出现原有疾病症状的复发或加重。

【禁忌证】 活动性消化性溃疡、新近胃肠吻合术、骨折、创伤修复期、角膜溃疡、肾上腺皮质功能亢进症、严重高血压、糖尿病、孕妇,有严重精神病史、癫痫病史者,抗菌药物不能控制的感染性疾病如水痘、麻疹、真菌感染等。如适应证与禁忌证并存,需谨慎使用,待度过危险期,应及早减量或停药。

【用法与疗程】

1. 大剂量突击疗法 用于严重感染及各种休克。短期内给予大剂量糖皮质激素类药突击治疗时常选用氢化可的松、地塞米松,疗程不超过 3 日。

2. 一般剂量长期疗法 用于结缔组织病、肾病综合征、顽固性支气管哮喘、淋巴细胞性白血病等慢性病。常选用泼尼松口服,产生疗效后,逐渐减量至最小维持量,持续数月。

3. 小剂量替代疗法 用于慢性肾上腺皮质功能减退症、腺垂体功能减退症及肾上腺皮质次全切除术后,宜应用氢化可的松或可的松,每日给予生理需要量。

4. 隔日疗法 根据糖皮质激素分泌的昼夜节律性,可将 2 日总药量隔日清晨一次顿服,称为隔日疗法。在内源性糖皮质激素分泌高峰时给药,可最大限度地降低对肾上腺皮质功能的抑制,减轻长期用药引起的不良反应。常选用泼尼松、泼尼松龙等中效抑制剂。

二、盐皮质激素类药

盐皮质激素主要包括醛固酮(aldosterone)和去氧皮质酮(desoxycortone)两种,它们对维持机体正常的水、电解质平衡起着重要作用。

醛固酮主要作用于肾的远曲小管,促进远曲小管中 Na^+、Cl^- 的重吸收和 K^+、H^+ 的排出。去氧皮质酮在机体内的分泌量甚小,其作用只有醛固酮的 $1\% \sim 3\%$。盐皮质激素对糖代谢几乎无作用。

去氧皮质酮常与糖皮质激素合用,作为替代疗法治疗慢性肾上腺皮质功能减退症,纠正患者失钠、失水和钾潴留等,恢复水和电解质的平衡。用药过量可能会出现高钠血症、低钾血症等。

> **任务小结**

药物分类	代表药物	药理作用	主要不良反应
短效类	氢化可的松、可的松	抗炎	长期大剂量引起的不良反应,停药反应
中效类	泼尼松、泼尼松龙、甲泼尼龙和曲安西龙	抗免疫	
长效类	地塞米松、倍他米松	抗毒	
外用类	氟氢可的松、氟轻松	抗休克	

(张亚平　布正兴)

任务二　甲状腺激素与抗甲状腺药

案例引导

患者,女,30岁,患有甲状腺功能亢进1年,遵医嘱口服甲巯咪唑,每次10 mg,每日2次,普萘洛尔每次10 mg,每日2次,期间未能定期复查。3日前因感冒发热,自测体温 $39.0\ ℃$,并伴有咽痛、咳嗽、咳痰等症状,现入院治疗。经医生初步诊断为原发性甲状腺功能亢进,粒细胞减少症。

案例解析

工作任务:

1.针对原发性甲状腺功能亢进常用什么药物进行治疗?

2.说出患者出现粒细胞减少症的原因及用药护理。

甲状腺激素是维持机体正常代谢、促进生长发育所必需的激素,包括甲状腺素(T_4)和三碘甲状腺原氨酸(T_3)。甲状腺激素合成、分泌减少,可引起甲状腺功能减退(简称甲减),需用甲状腺激素类药治疗;甲状腺激素合成、分泌增多,可引起甲状腺功能亢进(简称甲亢),需用抗甲状腺药治疗。

一、甲状腺激素

药用甲状腺激素(thyroid hormone)由动物(如猪、牛、羊等)的甲状腺体脱脂、干燥、研碎而得。T_4口服给药,易受肠内容物的影响,吸收率为 $50\% \sim 75\%$。T_3有 $90\% \sim 95\%$ 被吸收且吸收率较恒定。严重黏液性水肿患者口服吸收不良,须肠外给药。两者的血浆蛋白结合率均高,可达 99% 以上。T_3 的生物活性高于T_4。甲状腺激素主要在肝、肾线粒体内脱碘,并与葡萄糖醛酸或硫酸结合后经肾排泄。约 36% T_4 在脱碘酶作用下转化为 T_3 而发挥作用。T_4可通过胎盘屏障,少量经乳汁排泄,孕妇和哺乳期妇女应慎用。

【药理作用】

1. 维持生长发育 甲状腺激素能促进机体正常生长发育,对神经系统和骨骼系统的发育尤为重要。甲状腺功能低下时,婴幼儿可患呆小病(克汀病),成人可患黏液性水肿。

2. 促进代谢 甲状腺激素可促进体内物质氧化,增加耗氧量,提高基础代谢率,使产热和散热增多。

3. 增强交感神经系统的敏感性 甲亢时出现心率加快、心输出量增加、血压升高等症状。

【临床应用】

1. 治疗甲减 临床用于呆小病和黏液性水肿。治疗呆小病时必须尽早给药,应在出生后 3 个月以内补给甲状腺激素,过迟则智力低下而难以恢复。

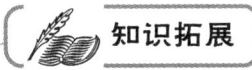 **知识拓展**

克 汀 病

甲状腺激素能促进机体生长发育,尤其对神经组织和骨组织作用显著。因此,先天性甲状腺发育不全或甲状腺激素分泌不足的婴幼儿,出生时身高可基本正常,但脑的发育已经受到了不同程度的影响。在出生后数周至 3～4 个月才显现出智力低下和长骨生长停滞,临床上称为克汀病,也称呆小病。

2. 治疗单纯性甲状腺肿 甲状腺激素可抑制促甲状腺激素(TSH)分泌,缓解甲状腺肿症状,用于治疗单纯性甲状腺肿。

【不良反应与用药护理】

(1)过量可出现甲状腺功能亢进的临床表现,如心悸、多汗、多食、消瘦、失眠、神经过敏、手指震颤等。

(2)严重者可出现心绞痛甚至心肌梗死。一旦出现这种严重不良反应,应立即停药并对症治疗。

(3)孕妇、哺乳期妇女慎用。高血压、糖尿病、肾上腺皮质功能低下、甲亢者禁用。

考点提示 抗甲状腺药的分类及代表药物。

二、抗甲状腺药

甲亢是指多种病因导致甲状腺激素分泌过多而引起的临床综合征。抗甲状腺药是指能消除甲亢症状的药物,主要包括硫脲类、碘和碘化物、放射性碘和 β 受体阻断药。

(一)硫脲类

硫脲类是最常用的抗甲状腺药,可分为两类:①硫氧嘧啶类,包括甲硫氧嘧啶和丙硫氧嘧啶等;②咪唑类,包括甲巯咪唑和卡比马唑等。

硫脲类药物口服吸收迅速,分布广泛,能通过胎盘和进入乳汁,主要在肝脏代谢。以丙硫氧嘧啶吸收最快,半衰期约为 2 h,作用持续 6～8 h。甲巯咪唑吸收较慢,半衰期约为 6 h,作用持续 16～24 h。甲巯咪唑起效快,作用时间长,卡比马唑需在体内转为甲巯咪唑后发挥作用,故起效慢。

【药理作用】

1. 抑制甲状腺激素的合成 硫脲类药物通过抑制过氧化酶的活性,可抑制酪氨酸的碘化及碘化酪氨酸的缩合,使甲状腺激素的合成受阻。对已合成的甲状腺激素无作用,需待甲状腺腺泡内储存的甲状腺激素耗竭后才能生效,故起效缓慢。一般服药后 2～3 周甲亢症状减轻,3 个月后基础代谢率恢复正常。

2. 抑制外周组织 T_4 转化为 T_3 丙硫氧嘧啶还可以抑制外周组织 T_4 转化为 T_3(T_3 的生物活性高于 T_4),故首选用于严重病例或甲状腺危象。

3. 抑制甲状腺免疫球蛋白生成 有一定的病因治疗作用。

【临床应用】

1. 甲亢的内科治疗 适用于轻症、不宜手术者和术后复发、不宜用放射性碘治疗者。开始治疗时应用大剂量,待症状缓解后改为维持量,疗程 1～2 年。疗程过短易复发。

2. 甲亢的手术前准备 为了减少麻醉和术后并发症,防止术后发生甲状腺危象,术前应先用硫脲类控制甲状腺功能至接近正常。但应用硫脲类后可致腺体增生充血,故需在术前 2 周左右加用大剂量碘剂,使腺体缩小变硬,以利于手术顺利进行。

3.甲状腺危象 主要应用大剂量碘剂抑制甲状腺激素释放,同时应用大剂量硫脲类阻断甲状腺激素的合成。用量约为一般治疗量的 2 倍,疗程一般不超过 1 周。

【不良反应与用药护理】

1.粒细胞缺乏症 最严重的不良反应,在用药期间需定期检查血常规,一旦出现白细胞减少或出现发热、咽痛、感染等前驱症状,应立即停药并应用升白细胞药。

2.甲状腺肿大 长期应用硫脲类后,体内甲状腺激素水平降低,通过负反馈作用促进 TSH 分泌而导致腺体代偿性增生、充血,严重者可出现压迫症状。

3.过敏反应 如皮疹、药物热等。

4.其他 出现厌食、呕吐、腹痛等消化系统反应;可引起胎儿或乳儿甲状腺功能减退,故孕妇慎用,哺乳期妇女禁用。

(二)碘和碘化物

本类药物有碘化钾和复方碘溶液等。

【药理作用】

1.小剂量碘参与甲状腺激素的合成 碘为合成甲状腺激素的必需原料。当人体缺碘时,甲状腺激素合成减少可导致单纯性甲状腺肿。

2.大剂量碘具有抗甲状腺作用 大剂量碘主要抑制甲状腺激素的释放,也可抑制其合成,并且可拮抗TSH 的作用,使甲状腺腺体缩小变硬。缓解甲亢症状,起效迅速,但是治疗不能维持,用药后 24 h 见效,10～15 日达到最大效果,继续应用会引起甲亢症状复发,因而不能用于甲亢的内科治疗。

【临床应用】

1.防治单纯性甲状腺肿 应用小剂量碘可治疗单纯性甲状腺肿,食用加碘盐或其他含碘食物可有效预防单纯性甲状腺肿等碘缺乏性疾病。

2.用于甲亢的术前准备 大剂量碘能抑制甲状腺腺体增生和血管增生,使腺体缩小变硬,有利于手术进行。一般在用硫脲类药物控制症状的基础上,于术前 2 周左右给予复方碘溶液口服。

3.治疗甲状腺危象 应用大剂量碘抑制甲状腺激素释放,迅速缓解甲状腺危象。可将碘化钾加到10%葡萄糖溶液中静脉滴注,也可服用复方碘溶液,一般使用 3～7 日,需同时配合服用硫脲类药物。

【不良反应与用药护理】

1.过敏反应 一般为皮疹、药物热,少数可出现血管神经性水肿,甚至喉头水肿而引起窒息。

2.诱发甲状腺功能紊乱 长期服用大剂量碘剂可诱发甲亢。碘化物能通过胎盘和进入乳汁,致胎儿和新生儿甲状腺肿,故孕妇和哺乳期妇女慎用。

3.慢性碘中毒 长期应用可出现口腔及咽喉烧灼感、眼刺激症状等,停药后可消退。

(三)放射性碘

临床常用的放射性碘为^{131}I。口服后大部分被甲状腺摄取而蓄积于甲状腺中,小部分未被甲状腺摄取的即由尿排出。

^{131}I 可产生两种射线,其中 β 射线约占 99%,射程较短,在 2 mm 以内,因此辐射损伤只限于甲状腺腺体内,可破坏甲状腺腺泡组织,起到类似手术切除的作用,适用于不宜手术或手术后复发、使用硫脲类药无效及对碘和碘化物过敏的甲亢患者。此外,^{131}I 还可产生 γ 射线,γ 射线约占 1%,射程较长,可于体外测得,用于甲状腺摄碘功能的测定。

^{131}I 剂量过大易导致甲状腺功能减退,孕妇及哺乳期妇女、年龄在 20 岁以下者或有严重肝肾功能不良者禁用。

(四)β受体阻断药

β受体阻断药如普萘洛尔等,能阻断 β 受体,抑制 T_4 转化为 T_3,故可改善甲亢症状,尤其是对甲亢所致心率加快、血压升高等交感神经活性增强症状疗效显著,是甲亢、甲状腺危象的辅助治疗药物,也可用于甲亢术前准备。

 任务小结

药物分类	代表药物
甲状腺激素	甲状腺素(T_4)、三碘甲状腺原氨酸(T_3)
抗甲状腺药	硫脲类 硫氧嘧啶类:甲硫氧嘧啶、丙硫氧嘧啶等
	咪唑类:甲巯咪唑、卡比马唑等
	碘和碘化物:碘化钾、复方碘溶液
	放射性碘:^{131}I 等
	β受体阻断药:普萘洛尔等

(张亚平 布正兴)

任务三 降 糖 药

 案例引导

　　患者,女,9岁。反复多尿、多饮、多食,伴体重下降1年。连续3日空腹血糖值分别为 17.3 mmol/L、18.0 mmol/L、17.8 mmol/L。经医生诊断为Ⅰ型糖尿病。

案例解析

　　工作任务:

　　1.针对Ⅰ型糖尿病常用什么药物进行治疗?

　　2.该药物最常见的不良反应是什么?如何做好用药护理?

糖尿病是由于胰岛素绝对或相对缺乏引起的以血糖升高为特征的代谢性疾病,通常分为Ⅰ型和Ⅱ型。

 **知识拓展**

糖 尿 病

　　Ⅰ型糖尿病患者胰岛β细胞破坏,胰岛素分泌量绝对缺乏,需要依赖胰岛素进行治疗,也称为胰岛素依赖型糖尿病;Ⅱ型糖尿病患者往往是胰岛素分泌相对不足或具有胰岛素抵抗,称为非胰岛素依赖型糖尿病,90%以上糖尿病患者属于Ⅱ型。

　　糖尿病的治疗目标是使患者的血糖控制在正常水平或接近正常范围,纠正代谢紊乱,防止或延缓并发症发生,降低病死率,提高患者的生活质量。应当在饮食和运动疗法的基础上,根据病情给予胰岛素或口服降糖药控制血糖。

考点提示 胰岛素的作用及不良反应。

一、胰岛素及其制剂

胰岛素是由胰岛 β 细胞分泌的一种小分子蛋白激素,其药用制剂包括动物胰岛素和人胰岛素。动物胰岛素多从猪、牛胰腺中提取,因种属差异,可引起过敏反应;人胰岛素通过 DNA 重组技术或半合成法获得。口服易被消化酶破坏,必须注射给药。皮下注射吸收快,尤其以前臂外侧和腹壁更明显。根据起效快慢和作用维持时间,胰岛素制剂可分为短(速)效、中效和长效三类,见表 11-2。

表 11-2 常用胰岛素制剂和用法

分类	药物	给药方式	用法
短效类	正规胰岛素	静脉、皮下	静脉用于急救,皮下注射于餐前 15～30 min 进行
中效类	低精蛋白锌胰岛素	皮下	早餐前 30～60 min 给药,必要时晚餐前加 1 次,剂量个体化
	珠蛋白锌胰岛素	皮下	
长效类	精蛋白锌胰岛素	皮下	早餐或晚餐前 30～60 min 给药,每日 1 次

【药理作用】

1. 降低血糖 胰岛素能促进组织细胞摄取和利用葡萄糖,加速葡萄糖氧化和酵解,促进糖原合成,抑制糖原分解和糖异生,从而降低血糖。

2. 脂肪代谢 促进脂肪合成,抑制脂肪分解,减少游离脂肪酸和酮体的生成。

3. 蛋白质代谢 促进氨基酸转运和核酸、蛋白质合成,抑制蛋白质分解。

4. 促进 K^+ 进入细胞内 降低血钾浓度。

【临床应用】

1. 用于各型糖尿病的治疗 ①Ⅰ型糖尿病;②口服降糖药治疗无效的Ⅱ型糖尿病;③糖尿病合并急性或严重并发症,如酮症酸中毒、非酮症高渗性昏迷、乳酸性酸中毒等;④合并应激及其他情况,如重度感染、消耗性疾病、创伤、高热、手术、妊娠、分娩等。

2. 纠正细胞内缺钾 胰岛素与葡萄糖、氯化钾组成极化液(GIK)可促使 K^+ 内流,心肌梗死早期应用可预防心律失常。

 知识拓展

基因工程造福人类——胰岛素

长期以来,胰岛素只能从猪、牛等动物的胰腺中提取,100 kg 胰腺只能提取出 4～5 g 的胰岛素,产量低、价格高,堪比黄金。为此,科学家们不断努力,最终利用重组 DNA 技术,靠大肠埃希菌来“量产”胰岛素。实现基因工程制药后,每 2000 L 培养液就能分离纯化得到 100 g 胰岛素蛋白,药品价格也因此降低了 30%～50%。科技进步为人类带来了无数便捷、实惠的医疗服务和产品,我们应心怀感恩,感恩无数科技工作者们的努力付出;我们应崇尚科学,憧憬日新月异的科学技术带来的美好明天!

【不良反应与用药护理】

1. 低血糖反应 胰岛素最重要、最常见的不良反应,常由胰岛素过量所致。其表现为疲乏、强烈饥饿感、出冷汗、心悸、恶心、呕吐,严重可致昏迷甚至死亡。一旦发生低血糖反应,轻者可通过饮用糖水或进食缓解,严重者必须立即静脉注射 50% 葡萄糖溶液。可叮嘱患者随身携带糖类食品以备及时补充。

2. 过敏反应 可出现荨麻疹、血管神经性水肿或注射部位斑丘疹、瘙痒等,极少数严重者可出现过敏性休克。必要时可换用高纯度制剂或人胰岛素。

3. 胰岛素抵抗 也称胰岛素耐受,指机体对胰岛素的敏感性降低。分为两型:①急性型:常由创伤、感染、手术、情绪激动等应激状态引起,需加大胰岛素用量,诱因去除后恢复常规用量。②慢性型:每日应用胰岛素 200U 以上且无并发症的糖尿病患者出现胰岛素抵抗的原因复杂,可能与机体产生抗胰岛素抗体或靶细胞膜胰岛素受体数量减少相关。处理方法是换用高纯度制剂或人胰岛素,并适时调整剂量或搭配口服降糖药。

4.局部反应 注射部位可出现红肿、硬结、皮下脂肪萎缩或增生等。长期应用胰岛素者需有计划地更换注射部位。

二、口服降糖药

口服降糖药为人工合成品,使用方便,疗效可靠,但不能替代胰岛素,仅能用于轻、中型糖尿病。常用药物有磺酰脲类、双胍类、胰岛素增敏剂、α-葡萄糖苷酶抑制药、餐时血糖调节剂等。

考点提示 口服降糖药的分类及代表药物。

(一)磺酰脲类

磺酰脲类为第一类被广泛使用的口服降糖药。第一代有甲苯磺丁脲和氯磺丙脲等;第二代有格列本脲、格列吡嗪、格列喹酮等;第三代有格列美脲、格列齐特等。

【药理作用】

1.降低血糖 可降低正常人及胰岛功能尚存者的血糖,对胰岛功能完全丧失者无效。其作用机制为:①直接刺激胰岛 β 细胞释放胰岛素;②增加胰岛素与靶细胞及受体的亲和力;③促进葡萄糖利用及糖原、脂肪合成。

2.抗利尿 氯磺丙脲通过促进抗利尿激素分泌并增强其作用而减少尿量。

3.影响凝血功能 格列齐特能降低血小板黏附力、促进纤溶酶原合成,有利于防治糖尿病患者微血管并发症。

【临床应用】

1.糖尿病 用于胰岛功能尚存且单用饮食控制无效的Ⅱ型糖尿病。

2.尿崩症 仅氯磺丙脲有此作用,能明显减少尿崩症患者尿量。

【不良反应与用药护理】

1.胃肠道反应 较常见,主要表现有恶心、呕吐、腹胀、腹泻及胃痛等。

2.低血糖反应 相对少见,但需要注意氯磺丙脲和格列本脲可引起持久性低血糖,多见于老年患者及肝肾功能不良者。

3.其他 偶见皮肤过敏、骨髓抑制、粒细胞及血小板减少,也可致黄疸和肝损害,需定期检查血常规、肝功能。

【药物相互作用】

(1)磺酰脲类与血浆蛋白结合率高,但磺胺类药、双香豆素、吲哚美辛等可与其竞争,使其游离药物浓度升高而发生低血糖反应。

(2)氯丙嗪、糖皮质激素、噻嗪类利尿药、口服避孕药等均可降低磺酰脲类降血糖作用,合用时应特别警惕高血糖。

(3)磺酰脲类能增强乙醇毒性,用药期间应戒酒。肝肾功能不良者及孕妇禁用。

(二)双胍类

临床使用的双胍类降糖药有二甲双胍、苯乙双胍,其中二甲双胍较常用。

【药理作用】 双胍类对胰岛无刺激作用,主要通过增加外周组织对葡萄糖的摄取和利用,抑制糖异生及肝糖原分解而发挥降血糖作用。能明显降低糖尿病患者血糖水平,对正常人血糖无影响。

【临床应用】 主要用于轻、中度Ⅱ型糖尿病,尤其适用于肥胖及单用饮食控制无效的患者,也可与胰岛素或磺酰脲类合用于中、重度患者,能增强疗效、减少胰岛素用量。

【不良反应与用药护理】

1.胃肠道反应 如食欲缺乏、恶心、呕吐、腹泻、口中有金属味等,饭后服用可减轻。

2.乳酸性酸中毒 双胍类最严重的不良反应,尤其在肝肾功能不良和心力衰竭等缺氧情况下容易诱发,发生后死亡率达 50%,使用苯乙双胍者乳酸性酸中毒发生率比使用二甲双胍者高 10 倍,故前者已基本禁用。

（三）其他类

胰岛素增敏剂

常用药物有罗格列酮、环格列酮、吡格列酮、恩格列酮等。

【**药理作用**】

1.降血糖 本类药能使得机体对胰岛素的敏感性增强、抵抗性降低而发挥降血糖作用。

2.改善脂代谢紊乱 能显著降低血浆游离脂肪酸、甘油三酯水平,增高高密度脂蛋白水平,发挥抗动脉粥样硬化作用。

【**临床应用**】 主要用于其他降糖药疗效不佳的Ⅱ型糖尿病,尤其是伴有胰岛素抵抗者。可单独应用,也可与磺酰脲类或胰岛素合用以增强疗效。

【**不良反应与用药护理**】 本类药不良反应较少,低血糖发生率低。副作用主要有嗜睡、头痛及胃肠道反应等。

α-葡萄糖苷酶抑制药

该类药通过抑制小肠 α-葡萄糖苷酶活性,减慢淀粉和蔗糖分解为葡萄糖的速度,延缓其吸收,降低餐后血糖。目前用于临床的主要有阿卡波糖、伏格列波糖、米格列醇等。

临床用于轻、中度糖尿病治疗,尤其适合用于糖尿病餐后高血糖者及老年患者。用餐前即刻吞服或与第一口食物一起咀嚼服用。因其延缓糖类的分解和吸收,故不良反应中以腹胀、腹泻、排气多等较为常见,多不影响治疗。消化性溃疡患者慎用。孕妇、哺乳期妇女禁用。

餐时血糖调节剂

本类药以瑞格列奈、那格列奈为代表,是一种新型促胰岛素分泌药,能模仿胰岛素的生理性分泌机制,刺激胰岛 β 细胞释放胰岛素,有效控制餐后高血糖。起效快、维持时间短。主要适用于Ⅱ型糖尿病患者,老年糖尿病及糖尿病肾病患者也可应用。不良反应有头痛、腹泻等,偶有低血糖,但发生率低。

▷ **任务小结**

药物分类	代表药物
胰岛素及其制剂	短效类:正规胰岛素 中效类:低精蛋白锌胰岛素、珠蛋白锌胰岛素 长效类:精蛋白锌胰岛素
口服降糖药	磺酰脲类:格列美脲、格列齐特等 双胍类:二甲双胍、苯乙双胍等 胰岛素增敏剂:罗格列酮、环格列酮、吡格列酮等 α-葡萄糖苷酶抑制药:阿卡波糖、米格列醇等 餐时血糖调节剂:瑞格列奈、那格列奈等

（张亚平　布正兴）

任务四　性激素类药与避孕药

一、性激素类药

性激素为性腺分泌的一种类固醇激素,包括雌激素、孕激素和雄激素。目前临床常用的性激素类药多为人工合成品及其衍生物。常用避孕药大多属于性激素制剂。

(一)雌激素类药

卵巢分泌的天然雌激素主要是雌二醇。从孕妇尿中提取的雌酮和雌三醇等为雌二醇的代谢产物。近年来以雌二醇为母体,人工合成了许多高效的衍生物,如炔雌醇、炔雌醚、戊酸雌二醇等。此外,还合成了具有雌激素样作用的非甾体类化合物,如己烯雌酚等。雌二醇经口服易在肝脏被破坏,需注射给药。

【药理作用】

1. 对生殖系统的作用 雌激素类药可促进女性第二性征和性器官发育成熟;促进子宫内膜和肌层增殖变厚,与孕激素一起参与形成月经周期。

2. 对排卵的影响 较大剂量雌二醇通过负反馈抑制下丘脑-垂体系统而抑制排卵。

3. 影响代谢 有轻度水钠潴留作用;能增加骨骼钙盐沉积,加速骨骺闭合,预防骨质疏松;大剂量可降低低密度脂蛋白和胆固醇水平,升高高密度脂蛋白水平,预防动脉粥样硬化。

【临床应用】

1. 更年期综合征 更年期妇女,由于卵巢功能下降,雌激素分泌不足,垂体促性腺激素分泌增多,造成内分泌平衡失调,会引起一系列症状,如面颈部红热、恶心、失眠、情绪不安等,也称绝经期综合征。给予雌激素替代治疗,可抑制垂体促性腺激素的分泌,减轻各种症状。此外,雌激素还能减少骨质吸收,用于围绝经期和老年性骨质疏松症的治疗。局部应用可治疗老年性阴道炎等。

2. 卵巢功能不全 用于原发性或继发性卵巢功能不全患者,以雌激素替代治疗促进外生殖器、子宫及第二性征发育;与孕激素类合用,可产生人工月经周期。

3. 功能性子宫出血 雌激素可促进子宫内膜增生,修复出血创面而止血。

4. 乳房胀痛及回乳 部分妇女停止哺乳后可发生乳房胀痛,应用大剂量雌激素可干扰催乳素对乳腺的刺激作用,抑制乳汁分泌、缓解胀痛,俗称"回乳"。

5. 绝经后乳腺癌 能有效缓解绝经5年以上的乳腺癌患者症状,但绝经前的患者禁用,因为雌激素会促进肿瘤的生长。

6. 前列腺癌 大剂量雌激素可使患者症状改善、肿瘤病灶退化。

7. 其他 还可用于痤疮、避孕等。

【不良反应与用药护理】

(1)常见厌食、恶心、呕吐及头晕等。宜从小剂量开始,逐渐增加剂量可减轻反应。

(2)长期大量应用可引起子宫内膜过度增生及子宫出血,故有子宫出血倾向及子宫内膜炎者慎用。

(3)药物经肝脏灭活,肝功能不全者慎用。

(4)可致水钠潴留,引起高血压、水肿,加重心力衰竭。

(5)绝经期前乳腺癌患者、孕妇禁用。

(二)孕激素类药

天然孕激素主要是由卵巢黄体分泌的黄体酮(孕酮),临床多用其人工合成品及其衍生物,如甲羟孕酮、甲地孕酮、炔诺酮、炔诺孕酮等。黄体酮口服无效,需注射给药;人工合成孕激素类药可口服。

【药理作用】

1. 对生殖系统的作用 ①子宫:在月经后期,黄体酮在雌激素作用的基础上,促进子宫内膜继续增厚、充血、腺体增生并且产生分支,由增殖期转为分泌期,有利于受精卵的着床和胚胎的发育。②在妊娠期能降低子宫对缩宫素的敏感性,抑制子宫收缩,有保胎作用。③大剂量可抑制垂体前叶黄体生成素(LH)的分泌,从而抑制排卵而发挥避孕作用。④促使乳腺腺泡发育,为哺乳做准备。

2. 对代谢的影响 孕激素与醛固酮的结构相似,能竞争性对抗醛固酮,促进 Na^+ 和 Cl^- 的排出而利尿。

3. 升高体温作用 孕激素有轻度升高体温作用,使月经周期的基础体温轻度升高。

【临床应用】

1. 治疗功能性子宫出血 因黄体功能不足导致子宫内膜不规则成熟与脱落,引起子宫出血。应用孕激素类药可使子宫内膜同步转为分泌期,故可维持正常的月经。

2.治疗痛经和子宫内膜异位症 孕激素类药可抑制排卵并抑制子宫痉挛性收缩从而镇痛,可用于治疗痛经。也可使异位的子宫内膜退化。与雌激素制剂合用,疗效更好。

3.治疗先兆流产与习惯性流产 对于黄体功能不足所致流产,可用大剂量孕激素治疗。

4.其他 可用于子宫内膜癌、前列腺肥大或前列腺癌等。

【不良反应与用药护理】 不良反应较轻,偶见头晕、恶心、头痛及乳房胀痛等。长期应用可引起子宫内膜萎缩、月经量减少,并易诱发阴道真菌感染;大剂量黄体酮可引起胎儿畸形。

(三)雄激素类药及同化激素类药

天然雄激素主要为睾丸间质细胞分泌的睾酮。临床多用人工合成的睾酮衍生物,如甲睾酮、丙酸睾酮及苯乙酸睾酮等。睾酮不仅有雄激素活性,还能促进蛋白质合成,称同化作用。某些人工合成睾酮衍生物的雄激素活性明显减弱,但其同化作用保留或增强,这些药物称为同化激素,如苯丙酸诺龙、美雄酮、司坦唑醇等。

【药理作用】

1.生殖系统作用 雄激素可促进并维持男性性征和生殖器官发育,并保持其成熟状态。大剂量使用能抑制垂体前叶分泌促性腺激素(负反馈),减少女性雌激素的分泌,有抗雌激素作用。

2.同化作用 能显著促进蛋白质合成(同化作用),减少蛋白质分解(异化作用),形成正氮平衡,使肌肉增长及体重增加,利于生长发育和虚弱体质的改善。

3.刺激骨髓造血功能 可使促红细胞生成素合成和分泌增加,也可直接刺激骨髓造血功能使红细胞生成增多。

4.免疫增强作用 促进免疫球蛋白合成,增强机体免疫功能及抗感染能力。

【临床应用】

1.替代疗法 用于无睾症或类无睾症(睾丸功能不全),男性性功能低下等。

2.围绝经期综合征及功能性子宫出血 本药具有抗雌激素作用,可使子宫平滑肌及其血管收缩、内膜萎缩而止血。

3.晚期乳腺癌及卵巢癌 雄激素能抑制垂体促性腺激素分泌,减少卵巢分泌雌激素,缓解症状。

4.纠正贫血 用丙酸睾酮或甲睾酮可改善骨髓造血功能。

5.增强体质 针对各种消耗性疾病、骨质疏松、肌肉萎缩、长期卧床、生长延缓等,可用小剂量雄激素治疗,增加患者食欲,加快患者体质恢复。

【不良反应与用药护理】

(1)长期应用于女性患者,可引起痤疮、多毛、声音变粗、闭经、乳腺退化、性欲改变等男性化现象。此时应立即停药。孕妇及前列腺癌患者禁用。

(2)可干扰肝内毛细胆管排泄功能,引起胆汁淤积性黄疸。

二、避孕药

生殖过程是一个复杂的生理过程,包括精子和卵子的形成、成熟、排卵、受精、着床,以及胚胎发育等多个环节。阻断其中任何一个环节都可以达到避孕的目的。这些环节多发生在女性体内,所以女性避孕药较多,男性避孕药较少。

(一)抑制排卵的避孕药

本类药物是目前临床上最常用的口服避孕药,多由不同类型的雌激素类药和孕激素类药配伍制成。

【药理作用】

1.抑制排卵 大剂量外源性雌激素和孕激素可抑制排卵,停药后排卵功能可很快恢复。

2.影响受精 避孕药可增加宫颈黏液黏稠度,使精子不易进入子宫腔;影响子宫和输卵管平滑肌的正常活动,使受精卵不能适时地到达子宫。

3.抗着床 干扰子宫内膜的正常增殖,阻碍受精卵着床。

【分类与用法】

1. 短效口服避孕药 一般从月经周期第 5 日开始服用,每日 1 片,连服 22 日,不能间断,如漏服应于 24 h 内补服 1 片。

2. 长效口服避孕药 于月经周期第 5 日口服 1 片,最初 2 次间隔 20 日,以后每个月服 1 片。

3. 长效注射避孕药 于月经周期的第 5 日第 1 次深部肌内注射 2 支,以后每隔 28 天或于每次月经周期第 11～12 日注射 1 次,每次 1 支。

【不良反应与用药护理】 可有头晕、恶心、挑食等类早孕反应,一般坚持用药 2 个月后反应可减轻或消失,严重者可加服维生素 B₆;少数用药者可发生子宫不规则出血,轻者表现为点滴状出血,可加服炔雌醇控制,重者表现为月经样出血,应予停药。有 1‰～2‰的服药妇女可发生闭经,有不正常月经史者较易发生,如连续 2 个月闭经应停药。有轻度肝损害,用药期间应定期检查肝功能。其他不良反应还可能有乳汁减少、痤疮、皮肤色素沉着,个别患者有血压升高等。

(二)抗着床避孕药

本类药也称探亲避孕药,为大剂量孕激素。其通过快速抑制子宫内膜的发育和分泌功能,干扰受精卵着床而发挥避孕作用。常用药有甲地孕酮(探亲避孕 1 号片)、炔诺孕酮(探亲避孕片)、左炔诺孕酮等。在使用时间上灵活方便,不受月经周期限制。一般于同居当晚或房事后服用。避孕工具失败或未采取措施者,均可口服本类药物作为紧急避孕措施。

(三)抗早孕药

抗早孕药是指在妊娠前 12 周内能导致完全流产而终止妊娠的药物,临床上常用米非司酮、米索前列醇的序贯配伍。其适用于 49 日内的宫内妊娠。米非司酮可与黄体酮竞争孕激素受体,从而对抗黄体酮的作用而终止妊娠,妊娠早期应用还可使子宫收缩活动增强,并软化、扩张子宫颈。米索前列醇对妊娠子宫平滑肌有显著的兴奋作用,两药合用可明显提高完全流产率。具有对母体无明显不良反应、流产后月经周期能快速恢复、对再次妊娠无影响等特点。少数用药者可能发生严重出血,应当在医师指导下用本类药物。

(四)男性避孕药

棉酚,是从棉花根、茎和种子中提取出的一种黄色酚类物质。动物实验证明,其作用于睾丸曲细精管的生精上皮细胞,使精子数量减少,也能直接抑制精子活动,但会引起低血钾、肌无力,长期服用可能导致永久性不育。这些不良反应限制了棉酚作为常规避孕药的使用。

(五)外用避孕药

目前常用的药物多是一些具有较强杀精作用或者影响精子活动的药物,这些药物多为胶浆、片剂或栓剂。阴道给药后,药物自行溶解而散布在子宫颈表面和阴道壁发挥杀精作用,从而达到避孕目的。常用的杀精子药有壬苯醇醚、孟苯醇醚及烷苯醇醚等。

 任务小结

药物分类	代表药物
性激素类药	雌激素类药:雌二醇、雌三醇等 孕激素类药:甲羟孕酮、甲地孕酮等 雄激素类药:甲睾酮、丙酸睾酮、苯乙酸睾酮等 同化激素类药:苯丙酸诺龙、司坦唑醇等
避孕药	米非司酮、米索前列醇等

【常用制剂与用法】

泼尼松龙　口服,开始每日 20～40 mg,分 3～4 次服。维持量每日 5 mg。静脉滴注,每次 10～20 mg,加入 5％葡萄糖注射液 50～500 mL 中应用。

氢化可的松　片剂:10 mg、20 mg。替代疗法:每日 20～30 mg,分 2 次服,晨服 2/3,午后服 1/3。治疗用药:开始每日 60～120 mg,分 3～4 次服,维持量为每日 20～40 mg。注射剂:10 mg/2 mL、25 mg/5 mL、100 mg/20 mL。每次 100～200 mg,每日 1～2 次,用 0.9％氯化钠注射液或 5％葡萄糖注射液 500 mL 稀释后静脉滴注。软膏剂:0.5％～2.5％,外用。

甲泼尼龙　口服:开始每日 16～40 mg,分 4 次服;维持量为每日 4～8 mg。注射:用其琥珀酸钠酯,53 mg 相当于甲泼尼龙 40 mg。

地塞米松　口服:开始每次 0.75～1.5 mg,每日 3～4 次,维持量每日 0.5～0.75 mg。皮下、肌内或静脉注射:每次 5～10 mg,每日 2 次。

曲安西龙　开始每日 8～40 mg,分 1～3 次服,维持量为每日 4～8 mg。肌内注射,每次 40～80 mg,每周 1 次。关节腔内或皮损部位注射,每次 10～25 mg。

甲状腺素钠　本品 0.1 mg 相当于甲状腺片 60 mg,每日口服 0.1～0.2 mg,静脉注射每日 0.3～0.5 mg。

丙硫氧嘧啶　开始每日 300～600 mg,分 3～4 次服;维持量为每日 25～100 mg,分 1～2 次服。

甲巯咪唑　开始每日 20～60 mg,分 3 次服,维持量为每日 5～10 mg,服药时间最短不能少于 1 年。

碘化钾　治疗单纯性甲状腺肿时开始剂量宜小,每日 10 mg,20 日为 1 个疗程,连用 2 个疗程,疗程间隔 30～40 天,1 个月后,剂量可渐增大至每日 20～25 mg,总疗程 3～6 个月。

胰岛素(正规胰岛素)　注射剂:400 U/10 mL、300 U/3 mL(笔芯)。剂量和给药次数根据病情而定,通常以 24 h 内排尿糖每 2～4 g 给胰岛素 1 U 为标准。中型患者每日用量 5～10 U,重型患者每日用量在40 U以上。一般饭前 30 min 皮下注射,每日 3～4 次,必要时可肌内或静脉注射。

精蛋白锌胰岛素　注射剂:400 U/10 mL。剂量视病情而定,早饭前 30～60 min 给药,每日 1 次,皮下注射。

格列本脲(优降糖)　片剂:2.5 mg。开始时每日早饭后服 2.5 mg,之后逐渐增量,但每日不超过 15 mg,待增至每日 10 mg 时,应分早、晚两次服,至出现疗效后,逐渐减量至每日 2.5～5 mg。

格列齐特(达美康)　片剂:80 mg。宜从小剂量开始,每次 40～80 mg,每日 2 次,早晚两餐前服用。然后根据血糖情况调整剂量,一般每日 80～240 mg,每日极量为 240 mg。

二甲双胍(甲福明)　片剂:0.25 g、0.5 g、0.85 g。每次 0.25 g,每日 2～3 次,饭后服。以后根据尿糖(或血糖)情况增减。

吡格列酮　片剂:15 mg。每次 15～30 mg,每日 1 次。

瑞格列奈　片剂:0.5 mg、1 mg、2 mg。开始时每次 0.5 mg,渐增至每次 4 mg,每日 3 次,餐前服。

阿卡波糖　片剂:50 mg、100 mg。开始时饭前口服 50 mg,每日 3 次,根据血糖情况在 6～8 周可增加到 100 mg,每日 3 次,每日极量为 200 mg。

苯甲酸雌二醇　注射剂:1 mg/mL、2 mg/mL。肌内注射,用于绝经期综合征时,每次 1～2 mg,每周 2～3 次;用于子宫发育不良时,每次 1～2 mg,每周 2～3 次;用于子宫出血时,每次 1 mg,1 周后继续用黄体酮。

黄体酮　注射剂:10 mg/mL、20 mg/mL。肌内注射,用于先兆流产或习惯性流产时,每日 10～50 mg。用于功能性子宫出血时,每日 5～10 mg,连用 5～10 日;用于痛经时,于月经前 6～8 日,每日 5～10 mg,连用 4～6 日。

丙酸睾酮　注射剂:10 mg/mL、25 mg/mL、50 mg/mL。肌内注射,每日 10～50 mg,每周 2～3 次。

苯丙酸诺龙　注射剂:10 mg/mL、25 mg/mL。肌内注射,每次 25 mg,每周 1～2 次。

米非司酮　片剂:25 mg、200 mg。顿服,每次 200 mg;或每次 25 mg,每日 2 次,连续服 3 日,服药后禁食 1 h。

 直通护考

扫码在线答题

(张亚平　布正兴)

抗微生物药

扫码看课件

学习目标

【知识目标】 掌握抗微生物药的基本概念和常用术语；各类抗微生物药尤其是代表药物的抗菌谱、临床应用、不良反应与用药护理；抗结核药异烟肼的抗菌作用特点、临床应用、不良反应与用药护理。熟悉人工合成抗菌药、抗病毒药、抗真菌药的抗菌作用特点、临床应用及用药护理。了解抗艾滋病药和常用消毒防腐药的临床应用。

【能力目标】 学会观察抗微生物药的疗效、监测不良反应。能够熟练进行用药护理并提供用药咨询服务。

【思政目标】 严格使用抗微生物药，重视滥用抗生素的危害。树立正确、科学的用药原则。做好现代化药品监管。

项目导言

细菌、病毒、真菌、寄生虫等病原体侵入人体后会引起局部组织或全身性炎症反应，即感染。抗微生物药能抑制或杀灭病原体，用于防治感染性疾病。

任务一　常用基本概念

案例引导

患者，男，14岁，1周前熬夜后出现肛周肿痛，疼痛为持续性，伴有发热及坐立不安等症状。当地诊所予以药物治疗（具体药物不详），症状无明显改善，肛周肿痛持续性存在并进行性加重，遂转诊于当地三甲医院。查体：体温39.8 ℃，脉搏103次/分，呼吸20次/分，血压129/73 mmHg。心肺腹部查体阴性，见肛门周围皮肤红肿，范围约为3.0 cm×3.0 cm，触及有波动感。实验室检查：白细胞14.09×10^9/L。中性粒细胞百分比86.23％。初步诊断：肛周脓肿。入院后给予脓腔穿刺抽取脓液，做细菌培养和药敏试验。根据药敏结果选用头孢呋辛1.5 g静脉滴注，每8 h抗感染治疗1次，1周后肛周肿痛明显减轻。

案例解析

工作任务：

1.什么是抗生素？

2.什么是杀菌药？

抗微生物药是指具有抑制或杀灭病原体，用于防治感染性疾病的药物，主要包括抗菌药物、抗真菌药和抗病毒药。应用抗微生物药时,需注意机体、药物和病原体三者之间的关系(图 12-1),既要注意调动机体的抗病防御功能,又要注意避免或是减少药物的不良反应,有效控制病原体耐药性的产生,以便充分发挥药物的防治作用。

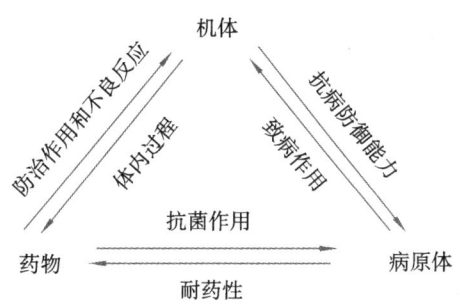

图 12-1　机体、药物、病原体相互作用关系

1.抗菌药物　能抑制或杀灭细菌,用于预防和治疗细菌性感染的药物。主要包括抗生素和人工合成抗菌药。

2.抗生素　某些微生物(如放线菌、真菌、细菌)在代谢过程中产生的,具有抑制或杀灭其他病原体的化学物质。包括天然抗生素和部分合成抗生素。

3.抗菌谱　抗菌药物的抗菌作用范围。仅对某一菌种或某一菌属具有抗菌作用的药物,称为窄谱抗菌药物,如异烟肼仅对结核分枝杆菌有效;对多种菌种或菌属均有抗菌作用的药物称为广谱抗菌药物,如喹诺酮类药物。

4.抑菌药　仅能抑制细菌生长繁殖而无杀灭作用的药物,如四环素类抗生素。

5.杀菌药　不仅能抑制细菌生长繁殖且具有杀灭作用的药物,如青霉素。

6.抗菌活性　抗菌药物抑制或杀灭病原体的能力。常用最低抑菌浓度(MIC)和最低杀菌浓度(MBC)表示,药物能抑制培养基内细菌生长的最低浓度为最低抑菌浓度;药物能杀灭培养基内细菌的最低浓度为最低杀菌浓度。

7.抗菌后效应(PAE)　抗菌药物发挥抗菌作用后,血药浓度低于最低抑菌浓度或被消除之后,细菌生长仍受到持续抑制的效应。抗菌后效应长的药物可延长用药间隔时间,且疗效不减。

8.化疗指数(CI)　评价化疗药物安全性的指标。常以化疗药物的半数动物致死量(LD_{50})和治疗感染动物的半数有效量(ED_{50})的比值表示,即 $CI = LD_{50}/ED_{50}$。化疗指数愈大,表明该药物的毒性愈小,相对较安全,但并非绝对安全,如化疗指数最高的抗菌药物青霉素可致过敏性休克。

9.耐药性　也称抗药性,是指长期应用化疗药物后,病原体或肿瘤细胞对药物的敏感性降低甚至消失,致使药物对该病原体或肿瘤细胞的疗效降低或无效。微生物、寄生虫及肿瘤细胞都可以产生耐药性。耐药性的产生是病原体长期接触低剂量药物后发生的适应性变化,病原体产生使药物失活的酶、改变膜的通透性而阻滞药物进入、改变靶结构或改变原有代谢过程都是病原体产生耐药性的机制。

(叶群芳)

任务二　抗　生　素

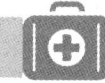
案例引导

患者,女,16 岁,淋雨后当日夜间出现寒战、高热,全身肌肉酸痛,右胸疼痛,深呼吸时加重,咳少量铁锈色痰。查体:体温 38.5 ℃,脉搏 88 次/分,右肺触觉语颤增强,叩诊呈浊音,可闻及支气管呼吸音。

实验室检查:WBC $20×10^9/L$,中性粒细胞 $0.88×10^9/L$。诊断为大叶性肺炎。给予青霉素治疗。

案例解析

工作任务:
1.请说出青霉素的抗菌谱。
2.使用青霉素应做好哪些用药护理?

一、β-内酰胺类抗生素

β-内酰胺类抗生素是一类化学结构中含有 β-内酰胺环的抗生素,包括青霉素类、头孢菌素类和其他β-内酰胺类。该类抗生素主要通过阻碍细菌细胞壁肽聚糖的合成而发挥杀菌作用,具有抗菌活性强、毒性低、品种多、临床应用广等特点。

(一)青霉素类

青霉素类按来源不同,可分为天然青霉素类和半合成青霉素类。

1.天然青霉素类　主要为青霉素 G。

青霉素 G

青霉素 G 是从青霉菌培养液中提取获得的有机酸。临床常用其钠盐或钾盐。其干燥粉末在室温中稳定,易溶于水;水溶液在室温中极不稳定,易被酸、碱、醇、氧化剂、金属离子分解破坏,且不耐热,在室温中放置 24 h 分解失效,还可生成具有抗原性的降解产物,故需现用现配。该药具有抗菌活性强、疗效高、毒性低、价格低廉等特点,剂量用单位 U 表示。不宜口服,肌内注射吸收快而完全,0.5～1.0 h 达血药浓度峰值。在体内分布广泛,如肝、胆、肾、肠道、关节液、淋巴液及皮肤软组织中可见。正常房水和脑脊液中浓度低,但脑膜炎时药物较易进入脑脊液,达到有效治疗浓度。青霉素绝大部分以原形经肾排泄。

【抗菌作用】　青霉素为窄谱抗生素,是繁殖期杀菌药。

抗菌谱主要包括:

(1)大多数革兰阳性菌:①革兰阳性球菌,如溶血性链球菌、草绿色链球菌、肺炎链球菌、敏感金黄色葡萄球菌和表皮葡萄球菌等。②革兰阳性杆菌,如白喉棒状杆菌、炭疽芽孢杆菌、破伤风梭菌等。

(2)革兰阴性球菌:脑膜炎奈瑟菌、淋病奈瑟菌。

(3)放线菌和螺旋体,如梅毒螺旋体、钩端螺旋体、回归热螺旋体等。

对大多数革兰阴性杆菌作用弱,对肠球菌不敏感,对支原体、立克次体、真菌、病毒无效。金黄色葡萄球菌、肺炎链球菌、脑膜炎奈瑟菌、淋病奈瑟菌等对本药极易产生耐药。

【临床应用】　对于敏感的革兰阳性球菌、革兰阳性杆菌、革兰阴性球菌、放线菌和螺旋体所致的感染,本药可作首选药。

(1)革兰阳性球菌感染:溶血性链球菌感染引起的丹毒、蜂窝组织炎、咽炎、中耳炎、扁桃体炎、猩红热等;草绿色链球菌引起的心内膜炎;肺炎链球菌引起的大叶性肺炎、中耳炎、胸膜炎、支气管炎、脓胸等;敏感的金黄色葡萄球菌引起的疖、痈、脓肿、败血症等。

(2)革兰阳性杆菌感染:用于破伤风、白喉、气性坏疽等的治疗,但不能对抗外毒素,须合用相应抗毒素。

(3)革兰阴性球菌感染:脑膜炎奈瑟菌引起的流行性脑脊髓膜炎,淋病奈瑟菌所致的淋病。

(4)其他感染:放线菌病、梅毒、钩端螺旋体病、回归热等的治疗。

【不良反应与用药护理】

(1)变态反应:青霉素最常见的不良反应。轻者表现为药疹、血管神经性水肿等;严重者可出现过敏性休克,表现为心悸、胸闷、呼吸困难、面色苍白、冷汗、发绀、血压下降、惊厥、昏迷等,发生迅猛,如不及时抢救,可危及生命。

考点提示　青霉素引起过敏性休克的防治措施。

主要防治措施:①用药前详细询问过敏史,对青霉素过敏者禁用。②做好青霉素皮试:凡初次注射青霉素、青霉素批号更换、停药 24 h 以上均需做皮试,皮试阳性者应禁用青霉素。③避免饥饿时用药和局部应用。④注射液需现用现配。⑤备好抢救设备及药物肾上腺素。⑥注射后观察 30 min,无过敏反应方可离开。一旦发生过敏性休克,立即皮下注射或肌内注射 0.1% 肾上腺素 0.5~1 mL,严重者可稀释后静脉给药;心跳停止者,可心内注射;并根据需要加用糖皮质激素、H₁受体阻断药、升压药(如间羟胺)等并采取人工呼吸、给氧等措施,必要时做气管切开。

（2）赫氏反应:青霉素用于治疗梅毒或钩端螺旋体病时,可使病症加剧的现象。表现为突然出现全身不适、寒战、发热、咽痛、心跳加快等。此反应可能由短期内病原体被大量杀死,释放大量毒性物质所致。

（3）青霉素脑病:静脉滴注大剂量青霉素,可引起肌肉痉挛、抽搐、昏迷等反应。

（4）其他:肌内注射可出现局部红肿、疼痛、硬结等局部刺激症状。大剂量应用青霉素钠盐或钾盐可造成心、肾功能损伤。

2. 半合成青霉素类 天然青霉素虽然高效低毒,但有抗菌谱窄、不耐酸(口服无效)、不耐酶(易产生耐药)等缺点。研究者通过改造天然青霉素,获得了一系列具有耐酸、耐酶、广谱等特点的半合成青霉素。其抗菌机制、不良反应与青霉素相同,并与青霉素具有交叉过敏反应。

表 12-1 半合成青霉素的分类及作用特点

类别	药物	特点
耐酸青霉素类	青霉素 V	①耐酸可口服。 ②对 β-内酰胺酶不稳定。 ③抗菌谱、抗菌活性同青霉素 G。 ④用于敏感菌引起的轻度感染
耐酶青霉素类	苯唑西林 氯唑西林 双氯西林 氟氯西林	①耐酸可口服。 ②对 β-内酰胺酶稳定。 ③抗菌谱同青霉素 G,抗菌活性不及青霉素 G。 ④用于耐青霉素 G 的细菌感染
广谱青霉素类	氨苄西林 阿莫西林	①耐酸可口服。 ②对 β-内酰胺酶不稳定,对耐药金黄色葡萄球菌无效。 ③抗菌谱广,对革兰阳性菌的作用弱于青霉素 G,对革兰阴性杆菌的抗菌作用强。 ④用于治疗各种敏感菌所致的感染
抗铜绿假单胞菌青霉素类	羧苄西林 磺苄西林 哌拉西林 替卡西林 美洛西林	①不耐酸,注射给药。 ②对 β-内酰胺酶不稳定,对耐药金黄色葡萄球菌无效。 ③抗菌谱广,对革兰阴性杆菌的抗菌作用强,尤其是对铜绿假单胞菌有特效。 ④主要用于铜绿假单胞菌和肠杆菌科细菌引起的烧伤,泌尿道、呼吸道、胆道感染和败血症等
抗革兰阴性杆菌青霉素类	美西林 匹美西林 替莫西林	①对革兰阴性杆菌作用强,对革兰阳性球菌作用弱,对铜绿假单胞菌无效。 ②主要用于肠杆菌科细菌引起的尿路感染

（二）头孢菌素类

头孢菌素类是由冠头孢菌培养液中分离提取的头孢菌素 C 经化学结构改造而形成的一系列半合成抗生素,具有抗菌谱广、抗菌作用强、对 β-内酰胺酶稳定、过敏反应较青霉素类少等优点。根据抗菌谱、抗菌强度、对 β-内酰胺酶的稳定性以及肾毒性的不同,头孢菌素可分为四类(表 12-2)。

考点提示 各代头孢菌素的作用特点及不良反应。

表 12-2　头孢菌素的分类、药理作用特点和临床应用

类别	药物	药理作用特点	临床应用
第一代	头孢噻吩 头孢氨苄 头孢羟氨苄 头孢唑啉 头孢拉定	①对革兰阳性菌作用强,对革兰阴性菌作用弱。 ②对铜绿假单胞菌无效。 ③对β-内酰胺酶稳定性差。 ④有一定肾毒性	主要用于敏感菌引起的呼吸道、尿路、皮肤及软组织感染
第二代	头孢呋辛 头孢呋辛酯 头孢孟多 头孢克洛 头孢替安	①对革兰阳性菌作用较第一代头孢菌素弱,对革兰阴性菌作用较第一代头孢菌素强。 ②对铜绿假单胞菌无效。 ③对多种β-内酰胺酶稳定。 ④对肾毒性小,较第一代轻	主要用于敏感菌所致的肺炎、胆道感染、菌血症、尿路感染及其他组织器官感染
第三代	头孢噻肟 头孢曲松 头孢他啶 头孢哌酮 头孢克肟	①对革兰阳性菌作用不及第一代、第二代头孢菌素,对革兰阴性菌作用突出,对肠杆菌类、铜绿假单胞菌、厌氧菌均有较好的抗菌作用。 ②对多种β-内酰胺酶有较高的稳定性。 ③基本无肾毒性	主要用于敏感肠杆菌科细菌等革兰阴性杆菌所致严重感染,如危及生命的败血症、脑膜炎、肺炎、骨髓炎及尿路严重感染。也可用于严重的铜绿假单胞菌感染
第四代	头孢匹罗 头孢吡肟 头孢利定	①抗菌谱比第三代头孢菌素广,对革兰阳性菌、革兰阴性菌均有高效。 ②对β-内酰胺酶高度稳定。 ③无肾毒性	主要用于对第三代头孢菌素耐药的细菌感染

【不良反应与用药护理】

(1)过敏反应:常见皮疹、荨麻疹等,偶见过敏性休克。与青霉素类之间有交叉过敏反应,故对青霉素过敏者或过敏体质者应慎用。

(2)肾毒性:第一代头孢菌素大剂量使用可发生肾损害,表现为蛋白尿、血尿、血中尿素氮升高等。第二代头孢菌素肾毒性较轻,第三代、第四代头孢菌素几乎无肾毒性,与其他具有肾毒性药物(如氨基糖苷类、高效利尿药)合用时,肾毒性显著增强。肾功能不全者禁用。

(3)胃肠道反应:口服头孢菌素类可发生恶心、呕吐、食欲不振、腹痛、腹泻等。饭前 1 h 或饭后 2～3 h 服药可减轻。

(4)双硫仑样反应:头孢孟多、头孢哌酮、拉氧头孢等服用期间饮酒可引起双硫仑样反应。因此,用药期间或停药 3～7 日应禁酒或避免摄入含乙醇的饮料。

(5)其他:长期大剂量应用头孢孟多、头孢哌酮可致低凝血酶原血症或血小板减少,导致出血;与抗凝血药、水杨酸制剂等合用时易致出血,可用维生素 K 防治。第三代、第四代头孢菌素偶见二重感染。

 **知识拓展**

双硫仑样反应

双硫仑样反应又称双硫醒样反应或戒酒硫样反应。双硫仑又名戒酒硫，是一种戒酒药物，可抑制乙醛脱氢酶，干扰乙醇的正常代谢，致使饮用少量乙醇也可引起乙醛中毒的反应，令嗜酒者不再思饮酒而达到戒酒的目的。许多药物具有与双硫仑相似的作用，用药后再饮酒即出现软弱、眩晕、头痛、全身潮红、嗜睡、幻觉、恶心、呕吐、血压下降，甚至休克、死亡等反应。

除双硫仑外，具有甲硫四氮唑侧链的头孢菌素类（如头孢盂多、头孢哌酮、头孢甲肟、头孢替安等）、咪唑类衍生物（如甲硝唑、替硝唑）、甲苯磺丁脲、格列本脲、氯磺丙脲、苯乙双胍等也可以引起双硫仑样反应。用药期间应禁酒和禁用含乙醇的药物、饮料。

（三）其他 β-内酰胺类

本类药物包括碳青霉烯类、头霉素类、氧头孢烯类和单环 β-内酰胺类。

表 12-3 其他 β-内酰胺类抗生素

类别	药物	特点
碳青霉烯类	亚胺培南 美罗培南 帕尼培南	①本类药具有抗菌谱广、抗菌活性强、对 β-内酰胺酶高度稳定等特点。②亚胺培南需与脱氢肽酶抑制剂西司他丁组成复方制剂，即泰能，方可发挥疗效。③主要用革兰阳性和革兰阴性所致的各种严重感染
头霉素类	头孢西丁 头孢美唑 头孢替坦 头孢拉宗 头孢米诺	①抗菌谱广，对革兰阳性菌和革兰阴性菌均有较强的杀菌作用，与第二代头孢菌素相似，对厌氧菌有高效。②对 β-内酰胺酶高度稳定，对耐青霉素金黄色葡萄球菌以及对头孢菌素的耐药菌有较强抑制活性。③主要用于治疗需氧菌和厌氧菌所致的呼吸道、泌尿道、胆道、盆腔、腹腔及妇科的混合感染
氧头孢烯类	拉氧头孢 氟氧头孢	①与第三代头孢菌素相似，对 β-内酰胺酶稳定，对耐甲氧西林金黄色葡萄球菌（MRSA）有很强的抑制活性。②主要用于治疗敏感菌所致的呼吸道、泌尿道、肝胆系统、妇科感染及脑膜炎、败血症。可替代氨基糖苷类与其他抗菌药物联合治疗肾功能损害患者的需氧革兰阴性菌感染，尤其是肠杆菌、铜绿假单胞菌等引起的感染
单环 β-内酰胺类	氨曲南	①抗菌谱窄，仅对革兰阴性菌有很强的抗菌作用，对革兰阳性菌、厌氧菌作用弱。②对 β-内酰胺酶高度稳定。③与青霉素和头孢菌素无交叉过敏反应。④主要作为氨基糖苷类、第三代头孢菌素的替代药，用于治疗革兰阴性杆菌所致的呼吸道、尿道、软组织感染以及脑膜炎、盆腔炎、妇科感染、败血症等

二、大环内酯类抗生素

大环内酯类是一类含有 14～16 元大环内酯结构的抗生素。第一代大环内酯类抗生素以红霉素为代表，包括红霉素及其酯类衍生物（如琥乙红霉素、依托红霉素等）；第二代有罗红霉素、阿奇霉素、克拉霉素等；第三代有泰利霉素、喹红霉素等。

（一）共同特性

大环内酯类抗生素抗菌谱较窄。对大多数革兰阳性菌具有强大的抗菌活性；对奈瑟菌、流感嗜血杆菌、百日咳鲍特菌、布鲁氏菌等部分革兰阴性菌也有较强的抗菌活性;对军团菌、弯曲菌、支原体、衣原体、非结核性分枝杆菌、弓形虫等也具有良好作用。对产β-内酰胺酶的葡萄球菌和MRSA有一定抗菌活性。

本类抗生素主要抗菌机制为不可逆地与细菌核糖体50S亚基结合,阻碍转肽作用和mRNA位移,选择性抑制细菌蛋白质合成而发挥快速抑菌作用。

(二)常用药物

红 霉 素

红霉素是从链霉菌培养液中提取的大环内酯类抗生素,不耐酸(pH<5.0时易被破坏),口服常选用其肠衣片或酯类制剂,可广泛分布于除脑脊液外的各组织和体液中,主要经肝代谢,从胆汁排泄。

【抗菌作用】 红霉素抗菌谱与青霉素相似且略广。但抗菌效率不如青霉素。对金黄色葡萄球菌、表皮葡萄球菌、链球菌、白喉棒状杆菌、炭疽芽孢杆菌等大多数革兰阳性菌有较强的抗菌作用;对脑膜炎奈瑟菌、淋病奈瑟菌、流感嗜血杆菌、百日咳鲍特菌、弯曲菌、军团菌、布鲁氏菌等部分革兰阴性菌高度敏感;对某些螺旋体、立克次体、衣原体、支原体也有抑制作用。

【临床应用】

(1)红霉素主要用于治疗耐青霉素的金黄色葡萄球菌感染以及对青霉素过敏的患者。

(2)红霉素是治疗白喉杆菌带菌者和军团菌病、支原体肺炎、百日咳、弯曲菌所致肠炎、沙眼衣原体所致的婴儿肺炎及结肠炎的首选药物。

(3)用于其他革兰阳性菌感染。

(4)用于厌氧菌引起的口腔感染和肺炎支原体、衣原体等非典型病原体所致的呼吸道、泌尿生殖道感染。

【不良反应与用药护理】

(1)胃肠道反应:表现为厌食、恶心、呕吐、腹痛、腹泻等,许多患者因无法耐受而停药。不宜与碳酸饮料同服,以免降低疗效及增加胃肠道反应。

(2)肝损害:少数患者可发生肝损害,表现为黄疸、肝大、转氨酶升高等。肝功能不全的患者禁用。

(3)静脉炎:红霉素静脉滴注时可发生静脉炎。忌用生理盐水或其他无机盐溶液作溶媒,需先加灭菌注射用水6 mL至0.3 g乳糖酸红霉素粉针瓶中,用力振摇至溶解,再加入生理盐水或葡萄糖溶液中稀释后静脉滴注,浓度以小于0.1%为宜,也可适当添加维生素C注射液1 g或5%碳酸氢钠注射液0.5 mL,使原来溶液达到pH 6左右。为减少静脉炎的发生,静脉滴注时速度不宜过快。

(4)其他:个别患者可发生过敏性皮疹、耳鸣、暂时性耳聋等。

其他常用大环内酯类药物及特点见表12-4。

表12-4 其他常用大环内酯类药物及特点

药物	特点
罗红霉素	①对胃酸稳定性好,口服吸收好,$t_{1/2}$平均为12 h。 ②对革兰阳性菌和厌氧菌的作用与红霉素相似,对革兰阴性菌的作用较红霉素略差,对军团菌的作用较强。 ③主要用于敏感菌所致的呼吸道、泌尿道、皮肤软组织、耳鼻咽喉等感染。 ④胃肠道反应比红霉素少,偶见皮疹、皮肤瘙痒、头痛、头晕等
阿奇霉素	①耐酸,口服吸收好,组织分布广,血浆蛋白结合率低,组织中药物浓度高,$t_{1/2}$长达35~48 h,为大环内酯类中最长者。 ②抗菌谱较红霉素广,增加了对革兰阳性菌的抗菌作用,对革兰阴性菌作用明显强于红霉素。对肺炎支原体的作用为大环内酯类中最强者。 ③主要用于敏感菌所致的呼吸道、泌尿生殖道、皮肤软组织、耳鼻咽喉等感染。 ④不良反应轻,可有轻度胃肠道反应

药物	特点
克拉霉素	①对胃酸稳定,首过消除明显,生物利用度仅为 55%,$t_{1/2}$ 为 3～4 h。 ②体内分布广泛,鼻黏膜、扁桃体、肺组织中的浓度较其他部位血药浓度高。 ③主要用于呼吸道、皮肤软组织、泌尿生殖道感染及幽门螺杆菌所致的消化性溃疡
泰利霉素 喹红霉素	①新型大环内酯类抗生素,即酮内酯类抗生素。 ②喹红霉素抗菌活性最强,肺中浓度最高。 ③对其他大环内酯类耐药的细菌也有较强的抑制活性,主要用于敏感菌所致的呼吸道、皮肤软组织感染

三、氨基糖苷类抗生素

氨基糖苷类抗生素(aminoglycoside)是由氨基糖与氨基环醇通过氧桥连接而成的苷类抗生素。氨基糖苷类抗生素包括天然和半合成两类。

(一)共同特性

【体内过程】 氨基糖苷类抗生素极性和解离度均较大,除链霉素外水溶液性质均稳定,口服不易吸收,仅用于肠道感染;全身感染时需注射给药,肌内注射吸收完全,30～120 min 达峰值。血浆蛋白结合率低,主要分布于细胞外液,不易通过血脑屏障,可通过胎盘屏障,在肾皮质、内耳淋巴液中有较高浓度,是肾毒性和耳毒性产生的主要原因。体内不代谢,大部分以原形经肾迅速排泄,尿中药物浓度较血药浓度高 25～100 倍。

【抗菌作用】 氨基糖苷类抗生素抗菌谱较广,对需氧革兰阴性杆菌如大肠埃希菌、志贺菌属、肠杆菌属、变形杆菌属、铜绿假单胞菌、克雷伯菌属等具有强大的抑制活性;对沙门菌属、嗜血杆菌属、沙雷菌属、产碱杆菌属、不动杆菌属也有一定抑制作用;对革兰阴性球菌如脑膜炎奈瑟菌、淋病奈瑟菌等作用较差;对肠球菌和厌氧菌不敏感。庆大霉素、阿米卡星等对 MRSA 和耐甲氧西林表皮葡萄球菌(MRSE)也有较好抑制活性;链霉素、卡那霉素对结核分枝杆菌有效。

氨基糖苷类抗生素抗菌机制主要是抑制细菌蛋白质的合成,还能破坏细菌胞浆膜的完整性,属静止期杀菌药。细菌可产生氨基糖苷类钝化酶,继而灭活药物产生耐药性。

本类药物的抗菌特点:①呈剂量依赖性:低浓度抑菌,高浓度杀菌。②主要对革兰阴性菌有效,尤其是对需氧革兰阴性菌作用强。③抗菌后效应长,且持续时间与浓度呈正相关。④具有初次接触效应,即细菌首次接触氨基糖苷类抗生素时能被迅速杀死。⑤在碱性环境中抗菌活性增强。

【临床应用】 氨基糖苷类抗生素主要用于敏感需氧革兰阴性杆菌所致的感染,如呼吸道、泌尿道、消化道、皮肤软组织、创伤、烧伤感染;对于败血症、肺炎、脑膜炎等严重感染,单用效果欠佳,需联合应用其他抗革兰阴性杆菌的抗菌药物,如广谱半合成青霉素类、第三代头孢菌素类及氟喹诺酮类等。链霉素、卡那霉素可用于结核病的治疗。

【不良反应与用药护理】

(1)耳毒性:氨基糖苷类抗生素对包括前庭神经和耳蜗听神经在内的第 8 对脑神经造成损伤,表现为眩晕、恶心、呕吐、眼球震颤、共济失调、耳鸣、听力减退和永久性耳聋等。使用时应把控剂量和疗程,注意是否有眩晕、耳鸣等早期症状,定期做听力检查;避免与其他有耳毒性的药物合用,如呋塞米、依他尼酸、万古霉素、布美他尼、顺铂、甘露醇等。

(2)肾毒性:本类抗生素易蓄积于肾皮质部,损害近曲小管上皮细胞,轻则引起肾小管肿胀,重则导致急性坏死,表现为蛋白尿、管型尿、血尿等,严重时尚可引起无尿、氮质血症和肾衰竭等,此类药物是诱发药源性肾衰竭的常见因素之一。用药时应定期检查肾功能,一旦指标异常,应立即停药,避免与有肾毒性的药物合用,如强效利尿药、第一代头孢菌素类、万古霉素、顺铂等药物,肾功能减退者、老年人、婴幼儿及哺乳期妇女慎用,孕妇禁用。

（3）神经肌肉麻痹：与给药途径及给药剂量有关，最常见于大剂量腹腔或胸腔内给药或静脉滴注速度过快时，偶见于肌内注射。主要表现为血压下降、肌肉松弛、肢体瘫痪、心肌抑制、呼吸困难甚至呼吸衰竭。抢救时应立即静脉注射钙剂和新斯的明。重症肌无力者禁用，严禁静脉推注，应避免与肌松药、全麻药等合用。

（4）过敏反应：常见症状有皮疹、药物热、血管神经性水肿等。链霉素引起的过敏性休克的发生率仅次于青霉素，病死率高，应警惕，一旦发生，应立即静脉注射肾上腺素和葡萄糖酸钙抢救。

（二）常用药物

常用氨基糖苷类抗生素及其特点见表12-5。

表 12-5　常用氨基糖苷类抗生素及其特点

药物	特点
链霉素	①1944年从链霉菌培养液中分离获得的第一个氨基糖苷类抗生素。 ②口服吸收少，肌内注射吸收好。 ③对铜绿假单胞菌无效。 ④兔热病、鼠疫的首选药，常与四环素类抗生素合用治疗鼠疫；是结核病或其他分枝杆菌感染治疗的一线药，抗结核治疗时应与其他抗结核药（异烟肼、利福平）联合应用；与青霉素合用可治疗溶血性链球菌、草绿色链球菌及肠球菌等所致的心内膜炎。 ⑤本品不良反应多且重，过敏反应在本类药中发生率最高，耳毒性较大，耐药性多见，故现已少用
庆大霉素	①从小单胞菌培养液中分离获得。 ②口服吸收很少，肌内注射吸收迅速且完全。 ③抗菌谱广，对于革兰阴性菌及部分革兰阳性菌有良好的抑制作用，是治疗革兰阴性杆菌感染的主要抗生素，尤其对沙雷菌属作用最佳，为氨基糖苷类抗生素的首选药；与羧苄西林或第三代头孢菌素合用治疗铜绿假单胞菌感染；与青霉素合用治疗肠球菌或革兰阴性杆菌所致心内膜炎；与甲硝唑或氯霉素合用治疗盆腔、腹腔感染；口服用于肠道感染和肠道手术前准备；局部用于皮肤、黏膜表面感染和眼、耳、鼻部感染。 ④耐药菌株在逐渐增多，有被阿米卡星、依替米星取代的趋势。 ⑤本药肾损害较多见，耳毒性以前庭神经功能损害为主，偶见过敏反应，甚至休克
卡那霉素	①从链霉菌培养液中分离获得。 ②口服吸收极差，肌内注射易吸收。 ③在胸腔液和腹腔液中浓度较高。 ④对多数革兰阴性菌和结核分枝杆菌有效；可用于耐药金黄色葡萄球菌及敏感革兰阴性杆菌引起的感染，可作为二线抗结核药。 ⑤耳毒性、肾毒性大，仅次于新霉素，细菌易耐药，临床少用
妥布霉素	①抗菌谱与庆大霉素相似。 ②对克雷伯菌、肠杆菌属、变形杆菌、铜绿假单胞菌的抑制作用比庆大霉素强。 ③用于铜绿假单胞菌和各种革兰阴性杆菌严重感染，对耐庆大霉素菌株仍有效，且无交叉耐药；主要用于铜绿假单胞菌严重感染及革兰阴性菌全身感染
阿米卡星 （丁胺卡那霉素）	①卡那霉素的半合成衍生物，抗菌谱较广。 ②肌内注射或静脉滴注给药。 ③对多种钝化酶稳定，不易产生耐药性。 ④抗菌谱较广，主要用于耐药的革兰阴性杆菌，尤其是铜绿假单胞菌引起的严重感染；亦可作为二线抗结核药，用于结核病的联合治疗。 ⑤耳毒性比庆大霉素大，肾毒性小于庆大霉素，偶见过敏反应

续表

药物	特点
奈替米星	①为半合成氨基糖苷类抗生素,对多种钝化酶稳定。 ②本药耳、肾毒性较小。 ③对耐其他氨基糖苷类抗生素的革兰阴性杆菌及耐青霉素的金黄色葡萄球菌感染有效。
大观霉素	①为氨基环醇类抗生素。 ②对淋病奈瑟菌有高度抑制活性。 ③仅用于耐青霉素、四环素或对青霉素过敏的单纯淋病患者

四、四环素类及氯霉素类抗生素

(一)四环素类抗生素

四环素类抗生素是由放线菌产生的一类广谱抗生素,其中四环素、金霉素、土霉素等为天然品,多西环素、米洛环素及美洛环素等为半合成品,其结构均含并四苯骨架。

四 环 素

【体内过程】 口服易吸收但不完全,易与 Mg^{2+}、Ca^{2+}、Fe^{3+}、Al^{3+} 等形成络合物妨碍吸收,因此不宜与含有这些离子的药物或牛奶等同服,若必须合用,应间隔 3 h 以上。体内分布广,易渗入胸腔、腹腔、胎儿循环及乳汁中,可沉淀在新形成的骨骼及牙齿中;可通过胎盘屏障,不易通过血脑屏障,在脑脊液中浓度低;可形成肠肝循环,胆汁中药物浓度高。60% 以上以原形经肾排泄,肾功能受损者不宜使用。

【抗菌作用】 属广谱抗生素,对革兰阳性菌和革兰阴性菌具有快速抑菌作用,对革兰阳性菌作用强于革兰阴性菌,对立克次体、支原体、衣原体、某些螺旋体和原虫也具有较强的抑制作用。对铜绿假单胞菌、结核分枝杆菌、伤寒杆菌、病毒和真菌无效。

抗菌作用机制主要是四环素与核糖体 30S 亚基的 A 位特异性结合,阻止氨基酰 tRNA 进入 A 位,抑制肽链延长和蛋白质合成。四环素尚可改变细菌细胞膜通透性,导致菌体内核苷酸及其他重要成分外漏,从而抑制细菌 DNA 复制,高浓度时也具有杀菌作用。

近年来,四环素耐药菌株明显增加。四环素天然品间为完全交叉耐药,但与半合成品间无交叉耐药。

考点提示 四环素类药物的临床用途及不良反应。

【临床应用】 四环素可用于多种感染性疾病的治疗。尤其适用于立克次体感染(斑疹伤寒、地方性斑疹伤寒、恙虫病等)、衣原体感染(沙眼、鹦鹉热)、支原体感染、螺旋体感染等。其为治疗霍乱、鼠疫、布鲁氏菌病、幽门螺杆菌感染引起的消化性溃疡、肉芽肿鞘杆菌感染引起的腹股沟肉芽肿以及牙龈卟啉单胞菌引起的牙周炎的首选药。

【不良反应与用药护理】

(1)胃肠道反应:口服可引起恶心、呕吐、上腹部不适、腹胀等症状。宜饭后服用,不能用茶水送服;不能与乳制品、$NaHCO_3$ 和 K^+ 等同服。

(2)二重感染:长期用本类抗生素时,敏感菌被抑制,不敏感菌趁机大量繁殖,由原来的劣势菌群变成优势菌群,造成新的感染,称为二重感染。较常见的二重感染有两种,一是真菌感染,多由白假丝酵母菌引起,表现为鹅口疮、肠炎,应立即停药并同时进行抗真菌治疗;二是对四环素耐药的艰难梭菌感染所致的假膜性肠炎,表现为腹泻、发热、肠壁坏死、体液渗出甚至休克死亡,应立即停药并口服万古霉素或甲硝唑。大剂量时可出现胃肠出血,应控制剂量。

(3)对骨骼和牙齿生长的影响:四环素与新生骨骼和牙齿中的 Ca^{2+} 等离子结合,造成恒齿永久性棕色色素沉着,牙釉质发育不全,还可抑制胎儿、婴幼儿骨骼发育。孕妇、哺乳期妇女及 8 岁以下儿童禁用本类药物。

(4)其他:长期大剂量使用可引起严重肝损伤或加重原有的肾损伤,多见于孕妇特别是肾功能异常的孕妇。

多 西 环 素

多西环素为四环素类抗生素首选药。抗菌谱和作用机制与四环素相似,抗菌活性比四环素强。口服吸收完全,不易受食物影响。大部分药物随胆汁进入肠腔排泄,肠道中的药物多以无活性的结合型或络合型存在,因此不易引起二重感染。因仅少量经肾排泄,且肾功能减退时粪便中药物排泄增多,故肾功能减退者也可使用。临床除作为四环素替代药外,特别适用于肾外感染伴肾衰竭及胆道系统感染者,也用于酒渣鼻、痤疮、前列腺炎和呼吸道感染。可引起恶心、呕吐、腹泻等胃肠刺激症状,饭后半个小时左右服用可以减少对胃肠道的不良刺激。

米 诺 环 素

米诺环素为四环素类抗生素半合成品。口服吸收迅速,几近完全,食物对其吸收无明显影响。抗菌谱与四环素相似,具有高效和长效特点。抗菌作用在本类药物中最强。对革兰阳性菌包括耐四环素的金黄色葡萄球菌、链球菌和革兰阴性菌中的淋病奈瑟菌均有很强的作用;对革兰阴性杆菌的作用一般较弱;对沙眼衣原体和溶脲支原体亦有较强的抑制作用。主要用于耐药菌引起的泌尿生殖道、呼吸道、胆道、耳鼻喉感染,也可用于酒渣鼻、痤疮、沙眼衣原体所致的性传播疾病的治疗。不良反应与其他四环素类抗生素相似,但需注意一些人用后可产生眩晕、耳鸣、共济失调伴恶心、呕吐等前庭功能紊乱表现,常发生于最初使用的几次时,呈剂量依赖性,女性比男性多见,一般停药 24～48 h 可恢复。因此,用药期间不宜从事高空、驾驶和机器操作。

(二)氯霉素类抗生素

氯 霉 素

【抗菌作用】 氯霉素属广谱抗生素,对革兰阳性菌和革兰阴性菌具有快速抑制作用,对革兰阴性菌作用强,对革兰阳性菌的作用不如青霉素类和四环素类抗生素,对立克次体、支原体和衣原体也有较好的抑制作用。通过与细菌核糖体 50S 亚基结合而抑制蛋白质合成而有快速抑菌作用。

【临床应用】 氯霉素用于敏感菌引起的各种感染,主要用于伤寒、副伤寒和沙门菌属所致的感染;局部用于治疗各种敏感菌所致的眼、耳等部位感染,如沙眼、结膜炎、中耳炎等。其因不良反应严重,临床应用受到极大限制。

【不良反应与用药护理】

(1)抑制骨髓造血功能:①可逆的各类血细胞减少,与剂量和疗程有关,表现为贫血、白细胞减少症或血小板减少症,一旦出现,及时停药,可以恢复;②不可逆的再生障碍性贫血,虽然少见,但死亡率高,此反应与剂量、疗程无关系。因此,用药期间应定期复查血常规。

(2)灰婴综合征:新生儿与早产儿应用氯霉素剂量过大可引起恶心、呕吐、腹胀、皮肤苍白、呼吸困难等进行性循环衰竭症状。这是由于婴幼儿代谢排泄能力较成人弱,使氯霉素的代谢、解毒过程受限,导致其在体内蓄积。因此,早产儿及出生 2 周以内的新生儿应避免使用氯霉素。

(3)胃肠道反应和二重感染。

此外,少数患者可出现皮疹及血管神经性水肿等过敏反应,但都比较轻微。

五、其他抗生素

(一)林可霉素类抗生素

林可霉素类抗生素主要包括林可霉素和克林霉素。两者具有相同的抗菌谱和抗菌机制,抗菌谱与红霉素相似,但克林霉素较林可霉素口服吸收好、抗菌活性强、毒性低、疗效好,故临床常用。林可霉素类抗生素对葡萄球菌、各型链球菌、肺炎链球菌等革兰阳性菌以及各类厌氧菌都具有强大的抑制作用,对白喉棒状杆菌、产气荚膜梭菌、人型支原体和沙眼衣原体、多数放线菌也有抑制作用。抗菌作用机制是与核糖体 50S 亚基结合,抑制蛋白质合成。因此克林霉素与大环内酯类抗生素竞争同一位点而产生拮抗作用,故克林霉素不宜与红霉素合用,两药之间有完全交叉耐药性。克林霉素主要用于敏感菌引起的急、慢性骨髓炎及关节、呼吸系统感染,是治疗金黄色葡萄球菌引起的骨髓炎的首选药;也可以用于各种厌氧菌引起的感染或厌氧菌与需氧菌引起的混合感染。克林霉素口服或注射均可引起胃肠道反应,表现为恶心、呕吐、腹泻等。患者长期应用可导致伪膜性肠炎,可用万古霉素或甲硝唑防治。

(二)万古霉素类抗生素

万古霉素类抗生素属糖肽类抗生素,包括万古霉素、去甲万古霉素、替考拉宁。三者抗菌作用、作用机制和排泄途径均相似。

【抗菌作用】 抗菌谱窄,本类药物主要通过与细胞壁肽聚糖结合,抑制细菌细胞壁合成而有快速杀菌作用。对革兰阳性菌作用强,尤其对革兰阳性球菌有强大的杀灭作用,包括敏感的葡萄球菌、MRSA 和 MRSE、链球菌、肺炎链球菌和肠球菌等;对厌氧的艰难梭菌亦有较好的抑制作用。

【临床应用】 主要用于耐药革兰阳性菌引起的严重感染,尤其是 MRSA、MRSE、肠球菌、耐青霉素肺炎链球菌所致的感染。口服给药用于治疗伪膜性肠炎,以替考拉宁的疗效最好。

【不良反应与用药护理】 较大剂量时会出现耳鸣、听力减退,甚至耳聋;也可损伤肾小管,出现蛋白尿、管型尿、少尿、血尿等;尚可出现寒战、皮疹、皮肤瘙痒及血栓性静脉炎等不良反应。用药期间注意监测听觉功能,一旦出现耳鸣,应停药。老年人、孕妇、哺乳期妇女、听力障碍和肾功能不全者慎用,避免与氨基糖苷类抗生素合用,以免增加耳毒性。

(三)多黏菌素类抗生素

多黏菌素类抗生素是从多黏杆菌培养液中提取获得的一组多肽类抗生素。临床常用多黏菌素 B、多黏菌素 E 和多黏菌素 M。本类药能使细菌细胞膜通透性增加,导致细菌死亡,属窄谱慢效杀菌药,仅对多种革兰阴性杆菌尤其是铜绿假单胞菌有强大的抗菌作用。主要应用于敏感菌和耐药菌引起的严重感染,如铜绿假单胞菌引起的创面、尿路感染以及眼、耳、气管等部位感染,也可用于败血症、腹膜炎。由于毒性严重,现已少用,但革兰阴性杆菌感染时,若其他抗生素耐药或疗效不佳,仍可选用本类药物。

⇥ **任务小结**

内容	分类	学习要点
抗生素	β-内酰胺类	主要包括青霉素类、头孢菌素类和其他 β-内酰胺类,通过抑制细胞壁合成而产生杀菌作用。青霉素具有高效、低毒、价廉等优点,主要用于革兰阳性菌、革兰阴性球菌、螺旋体和放线菌引起的感染,易引起过敏反应。头孢菌素较青霉素抗菌谱更广、杀菌力更强、对 β-内酰胺酶更稳定
	大环内酯类	抗菌谱与青霉素相似但略广,主要用于敏感菌、耐青霉素的细菌感染和对青霉素过敏的感染者,属快速抑菌剂
	氨基糖苷类	氨基糖苷类对革兰阴性杆菌具有强大的抑制活性,临床主要用于革兰阴性杆菌所致感染,有耳毒性和肾毒性
	四环素类和氯霉素类	因不良反应多且严重,临床应用受限,主要限于局部应用

(叶群芳)

任务三 人工合成抗菌药

案例解析

案例引导

患者,女,42岁,因"尿路感染"就诊,给予盐酸左氧氟沙星氯化钠注射液0.3 g静脉滴注,10 min后,患者出现皮肤瘙痒、全身皮肤湿冷、心慌、胸闷、测血压90/50 mmHg,心率为55次/分。

工作任务:

1.患者使用左氧氟沙星后发生了什么?应给予什么药物进行治疗?

2.喹诺酮类药物的不良反应有哪些?使用左氧氟沙星时应做好哪些用药护理?

一、喹诺酮类

喹诺酮类是一类含有4-喹诺酮母核的人工合成抗菌药。根据化学结构、抗菌性能可将此类药物分为四代,第一代以萘啶酸为代表,因其抗菌谱窄、抗菌活性低、口服吸收差、不良反应多,已被淘汰;第二代以吡哌酸为代表,较第一代抗菌谱扩大、抗菌活性增强,血药浓度较低,尿液中药物浓度较高,仅用于敏感菌引起的尿路和肠道感染;第三代、第四代又称氟喹诺酮类,第三代有诺氟沙星、环丙沙星、氧氟沙星、左氧氟沙星等;第四代以莫西沙星等为代表。第三代、第四代抗菌谱广、抗菌活性强、毒性小,临床广泛用于治疗泌尿生殖系统、肠道、呼吸道、皮肤软组织等感染。

(一)共同特性

【体内过程】 第三代、第四代口服吸收迅速且完全,可与金属阳离子发生络合反应,与富含 Fe^{2+}、Ca^{2+}、Mg^{2+} 等的食物同服可影响吸收,降低生物利用度。体内分布广泛,在肺、肝、肾、扁桃体、牙髓、子宫内膜、输卵管、皮肤软组织、前列腺、骨骼、胆汁、膀胱、尿液中均可达有效治疗浓度,多数药物经肾排泄,其中氧氟沙星、左氧氟沙星等药物主要以原形经肾排泄。

【抗菌作用】 氟喹诺酮类属广谱杀菌药,不仅对大肠埃希菌、志贺菌、沙门菌、克雷伯菌、变形杆菌、淋病奈瑟菌、流感嗜血杆菌、弯曲杆菌、铜绿假单胞菌等革兰阴性菌有强大的杀灭作用,对金黄色葡萄球菌、链球菌、肠球菌等革兰阳性菌也有较好的抑制作用;某些品种对衣原体、支原体、结核分枝杆菌、部分厌氧菌也有作用;第四代除保留第三代药物对革兰阴性菌的良好抗菌特性外,对革兰阳性菌、支原体、衣原体、嗜肺军团菌、结核分枝杆菌的杀灭作用增强,并显著提高了对厌氧菌的抑制作用。

本类药通过抑制DNA回旋酶及拓扑异构酶,使细菌DNA合成受阻,导致细菌死亡。本类药物之间存在交叉耐药现象,常见的耐药菌有金黄色葡萄球菌、链球菌、铜绿假单胞菌、大肠埃希菌等。

【临床应用】

(1)泌尿生殖系统感染:用于治疗细菌引起的单纯性、复杂性尿路感染,淋病奈瑟菌性尿道炎或宫颈炎、细菌性前列腺炎,以及妇女盆腔炎等。

(2)肠道感染及伤寒:治疗多种细菌如弯曲菌、志贺菌和沙门菌所致的腹泻、胃肠炎和细菌性痢疾,也可有效治疗耐药伤寒、副伤寒杆菌感染及大肠埃希菌感染引起的旅行性腹泻,是沙门菌引起的成人伤寒、副伤寒的首选药。

(3)呼吸系统感染:用于治疗敏感菌所致的扁桃体炎、肺炎、支气管炎等。氟喹诺酮类(除诺氟沙星外)可替代大环内酯类用于支原体肺炎、衣原体肺炎、嗜肺军团菌引起的军团病。

(4)其他:用于革兰阴性杆菌所致的骨髓炎和骨关节感染,皮肤软组织感染,化脓性脑膜炎,以及由克雷伯菌属、肠杆菌属、沙雷菌属所致的败血症,也可代替β-内酰胺类抗生素治疗全身感染。

【不良反应与用药护理】

(1)胃肠道反应:常见胃部不适、恶心、呕吐、腹痛、腹泻、便秘等,一般较轻。

(2)神经系统反应:喹诺酮类药物可透过血脑屏障,故该类药物的神经系统损害较为突出,表现为失眠、头晕、头痛、震颤、共济失调、幻觉等,严重者出现精神异常、惊厥、抽搐等,癫痫患者禁用。

(3)过敏反应:可出现皮疹、皮肤瘙痒、血管神经性水肿等过敏症状;偶见过敏性休克;个别患者出现光敏性皮炎,表现为光敏反应、剥脱性皮炎、多形性红斑等,一旦发生,应立即停药,并给予抗过敏治疗。以洛美沙星、氟罗沙星、司氟沙星最为多见,用药期间应避免阳光或紫外线的直接照射。

(4)软骨损害:本类药物能引起幼年动物软骨组织损害,特别是负重区软骨,年龄越小,受损害越严重,临床研究发现儿童使用本药后出现关节疼痛和水肿,所以本药不宜用于儿童、孕妇、哺乳期妇女。

(5)心脏毒性:发生率低但后果严重,主要表现为 Q-T 间期延长,引发尖端扭转型室性心动过速、心室颤动等。妇女、老年人的发生率相对高于其他人群。

(6)肾损害:喹诺酮类药物在碱性尿液中易析出结晶,引起结晶尿、血尿、蛋白尿等,严重者可导致急性肾衰竭,服药期间应多饮水,避免与碱性药物合用。

(7)其他:包括肝毒性、肌腱炎、肌腱断裂、致畸、血糖紊乱、肌无力加重、静脉炎等。

对喹诺酮过敏者、儿童、孕妇、哺乳期妇女、严重低血压患者禁用,有精神病或癫痫病史者慎用。

【药物相互作用】 喹诺酮类与二价或三价阳离子同服可影响吸收;与抗心律失常药、三环类抗抑郁药、大环内酯类药合用可加重心脏毒性;与咖啡因、氨茶碱、非甾体抗炎药合用可增加中枢神经系统的毒性反应;使尿液碱化的药物可降低喹诺酮类在尿中的溶解度,加重肾毒性,因此应避免与上述类药物合用。

(二)常用药物

诺 氟 沙 星

诺氟沙星(氟哌酸)为第一个用于临床的氟喹诺酮类药,口服生物利用度为 35%～45%,30%以原形经肾排泄。对大多数革兰阳性菌有强大的抗菌活性,对金黄色葡萄球菌也有一定的作用,对厌氧菌、支原体、衣原体、军团菌、分枝杆菌等无效。临床主要用于敏感菌所致的肠道、呼吸系统、泌尿生殖系统等的感染。

环 丙 沙 星

环丙沙星(环丙氟哌酸)口服生物利用度为 38%～70%。抗菌谱广,抗菌活性强,对革兰阳性菌和革兰阴性菌均有作用,对肠杆菌科细菌、铜绿假单胞菌、流感嗜血杆菌等绝大多数革兰阴性杆菌的体外抑制作用显著高于其他氟喹诺酮类药物,对耐氨基糖苷类或耐第三代头孢菌素类抗生素的菌株仍有效,对链球菌、葡萄球菌也有较强的作用。临床主要用于敏感菌所致的呼吸系统、泌尿生殖系统、肠道、皮肤软组织、骨、关节、眼、耳、咽喉等的感染。

氧 氟 沙 星

氧氟沙星口服生物利用度约 95%,体内分布广泛,主要以原形自肾排泄,口服 48 h 内尿中排出量为给药量的 80%～90%,胆汁中浓度为血药浓度的 7 倍,易透过血脑屏障。脑膜有炎症时,本药在脑脊液中浓度可达血药浓度的 50%～75%。本药除具有环丙沙星的抗菌特点和良好抗耐药菌株的特性外,对结核分枝杆菌、衣原体和部分厌氧菌也有杀灭作用。临床主要用于敏感菌所致的呼吸系统、泌尿生殖系统、胆道、皮肤软组织、盆腔等的感染,也可作为二线药物与其他抗结核药联合使用治疗结核病。

左 氧 氟 沙 星

左氧氟沙星为消旋氧氟沙星的左旋体,口服生物利用度接近 100%,吸收后约 80%以原形经肾排泄。抗菌谱与氧氟沙星相同,抗菌活性是氧氟沙星的 2 倍。临床用于敏感菌所致的呼吸系统、泌尿生殖系统、肠道等的急慢性感染、难治性感染,是耐青霉素肺炎链球菌感染的首选药之一。本药严禁与其他药物混合静脉滴注。

莫 西 沙 星

莫西沙星口服生物利用度约90％，与第三代药物相比，显著增强了对革兰阳性菌、厌氧菌、结核分枝杆菌、衣原体和支原体的杀灭作用，且对耐青霉素及头孢菌素的肺炎链球菌、流感嗜血杆菌、卡他莫拉菌也有高效。临床主要用于敏感菌所致的呼吸系统感染，包括慢性支气管炎急性发作、轻度或中度社区获得性肺炎、急性鼻窦炎等。本药可引起光敏性皮炎、血糖代谢紊乱、急性重型肝炎甚至肝衰竭，女性或老年人使用后可导致心力衰竭，糖尿病、肝功能障碍、老年人等应慎用。

洛 美 沙 星

洛美沙星口服生物利用度约98％，70％～80％的药物以原形经肾排泄。对革兰阳性菌、革兰阴性菌及部分厌氧菌有杀灭作用，对MRSA、耐氨苄西林的流感嗜血杆菌及耐吡哌酸的大肠埃希菌及对其他药物耐药的细菌抑制作用较好。临床可用于呼吸道感染、败血症、肠炎、尿路感染、妇科感染性疾病、眼及口腔感染，还可于手术后预防感染。本药诱发光敏反应和跟腱损伤的频率较高，在治疗期间及治疗后几天应尽可能避免直接或间接接触阳光及紫外线。

氟 罗 沙 星

氟罗沙星口服吸收完全，50％～70％的药物以原形经肾排泄，少量药物经肝脏代谢后排泄，肝肾功能减退或老年患者应减量。本药具有抗菌谱广、抗菌活性强、生物利用度高、组织穿透力强、半衰期长等特点。对革兰阳性菌、革兰阴性菌均有很好的杀灭作用。可用于敏感细菌引起的呼吸道感染、泌尿生殖系统感染、消化系统感染、皮肤软组织感染、腹腔感染及盆腔感染等。本药诱发中枢神经系统毒性的频率高于其他喹诺酮类，诱发光敏反应的频率较高。

司帕沙星（帕氟沙星）

司帕沙星口服吸收完全，肠肝循环明显，约25％经肝脏代谢失活，约50％的药物以原形随粪便排出，$t_{1/2}$超过16 h，为长效喹诺酮类。对革兰阳性菌、革兰阴性菌、厌氧菌、衣原体、支原体、分枝杆菌等均具有强大抑制作用。对金黄色葡萄球菌、厌氧菌、结核分枝杆菌的抑制作用显著优于环丙沙星，并优于氧氟沙星。可用于敏感细菌所致的呼吸道感染、泌尿生殖系统感染、皮肤软组织感染、耳鼻喉感染，也可以用于关节炎和骨髓炎等。本药诱发光敏反应，有中枢神经系统毒性和心脏毒性。

二、磺胺类

磺胺类药是最早用于防治全身感染的人工合成抗菌药，曾广泛应用于临床，因抗生素的出现和耐药菌的产生，现已被抗生素及喹诺酮类药所取代，但磺胺类药对流行性脑脊髓膜炎、鼠疫等感染性疾病疗效显著，在抗菌药物中仍占有一定地位。

磺胺类药可分为三类：①用于全身感染的肠道易吸收类，如磺胺嘧啶、磺胺甲噁唑等；②用于肠道感染的肠道难吸收类，如柳氮磺吡啶；③外用磺胺类，如磺胺嘧啶银、磺胺醋酰钠。

（一）共同特性

【抗菌作用】 磺胺类药属广谱抑菌药，对大多数革兰阳性菌和革兰阴性菌有良好的抑制作用，对溶血性链球菌、肺炎链球菌、脑膜炎奈瑟菌、淋病奈瑟菌、流感嗜血杆菌、鼠疫耶尔森菌等高度敏感，对变形杆菌、放线菌、沙眼衣原体、卡氏肺孢菌等一般敏感，对支原体、立克次体和螺旋体无效，甚至可促进立克次体生长。

磺胺类药通过干扰叶酸的代谢而抑制细菌的生长繁殖（图12-2）。细菌不能直接利用其生长环境中的叶酸，而是利用环境中的对氨基苯甲酸（PABA）、二氢喋啶和L-谷氨酸在菌体内的二氢叶酸合成酶催化下合成二氢叶酸，二氢叶酸再在二氢叶酸还原酶的作用下形成四氢叶酸。四氢叶酸作为一碳单位转移酶的辅酶，参与核酸前体物（嘌呤、嘧啶）的合成，而核酸是细菌生长繁殖所必需的成分。磺胺类药的化学结构与PABA类似，能与PABA竞争二氢叶酸合成酶，影响二氢叶酸的合成，因而使细菌生长和繁殖受到抑制。

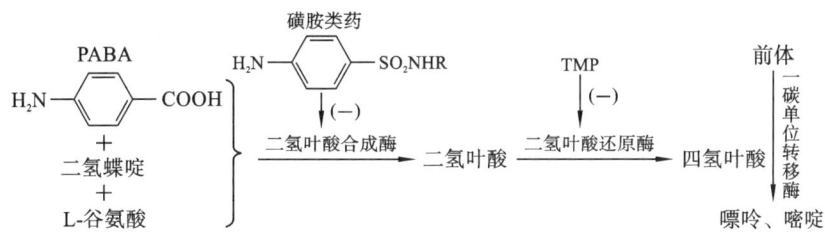

图 12-2　磺胺类药的作用机制

TMP,胸苷一磷酸

单用磺胺类药易产生耐药性,磺胺类药之间存在交叉耐药。

【不良反应与用药护理】

(1)肾损害:磺胺类药及其代谢产物在酸性尿液中溶解度较低,易析出结晶,损伤肾脏,可出现结晶尿、尿痛、血尿等。用药期间应多饮水,也可同服碳酸氢钠碱化尿液,促进药物排泄,预防结晶尿发生,同时定期检查尿常规。若发现结晶尿、血尿,应立即停药。避免长期用药,老年人及肾功能不全者慎用。

(2)过敏反应:常见皮疹、药物热,严重者可见剥脱性皮炎和多形性红斑。用药前应询问过敏史,若发现过敏症状,应立即停药,并给予抗过敏治疗。

(3)血液系统反应:可出现溶血性贫血,尤其缺乏葡萄糖-6-磷酸脱氢酶的患者易发生;也可见粒细胞减少和血小板减少,长期用药者应定期检查血常规。

(4)其他:可引起恶心、呕吐、厌食、头痛、乏力、精神不振、共济失调等,驾驶员、高空作业及精密仪器操作者慎用。

(二)常用药物

常用磺胺类药及其特点见表 12-6。

表 12-6　常用磺胺类药及其特点

分类	药物	特点
用于全身感染的肠道易吸收类	磺胺嘧啶(SD)	口服易吸收,血浆蛋白结合率低,脑脊液浓度高,为治疗流行性脑脊髓膜炎的首选药,也可治疗敏感菌所致的上呼吸道感染和急、慢性尿路感染
	磺胺甲噁唑(SMZ)	口服易吸收,血浆蛋白结合率高,尿中药物浓度高,主要用于敏感菌所致泌尿系统、呼吸系统、肠道感染,常与甲氧苄啶合用
用于肠道感染的肠道难吸收类	柳氮磺吡啶(SASP)	口服难吸收,大部分在直肠内分解出磺胺吡啶和 5-氨基水杨酸,具有抗菌、抗炎和抑制免疫作用,临床主要用于治疗溃疡性和局限性结肠炎
外用磺胺类	磺胺米隆(SML)	抗菌谱广,对铜绿假单胞菌作用强,抗菌作用不受脓液和坏死组织的影响,且能渗入创面及焦痂中,适用于烧伤和大面积创伤和感染
	磺胺嘧啶银(SD-Ag,烧伤宁)	抗菌谱广,对大多数革兰阳性菌和革兰阴性菌有良好的抗菌活性,兼具磺胺嘧啶的抗菌作用和银盐的收敛作用,对铜绿假单胞菌作用强大,临床用于烧伤和烫伤
	磺胺醋酰钠	局部应用穿透力强,可渗入眼部晶状体及眼内组织,适用于眼部感染,如沙眼、结膜炎、角膜炎

三、甲氧苄啶

甲氧苄啶(TMP)又称磺胺增效药或抗菌增效剂,能增强磺胺类药的抗菌活性。甲氧苄啶口服吸收迅速而完全,体内分布广泛,易通过血脑屏障,抗菌谱与磺胺类药相似,对多种革兰阳性菌和革兰阴性菌有效。本药为细菌二氢叶酸还原酶抑制剂,其抗菌机制为干扰细菌的叶酸代谢,主要选择性抑制细菌的二氢叶酸还原酶的活性,使二氢叶酸不能还原为四氢叶酸,从而抑制细菌的生长繁殖。单用易产生耐药性,常与磺胺类药组成复方制剂。甲氧苄啶与磺胺类药合用可使细菌的叶酸合成代谢遭到双重阻断,有协同抗菌作用,可使其抑菌作用转为杀菌作用,并减少耐药性的产生。甲氧苄啶用于敏感菌所致的呼吸道、泌尿道、肠道等部位的急、慢性感染,常与磺胺甲噁唑或磺胺嘧啶合用或制成复方制剂使用。

不良反应有恶心、呕吐、皮疹等,长期应用可引起巨幼红细胞性贫血、白细胞和血小板减少,严重者可用亚叶酸钙治疗。严重肝肾功能不全者及骨髓造血功能不全者,孕妇、新生儿禁用。

四、硝基咪唑类

硝基咪唑类包括甲硝唑、替硝唑、奥硝唑等。

甲硝唑(灭滴灵)

【抗菌作用与临床应用】

1. 抗阿米巴原虫 甲硝唑对肠内、肠外阿米巴滋养体都有强大的杀灭作用,是治疗阿米巴痢疾和肠外阿米巴病的首选药。本药在肠内吸收,在肠腔内难达到杀灭滋养体的有效浓度,且对包囊无作用,因此单独用易复发,治疗阿米巴痢疾时需与杀包囊药合用;治疗肠外阿米巴病时,需与抗肠内阿米巴病药及杀包囊药合用才能根治。

2. 抗滴虫 甲硝唑具有强大的抗滴虫作用,可直接杀灭阴道毛滴虫。口服后在阴道分泌物、精液和尿液中均可达到有效浓度,对男、女性泌尿生殖道滴虫感染均有效,是抗滴虫的首选药。但抗滴虫时需夫妻同时用药才能根治。

3. 抗厌氧菌感染 甲硝唑对革兰阳性和革兰阴性球菌和杆菌均有较强的抑制作用,其在无氧环境中还原成氨基而发挥抗厌氧菌作用,对需氧菌或兼性需氧菌则无效。对下列厌氧菌有较好的抗菌作用:①拟杆菌属,包括脆弱拟杆菌;②梭形杆菌属;③梭状芽孢杆菌属,包括破伤风梭菌;④部分真杆菌;⑤消化球菌和消化链球菌等。可用于治疗或预防各类敏感厌氧菌引起的系统或局部感染,是厌氧菌治疗的首选药,如可用于治疗口腔、消化道、女性生殖系统、下呼吸道、皮肤及软组织、骨和关节等部位的厌氧菌感染,对败血症、心内膜炎、脑膜感染以及使用抗生素引起的结肠炎也有效;治疗破伤风时常与破伤风抗毒素(TAT)联用。

4. 抗贾第鞭毛虫 甲硝唑是目前抗贾第鞭毛虫感染最有效的药物,治愈率在90%以上。

【不良反应与用药护理】

1. 消化系统反应 最常见的不良反应,表现为恶心、呕吐、腹部不适、腹泻、味觉改变等。

2. 神经系统症状 有头痛、眩晕,偶有感觉异常、肢体麻木、共济失调、多发性神经炎等,大剂量可致抽搐。

3. 其他 少数患者会有皮疹、荨麻疹、白细胞减少等过敏反应。饮酒后可致乙醇中毒,出现双硫仑样反应。长期大剂量使用有致癌、致畸作用。

癫痫患者、孕妇禁用,用药期间宜忌酒。

替 硝 唑

替硝唑作用与甲硝唑相似,半衰期较甲硝唑长,毒副作用相对较轻。对原虫(溶组织阿米巴、阴道毛滴虫等)和厌氧菌具有良好的抑制作用。对阿米巴和蓝氏贾第虫的作用优于甲硝唑。对革兰阳性厌氧菌(消化球菌、消化链球菌、乳杆菌属等)、梭状芽孢杆菌属和艰难梭菌等均具有较好的抑制作用;对脆弱拟杆菌、梭杆菌属等革兰阴性厌氧菌的作用略胜于甲硝唑。临床上常用于治疗男、女性泌尿生殖道毛滴虫病;上述敏感厌氧菌所致感染,如肺炎、肺脓肿等肺部感染;腹膜内感染、子宫内膜炎、输卵管脓肿等妇科疾病。也可用于牙周炎、冠周炎等口腔疾病,替硝唑片能迅速消除厌氧菌所致口腔炎症,减轻患者症状。此外,还可以用于败血症、鞭毛虫病以及肠道和肝阿米巴病等。

五、硝基呋喃类

呋 喃 妥 因

呋喃妥因口服吸收迅速,血药浓度低,为广谱抗菌药物,对多数革兰阳性菌和革兰阴性菌具有抑制或杀灭作用,耐药菌株形成缓慢,与其他类别抗菌药物之间无交叉耐药。主要用于大肠埃希菌、肠球菌和葡萄球菌引起的尿路感染如肾盂肾炎、膀胱炎、前列腺炎和尿路炎等。尿液 pH 为 5.5 时抗菌作用最佳。常见不良反应为恶心、呕吐及腹泻;偶见皮疹、药物热等过敏反应。大剂量或长时间使用引起头痛、头晕和嗜睡等,甚至会造成周围神经炎。

呋 喃 唑 酮

呋喃唑酮又名痢特灵,口服不易吸收,主要在肠道发挥作用;抗菌谱与呋喃妥因相似。主要用于治疗肠炎、痢疾、霍乱等肠道感染性疾病。尚可治疗胃、十二指肠溃疡,作用机制与抗幽门螺杆菌、抑制胃酸分泌和保护胃黏膜有关。栓剂可用于治疗阴道毛滴虫病。不良反应同呋喃妥因。

▶ 任务小结

内容	分类	学习要点
人工合成抗菌药	喹诺酮类	喹诺酮类主要通过抑制 DNA 回旋酶产生杀菌作用,其中氟喹诺酮类抗菌谱广、疗效好,目前为常用抗菌药物,主要用于敏感菌所致的泌尿生殖系统、呼吸系统、肠道等感染
	磺胺类	磺胺类药为广谱、慢速抗菌药物。可用于敏感菌所致的泌尿系统、呼吸系统、肠道等感染
	甲氧苄啶	能增强磺胺类药的抗菌活性
	硝基咪唑类	甲硝唑主要对厌氧菌感染有较好治疗作用,也用于抗阿米巴原虫、抗滴虫、抗贾第鞭毛虫等
	硝基呋喃类	硝基呋喃类主要用于治疗泌尿系统和肠道感染

【常用制剂与用法】

青霉素钠　注射剂:40 万 U、80 万 U、100 万 U。成人每日用量为 80 万～200 万 U,肌内注射,分 3～4 次给药。静脉注射适用于重症患者,每日用量为 200 万～1000 万 U,分 2～4 次给药。

苄星青霉素　注射剂:60 万 U、120 万 U。成人每次 60 万～120 万 U,肌内注射,2～4 周 1 次;小儿每次 30 万～60 万 U,肌内注射,2～4 周 1 次。

青霉素 V 钾　片剂:20 万 U、40 万 U、80 万 U。口服:每次 20 万～80 万 U,每 6～8 h 1 次。

氨苄西林　胶囊:0.25 g、0.5 g。口服。成人每次 0.25～0.75 g,每日 4 次。小儿每日剂量为 25 mg/kg,每日 2～4 次。注射剂:0.5 g、1 g。肌内注射,每次 0.5～1 g,每日 4 次;静脉注射,每次 1～2 g,每日 2～4 次。

阿莫西林　胶囊、片剂:0.125 g、0.25 g。口服:每次 0.5 g,每日 3～4 次。

羧苄西林钠　注射剂:1 g、2 g。每次 1～2 g,每日 4 次,肌内注射或静脉滴注。

哌拉西林　注射剂:0.5 g、1 g。每次 1～4 g,每日 4 次,肌内注射或静脉滴注。

替卡西林　注射剂:1 g、3 g、6 g。每次 1～2 g,每日 4 次,肌内注射或静脉滴注。

头孢氨苄　片剂:0.125 g、0.25 g。每次 0.25～0.5 g,每日 4 次。

头孢羟氨苄　胶囊剂:0.125 g、0.25 g。每次 0.5～1 g,每日 2 次。

头孢唑林　注射剂:0.5 g。每次 0.5～2 g,每日 2～4 次,肌内注射或静脉注射。

头孢拉定　片剂:0.25 g、0.5 g。每次 0.25～0.5 g,每日 3～4 次。注射剂:0.5 g、1 g。每次 0.5～1 g,每日 4 次,肌内注射或静脉滴注。

头孢克洛　胶囊剂:0.25 g。每次 0.25～0.5 g,每日 4 次。

头孢呋辛钠　注射剂:0.75 g、1.5 g。每次 0.75～1.5 g,每 8 h 1 次,肌内注射或静脉滴注。

头孢孟多　注射剂:0.5 g、1 g。每次 0.5～2 g,每日 3～4 次,肌内注射或静脉滴注。

头孢噻肟　注射剂:0.5 g、1 g。每次 0.5～1.5 g,每日 2～4 次,肌内注射或静脉滴注。

头孢克肟　胶囊剂:0.05 g、0.1 g。每次 0.2～0.4 g,每日 1～2 次。

头孢曲松　注射剂:0.25 g、0.5 g、1 g。每次 0.5～1 g,每日 2～4 次,肌内注射或静脉滴注。

头孢他啶　注射剂:0.25 g、0.5 g、1 g。每次 0.5～2 g,每日 3 次,肌内注射或静脉滴注。

头孢匹罗　注射剂:0.5 g。每次 1～2 g,每日 2 次,肌内注射或静脉滴注。

头孢吡肟　注射剂:1 g、2 g。每次 1～2 g,每日 2 次,肌内注射或静脉滴注。

美罗培南　注射剂:0.5 g、0.1 g。每次 0.5～1 g,每日 3～4 次,肌内注射或静脉滴注。

头孢西丁　注射剂:1 g。每次 1～2 g,每日 3～4 次,肌内注射或静脉滴注。

拉氧头孢　注射剂:0.5 g、1 g。每次 0.5～1 g,每日 2 次,肌内注射或静脉滴注。

氨曲南　注射剂:1 g。每次 0.5～2 g,每日 2～4 次,肌内注射或静脉滴注。

红霉素　肠溶片:0.125 g、0.25 g。每次 0.25～0.5 g,每日 3～4 次。

琥乙红霉素　片剂:0.125 g、0.25 g。每次 0.25～0.5 g,每日 3～4 次。

乳糖酸红霉素　注射剂:0.25 g、0.30 g。每次 0.25～0.5 g,每日 3～4 次。先加一定量的灭菌注射用水,用力振摇溶解后稀释,静脉滴注。

罗红霉素　片剂:150 mg、250 mg、300 mg。每次 150 mg,每日 2 次。

克拉霉素(甲红霉素)　片剂:0.25 g、0.5 g。每次 0.25～0.5 g,每日 2 次。

阿奇霉素　片剂:0.125 g、0.25 g、0.5 g。每次 0.5 g,每日 1 次。注射剂:0.5 g。每次 0.5 g,每日 1 次,静脉滴注。

链霉素　注射剂:0.75 g、1 g、2 g。每次 1 g,每日 1 次,肌内注射。

庆大霉素　注射剂:20 mg/mL(2 万 U)、40 mg/mL(4 万 U)、80 mg/mL(8 万 U)。每次 80 mg,每日 2～3 次,肌内注射或静脉滴注。滴眼剂:4 万 U/8 mL。每次 1～2 滴,每日 3～5 次。

阿米卡星　注射剂:0.2 g(20 万 U)。每次 0.2 g,每日 2～3 次,肌内注射或静脉滴注,疗程不超过 10 日。

妥布霉素　注射剂:10 mg/mL、40 mg/mL、80 mg/2 mL。每次 1～1.7 mg/kg,每 8 h 1 次,肌内注射或静脉滴注,疗程 7～14 日。

奈替米星　注射剂:150 mg/2 mL。每次 3～4 mg/kg,分 2 次用,肌内注射或静脉滴注。

大观霉素　注射剂:2 g(200 万 U)。每次 2 g,每日 1 次,肌内注射,临用前,每 2 g 加入 0.9%苯甲醇注射液 3.2 mL,振摇,使之成混悬液,用粗针头注入臀上部外侧深部肌肉内。

依替米星　注射剂:50 mg/mL、100 mg/2 mL。每日 200 mg,每日 1 次,静脉滴注。

多西环素　片剂:0.05 g、0.1 g。首剂 0.2 g,以后每次 0.1～0.2 g,每日 1 次。

米诺环素　片剂或胶囊剂:0.05 g、0.1 g。首剂 0.2 g,以后每次 0.1 g,每日 2 次。

替加环素　注射剂:50 mg。初始量 100 mg,维持量 50 mg,每 12 h 1 次,静脉滴注。

氯霉素滴眼液　滴眼剂:外用,滴眼。每次 1～2 滴,每日 3～5 次。

林可霉素　片剂:0.25 g、0.5 g。每次 0.25～0.5 g,饭后服,每日 3～4 次。注射剂:0.2 g/mL、0.6 g/2 mL。每次 0.6 g,每日 2～3 次,肌内注射;每次 0.6 g,每 8～12 h 1 次,静脉滴注。

克林霉素 胶囊剂:75 mg、150 mg。每次 150～300 mg,每日 3～4 次。注射剂:0.3 g/2 mL、0.6 g/4 mL。每日 600～1200 mg,分 2～4 次肌内注射或静脉滴注。

万古霉素 注射剂:0.5 g。每次 0.5～1 g,每日 2 次,静脉滴注。胶囊剂:0.125 g、0.25 g。每次 0.5 g,每日 4 次。

去甲万古霉素 注射剂:0.4 g。一日量 0.8～1.6 g,1 次或分次给予,静脉滴注。

替考拉宁 注射剂:200 mg、400 mg。首次 6～12 mg/kg,以后每次 3～6 mg/kg,每日 2 次。

多黏菌素 E 片剂:50 万 U、100 万 U、300 万 U。每次 50 万～100 万 U,每日 3 次。注射剂:100 万 U。每次 50 万～100 万 U,每日 2 次,肌内注射或静脉滴注,疗程不超过 7 日。

诺氟沙星 胶囊:100 mg。每次 100～200 mg,每日 3～4 次。注射剂:200 mg/100 mL,静脉滴注,每次 200～400 mg,每 12 h 一次。

氧氟沙星 片剂:100 mg。每次 300 mg,每日 2 次。注射剂:400 mg/100 mL,静脉滴注,每次 400 mg,每 12 h 一次。

左氧氟沙星 片剂:100 mg。每次 100～200 mg,每日 3 次。

环丙沙星 片剂:0.25 g、0.5 g。每次 0.25～0.5 g,每日 2 次。

莫西沙星 片剂:400 mg。每次 200～400 mg,每日 1 次。

磺胺嘧啶 片剂:0.5 g。每次 1 g,每日 2 次,首剂加倍,服同量碳酸氢钠。注射剂:0.4 g/2 mL。治疗流脑时,每次 2 g,每日 4 次。钠盐可深部肌内注射。

磺胺甲噁唑 片剂:0.5 g。每次 1 g,每日 2 次,首剂加倍,服同量碳酸氢钠。

柳氮磺吡啶 片剂:0.25 g。治疗溃疡性结肠炎时,每次 0.5～1 g,每日 2～4 g,好转后减量为每日 1.5 g,直至症状消失。

甲氧苄啶 片剂:0.1 g。每次 0.1～0.2 g,每日 2 次。

甲硝唑 片剂:0.2 g。注射剂:0.5 g/100 mL。栓剂:每枚 0.5 g。阴道泡腾片:0.2 g。阿米巴病:每次 0.4～0.6 g,每日 3 次,疗程 7 日。滴虫病:每次 0.25 g,每日 3 次,疗程 7 日;可同时用栓剂,每晚 0.5 g 置于阴道内,连用 7～10 日。贾第鞭毛虫病:每次 0.3～0.4 g,每日 3 次,疗程 5～7 日。厌氧菌感染:初剂量 15 mg/kg,维持量 7.5 mg/kg,每 6～8 h 静脉滴注 1 次,临用时将药物稀释至 8 mg/mL 以下,于 1 h 内缓慢滴完;口服剂量为每日 0.6～1.2 g,每日 3 次,7～10 日为 1 个疗程。

替硝唑 片剂:0.2 g、0.5 g。注射剂:0.4 g/200 mL(含葡萄糖 5.5%)。栓剂:每枚 0.2 g。

奥硝唑 片剂:0.1 g、0.25 g、0.5 g。胶囊剂:0.1 g、0.125 g、0.25 g。注射剂(粉):0.25 g。栓剂:每枚 0.5 g。泡腾片:0.5 g。

呋喃唑酮 片剂:0.1 g。每次 0.1 g,每日 3～4 次。

呋喃妥因 肠溶片:0.1 g。每次 0.1 g,每日 3～4 次。

→ 直通护考

扫码在线答题

(叶群芳)

任务四 抗结核药

案例引导

患者,男,38岁。因"低热、盗汗、乏力、咳嗽、咳痰1个月"入院,最高体温38 ℃。在当地医院用头孢菌素治疗无效。查体:T 37.8 ℃,触诊左肺上叶语颤增强、听诊呼吸音减退。辅助检查:血常规显示 WBC $7.8×10^9$/L,N 73%,ESR 43 mm/h。胸片显示左上肺斑片状阴影,其内可见透亮区。诊断:肺结核。给予异烟肼、利福平、吡嗪酰胺、乙胺丁醇治疗。用药1周后,患者称尿液、唾液呈橘红色,向护士咨询原因。

案例解析

工作任务:

1.护士应如何向患者说明原因?

2.应用抗结核药进行治疗的过程中要遵循哪些用药原则?

3.针对此患者,护士应如何进行用药护理?

结核病,俗称"痨病",是由结核分枝杆菌感染引起的慢性传染病。可侵犯全身多种组织和器官,其中以肺结核最常见。临床常用的抗结核药可分一线药和二线药。一线抗结核药有异烟肼、利福平、乙胺丁醇、吡嗪酰胺、链霉素等,其疗效高、不良反应少,为常用药;二线抗结核药包括对氨基水杨酸钠、利福喷丁、左氧氟沙星、莫西沙星、加替沙星、阿米卡星、卷曲霉素、卡那霉素、丙硫异烟胺、利奈唑胺和氯法齐明等,主要作为对一线药物产生耐药或患者不能耐受一线药物时的备选药物。

一、常用抗结核药

(一)一线抗结核药

异烟肼(isoniazid,INH,H)

异烟肼又名雷米封,具有选择性高、杀菌力强、疗效好、毒性小、口服方便、价格低廉等优点。口服或注射均易吸收,广泛分布于全身体液中,大部分在肝脏内经乙酰转移酶乙酰化为无效的乙酰异烟肼和异烟酸,少部分以原形经肾排泄。

 **知识拓展**

异烟肼的代谢

异烟肼乙酰化代谢速率存在明显的种族和个体差异,临床上依据机体内乙酰化速度的快慢分为快代谢型和慢代谢型。快代谢者服后异烟肼血药浓度低,其代谢产物乙酰异烟肼在血液中浓度较高并可进一步代谢为有肝毒性的酰化物,容易导致肝损害。慢代谢者血液中原形药物浓度偏高,容易出现神经系统不良反应。故临床应根据不同患者的代谢类型确定给药方案。

【抗菌作用】 异烟肼对结核分枝杆菌有高度选择性,对生长旺盛的活动期结核分枝杆菌有强大的杀菌作用,是治疗活动性结核病的首选药物。对静止期结核分枝杆菌仅有抑制作用。该药能进入血液循环旺盛的组织,以及渗入结核干酪灶内发挥杀菌作用。单用时结核分枝杆菌易对其产生耐药性,但停用一段时间后敏感性可恢复。与其他抗结核药无交叉耐药性,联合用药可增强疗效并延缓耐药性的产生。

考点提示　异烟肼的临床应用及不良反应。

【临床应用】　异烟肼为目前治疗全身各部位、各种类型结核病的首选药物。早期轻症肺结核患者或预防性应用时可单独用药,规范化治疗时必须联合使用其他抗结核药,以防止或延缓耐药性的产生。对粟粒性结核和结核性脑膜炎患者应加大使用剂量,延长疗程,必要时注射给药。

【不良反应与用药护理】　其不良反应发生率与剂量及疗程有关,治疗量时不良反应少而轻。

1. 神经系统毒性　常用量可引起周围神经炎,表现为手脚麻木、肌肉震颤、步态不稳等;大剂量可引起神经系统症状,如兴奋、失眠、头痛、头晕,严重时可导致中毒性脑病和中毒性精神病。异烟肼的结构与维生素 B_6 相似,能竞争性妨碍维生素 B_6 的利用及增加维生素 B_6 的排泄,导致维生素 B_6 缺乏,从而产生神经系统症状。因此,应用异烟肼时应补充维生素 B_6 以预防神经系统不良反应的发生。有癫痫及精神病史者慎用。

2. 肝毒性　异烟肼可损伤肝细胞,使转氨酶升高,少数患者可出现黄疸,严重时亦可出现肝小叶坏死,甚至死亡。故用药期间应定期检查肝功能,肝功能不良者慎用。

3. 其他　可发生各种皮疹、发热、胃肠道反应、粒细胞减少、血小板减少和溶血性贫血等。

【药物相互作用】

(1)异烟肼为肝药酶抑制剂。可使香豆素类抗凝血药、苯妥英钠、卡马西平、氨茶碱等药物代谢减慢,血药浓度升高,合用时要调整剂量。

(2)饮酒,与利福平、对乙酰氨基酚合用可加重肝毒性。

利福平(rifampicin,RFP,R)

利福平口服易吸收,但食物可影响其吸收,故应空腹服药。主要经胆汁排泄,可形成肠肝循环。药物及代谢产物呈橘红色,加之药物在体内的分布广,故其代谢产物可使患者的尿液、粪便、唾液、泪液、痰液和汗液等呈橘红色。

【抗菌作用】　利福平为广谱抗菌药物,对结核分枝杆菌、麻风分枝杆菌、需氧的革兰阳性菌和革兰阴性菌(如耐药金黄色葡萄球菌、肺炎链球菌、脑膜炎奈瑟菌、淋病奈瑟菌等)有强大的抑制作用;对沙眼衣原体、性病淋巴肉芽肿及鹦鹉热等病原体也有抑制作用。单独使用容易产生耐药性,但与其他抗菌药物之间无交叉耐药性。

抗菌作用机制:能特异性与依赖于 DNA 的 RNA 多聚酶牢固结合,阻碍细菌 mRNA 的合成,低浓度时抑菌,高浓度时杀菌。

【临床应用】　利福平与其他抗结核药联合用于治疗各种类型结核病;与其他药物联合治疗麻风病;与红霉素联合用于军团菌引起的严重感染;用于治疗无症状脑膜炎奈瑟菌带菌者及其他敏感菌所致的感染;滴眼液可用于治疗沙眼、结膜炎、角膜炎等。因利福平在胆汁浓度高,也可用于重症胆道感染。

【不良反应与用药护理】

1. 肝损害　长期大剂量使用可引起黄疸、肝大、肝功能减退等症状。慢性肝病患者、嗜酒者或与异烟肼合用时肝损害发生率明显增加,用药期间应定期检查肝功能,严重肝病、胆道阻塞患者禁用。

2. 消化道反应　一般较轻,常见恶心、呕吐、腹痛、腹泻等。

3. "流感综合征"　大剂量间歇给药可诱发发热、寒战、头痛、肌肉酸痛等类似于感冒的症状,其发生频率与药物剂量大小、用药间隔时间有明显关系,应避免此种给药方法。

4. 其他　偶见皮疹、药物热、白细胞减少、凝血酶原时间缩短等。对动物有致畸作用,妊娠早期妇女禁用。

【药物相互作用】

(1)对氨基水杨酸钠可延缓利福平吸收,故两者合用应间隔 $8\sim12$ h。

(2)利福平是肝药酶诱导剂,可加速避孕药、降糖药、抗凝血药、糖皮质激素、地高辛、奎尼丁、普萘洛尔等药物的代谢,与这些药物合用时应注意调整剂量。

(3)饮酒或与异烟肼合用可加重肝毒性。

乙胺丁醇(ethambutol,EMB,E)

乙胺丁醇对繁殖期结核分枝杆菌有较强的抑制作用,对多数耐链霉素和异烟肼的结核分枝杆菌仍有效，对其他细菌无效。单独使用可缓慢产生耐药性，与其他抗结核药之间无交叉耐药性。临床主要与其他抗结核药联合治疗结核分枝杆菌感染所致的肺结核和肺外结核，亦可用于治疗非典型分枝杆菌感染。

本药的主要不良反应为球后视神经炎，表现为视力下降、红绿色盲、视野缩小等，其发生率与剂量和疗程有关。用药前和用药期间应定期进行眼科检查，一旦出现视力障碍或视力下降，应立即停药，并应用大剂量的维生素 B_6，有恢复的可能。偶见胃肠道反应、过敏反应和高尿酸血症。痛风患者慎用。

吡嗪酰胺（pyrazinamide，PZA，Z）

吡嗪酰胺口服易吸收，体内分布广泛，细胞内和脑脊液中浓度较高。大部分经肝脏代谢为吡嗪酸，少部分以原形从尿液中排泄。酸性环境对结核分枝杆菌有较强的抑制和杀灭作用。吡嗪酰胺单独使用易产生耐药性，与其他抗结核药之间无交叉耐药性。临床上主要与其他抗结核药联合用于治疗各种类型的结核病。长期、大剂量使用可引起肝损害，也可引起高尿酸血症、过敏反应等。有痛风史者慎用。

链霉素（streptomycin，SM，S）

链霉素是第一种有效的抗结核药。抗结核分枝杆菌的作用弱于异烟肼及利福平。穿透力差，不易渗入细胞和纤维化、干酪样病灶。也不易透过血脑屏障，故治疗结核性脑膜炎的效果较差。单独使用易产生耐药性，且长期使用耳毒性发生率高，临床主要与其他抗结核药联合用于早期结核病患者的强化治疗，现已少用，儿童禁用。

> **考点提示** 一线抗结核药的典型不良反应。

（二）二线抗结核药

对氨基水杨酸钠（sodium aminosalicylate）

对氨基水杨酸钠口服易吸收，可分布于全身组织和体液（脑脊液除外），仅对细胞外的结核分枝杆菌有抑制作用，与其他抗结核药合用可有协同作用，同时可延缓耐药性的产生。常见的不良反应为胃肠道反应及过敏反应，长期大剂量使用可引起肝损害。

丙硫异烟胺（protionamide）

丙硫异烟胺是异烟酸的衍生物，仅对分枝杆菌有效，临床上可与其他抗结核药联合用于一线药物治疗无效的结核病患者，不良反应发生率高，主要为胃肠道反应、肝损害及中枢神经系统毒性反应等，孕妇及 12 岁以下儿童禁用。

> **考点提示** 抗结核药的用药原则。

二、抗结核药应用新理念

结核病是全球传染病导致死亡的主要原因之一。在我国甲、乙类传染病中，除新型冠状病毒感染外，肺结核高居死亡原因的第二位，仅次于艾滋病。随着人口的流动、HIV 感染者的增加、新型冠状病毒感染的流行，特殊疾病免疫抑制药物的应用及耐药结核分枝杆菌的出现，结核病的彻底治愈仍面临巨大挑战，目前，结核病的治疗仍然以化疗为主，遵循"早期、联合、适量、规律、全程"的原则。

1. 早期用药 结核病早期活动性病灶处于渗出性反应期，病灶内血液供应丰富，结核分枝杆菌生长旺盛，对药物敏感，同时药物易渗入病灶内，药物浓度高，且早期患者机体抗病及修复能力较强，及早用药，可获良好疗效。

2. 联合用药 联合用药的目的在于提高治愈率，降低复发率，降低毒性，防止耐药性发生。对所有能够进行药物敏感性检测的肺结核患者应积极开展药物敏感性检测，有条件的地区，要开展分子生物学耐药检测，根据检测结果对患者有针对性地开展治疗。

知识拓展

短期强化疗法

短程疗法（6～9个月）是一种强化疗法，疗效好。主要是将利福平和异烟肼联合应用，大多用于结核病的初治，如病灶广泛、病情严重者应采用三联甚至四联用药。目前常用的方案如下：最初2个月强化治疗，每日给予异烟肼、利福平与吡嗪酰胺，之后4个月每日给予异烟肼和利福平巩固治疗。对异烟肼耐药时应在上述三联与二联用药的基础上分别增加链霉素与乙胺丁醇。营养不良、有恶性病变或体质较差的患者，如免疫功能低下、营养不良或复发的同时有并发症者，仍需坚持一年甚至一年以上的治疗；对于选药不当、不规则治疗或产生耐药者，可选用或增加二线抗结核药。

3. 适量用药 用药剂量要适当。药量不足，会使组织内药物难以达到有效浓度，且易诱发细菌产生耐药性使治疗失败；药物剂量过大则易产生严重不良反应而使治疗难以继续。

4. 规律用药 严格按照治疗方案要求规律用药，不漏服、不擅自停药，以避免耐药菌的产生。

5. 全程督导治疗 WHO提出的全程督导化学治疗（DOTS）是当今控制结核病的首要策略。患者的病情、用药、复查等均在医务人员的监控之下，DOTS期间有医务人员的详细指导，确保患者在不住院的情况下得到规范治疗。

及早发现结核病患者，准确诊断并及时采取合理的治疗手段是阻止结核病传播的关键举措，采用综合治疗可为结核病患者提供更好的治疗效果。其中，抗结核药的联合使用是综合治疗的核心，而新药的研发对于提升治疗效果和缩短疗程也非常重要。在新的有效抗结核病疫苗问世之前，治愈肺结核患者是最佳的预防措施。因此，化疗对结核病患者的治愈至关重要。

 任务小结

抗结核药		
常用药	一线药	异烟肼、利福平、吡嗪酰胺、乙胺丁醇、链霉素
	二线药	对氨基水杨酸钠、丙硫异烟胺等
用药原则	早期、联合、适量、规律、全程	

（杨飞雪）

任务五　抗真菌药和抗病毒药

 案例引导

患者，男，63岁。1周前出现轻度乏力、低热、食欲不振等全身不适症状。近日皮肤出现灼热感及神经痛，在沿周围神经支配的皮肤节段可见数堆水疱，这些水疱呈带状分布。诊断：带状疱疹。

工作任务：

1. 临床常用的治疗带状疱疹的抗病毒药有哪些？

2. 常用抗病毒药的作用机制主要有哪些？

案例解析

一、抗真菌药

真菌感染分为浅部真菌感染和深部真菌感染两类。前者常由各种癣菌引起,主要侵犯皮肤、指(趾)甲、毛发等,引起头癣、体癣、手足癣、花斑癣等,发病率高;后者多由白念珠菌和新型隐球菌所引起,主要侵犯内脏器官和深部组织,病变严重,常危及生命。治疗真菌病的药物根据其来源不同分为两类:①抗真菌抗生素,如制霉菌素、两性霉素 B 等;②合成抗真菌药,主要是指唑类抗真菌药,此外还有氟胞嘧啶和丙烯胺类等。

考点提示 两性霉素B的临床应用及不良反应。

(一)抗真菌抗生素

两性霉素 B(amphotericin B)

两性霉素 B 属多烯类抗生素,口服、肌内注射均难吸收,临床上多采用静脉滴注给药。血浆蛋白结合率为 90%～95%,不容易通过血脑屏障。主要在肝脏代谢,代谢产物中 5% 以原形排出体外,在停药数周后仍可在尿中检出。

【药理作用】 广谱抗真菌药,对于各种深部真菌如新型隐球菌、皮炎芽生菌、荚膜组织胞浆菌、白念珠菌等有强大的抑制作用,高浓度时有杀菌的作用。其是目前治疗深部真菌感染的首选药。

作用机制:可选择性与真菌细胞膜中的麦角固醇结合,导致细胞内的小分子物质和电解质外漏,致使真菌死亡。

【临床应用】 静脉滴注用于治疗深部真菌感染。治疗真菌性脑膜炎时除应静脉给药外,还需鞘内注射;口服仅用于治疗肠道真菌感染;局部应用于治疗眼科、皮肤科和妇科的真菌感染。

【不良反应与用药护理】 静脉滴注时不良反应多,可出现高热、头痛、寒战、恶心、呕吐、血压下降、心律失常等,静脉滴注过快甚至可诱发心室颤动、心脏停搏等;有肾毒性,表现为蛋白尿、管型尿以及血尿素氮或肌酐值增高等;也可出现血小板以及白细胞减少、肝损害、低钾血症等。用药期间应定期进行血、尿常规,肝肾功能,心电图及血钾检查;需避光,缓慢静脉滴注。为减轻其毒性,提高其疗效,研究者开发了两性霉素 B脂质制剂,主要有两性霉素 B 的脂质复合物、胶状分散体、脂质体,其中两性霉素 B 脂质体的应用最广泛。

制霉菌素(nystatin)

制霉菌素为多烯类抗真菌药,其作用机制与两性霉素 B 相似,对念珠菌活性较强。其因毒性大,不用于注射。局部应用于治疗皮肤、口腔及阴道念珠菌感染。口服吸收少,仅用于治疗消化道念珠菌感染,对全身真菌感染无效。不良反应主要有胃肠道反应。

(二)合成抗真菌药

咪康唑(miconazole)

咪康唑是咪唑类广谱抗真菌药。对多种真菌(尤其是念珠菌)有抑制作用。口服吸收性差,静脉滴注不良反应多。其抗真菌机制可能与该药能抑制真菌细胞膜的麦角固醇合成,损伤真菌细胞膜并改变其通透性,导致细胞内物质外漏而使真菌死亡有关。临床主要用于阴道、皮肤、指(趾)甲真菌感染的局部治疗。

氟康唑(fluconazole)

氟康唑是广谱、高效、低毒的新型三唑类抗真菌药,口服和静脉给药均有效。对新型隐球菌、念珠菌属、皮炎芽生菌、粗球孢子菌、荚膜组织胞浆菌等均有抑制作用。脑脊液渗透性较好,是治疗艾滋病患者隐球菌性脑膜炎的首选药。不良反应发生率较低,主要有胃肠道反应、皮疹、肝损伤等。

伊曲康唑(itraconazole)

伊曲康唑为三唑类广谱抗真菌药,口服吸收良好。对多种深部真菌有强大的抗菌作用,对浅表性真菌感染也有一定效果。用于治疗敏感菌引起的深部和浅部真菌感染,是治疗罕见真菌如组织胞浆菌感染和芽生菌感染的首选药物。主要不良反应有胃肠道反应、头痛、头晕、瘙痒、肝损伤等。

特比萘芬(terbinafine)

特比萘芬属丙烯胺类广谱抗真菌药,口服容易吸收,主要作用于鲨烯环氧酶,干扰真菌细胞膜内麦角甾醇合成。在毛囊、毛发、皮肤、甲板等处长时间维持较高浓度。临床上主要用于治疗皮肤浅部真菌感染如甲癣、股癣、体癣、手癣及足癣等,可口服或外用。不良反应轻微,主要为胃肠道反应,偶见肝损伤和皮肤过敏反应等。

氟胞嘧啶(flucytosine)

氟胞嘧啶(5-氟胞嘧啶)是嘧啶类广谱抗真菌药,口服吸收好,体内分布广,可透过血脑屏障,临床主要用于治疗隐球菌感染、念珠菌感染和着色霉菌感染,常与两性霉素 B 合用。主要不良反应有胃肠道反应、白细胞和血小板减少,可能有肝肾功能轻度损害。用药期间应注意检查血常规和肝肾功能等。

二、抗病毒药

病毒包括 DNA 病毒、RNA 病毒及 DNA 或 RNA 反转录病毒,而人类免疫缺陷病毒(human immunodeficiency virus,HIV)属反转录病毒。病毒能够吸附并穿入宿主细胞,在细胞内脱去蛋白质外壳,然后释放出感染性核酸,并进行核酸的复制、转录及蛋白质的合成,合成的核酸和蛋白质装配成子代的病毒颗粒,以各种形式从细胞释出,再感染新的细胞。抗病毒药物可以在上述的不同阶段阻断病毒生长繁殖,而发挥治疗作用:①阻止病毒吸附于宿主细胞;②阻止病毒进入宿主细胞内或者脱壳;③抑制病毒核酸复制,影响 DNA 的合成;④通过增强宿主抗病毒能力从而抑制病毒的转录、翻译、装配等过程。病毒的严格胞内寄生特性以及病毒复制时依赖宿主细胞的许多功能,导致药物在抗病毒的同时也可杀伤宿主的正常细胞,从而导致抗病毒药的应用受到一定限制。此外,病毒在不断复制过程中产生错误而形成变异,也使得抗病毒药的发展受限。

考点提示 齐多夫定的临床应用。

(一)抗 HIV 药

1. 核苷类反转录酶抑制剂(NRTI)

齐多夫定(zidovudine,AZT)

齐多夫定为脱氧胸苷衍生物,是 1987 年获准的第一个用于治疗艾滋病的药物,对 HIV 有抑制作用,可降低 HIV 患者的发病率,并可延长其生命。也可减少母婴垂直感染。该药竞争性抑制细胞的 RNA 反转录酶,并能插入病毒 DNA 链中而抑制 DNA 链的延长,起到抑制病毒复制的作用。

本药为治疗 HIV 感染的首选药,既有抗 HIV-1 活性,也有抗 HIV-2 活性;对于已妊娠的感染者,需从妊娠第 14 周给药到第 34 周;此外,本药也能治疗 HIV 诱发的痴呆和血栓性血小板减少症。为增强疗效、防止或延缓耐药性产生,临床上须与其他抗 HIV 药合用。常与拉米夫定或去羟肌苷合用,但不能与司他夫定合用,因为二者互相拮抗。本药最常见的不良反应是骨髓抑制,患者可出现贫血、中性粒细胞减少和血小板减少等表现,也可有胃肠道反应、头痛等。剂量过大时患者可出现焦虑、精神错乱、震颤等。肝功能不良者更易发生不良反应。

拉米夫定(lamivudine,3TC)

拉米夫定为胞嘧啶衍生物,其抗病毒作用及机制与齐多夫定相同。对乙型肝炎病毒(HBV)的抑制作用强大,是第一个获批准的口服抗乙型肝炎病毒药物,对 HIV 也有抑制作用,是目前治疗 HBV 感染有效的药物之一,亦常与齐多夫定合用治疗 HIV 感染。不良反应主要有乏力、失眠、头痛、咳嗽、胃肠不适等。

去羟肌苷(didanosine,ddI)

去羟肌苷为脱氧腺苷衍生物,为治疗 HIV 感染的一线药物,可应用于不能耐受齐多夫定或齐多夫定治疗无效的 AIDS(获得性免疫缺陷综合征,俗称艾滋病)患者。不良反应发生率较高,儿童高于成人,主要有外周神经炎、胰腺炎等。

司他夫定(stavudine,d4T)

司他夫定为脱氧胸苷衍生物,抗 HIV 作用较强,主要应用于不能耐受齐多夫定或齐多夫定治疗无效的患者,与去羟肌苷或拉米夫定合用有协同作用。不良反应主要是外周神经炎,偶见胰腺炎、关节痛等。

扎西他滨(zalcitabine)

扎西他滨为脱氧胞苷衍生物,单用时疗效不如齐多夫定,常被推荐与齐多夫定和一种蛋白酶抑制剂一起使用。适用于 AIDS 和 AIDS 相关综合征患者,也可与齐多夫定合用治疗临床状态恶化的 HIV 感染患者。主要不良反应是剂量依赖性外周神经炎,停药后能逐渐恢复。应避免与其他能引起神经炎的药物同服。本药也可引起胰腺炎。

替诺福韦(tenofovir,TFV)

替诺福韦为新型核苷类反转录酶抑制剂,由于本药几乎不经胃肠道吸收,因此进行酯化、成盐,制成前药替诺福韦酯富马酸盐用于临床。主要用于治疗 HBV 感染、HIV 感染。常见的不良反应主要是胃肠道反应、骨质疏松、肾脏毒性等。

2. 非核苷类反转录酶抑制剂(NNRTI) 依非韦仑(efavirenz,EFV)和奈韦拉平(nevirapine,NVP)均为 NNRTI,与 HIV-1 的反转录酶直接结合,对 HIV-2 的反转录酶及动物细胞 DNA 聚合酶无抑制作用。常与其他抗反转录病毒药联合用于治疗 AIDS(HIV-1 感染)患者。奈韦拉平还可用于预防 HIV-1 的母婴传播。

3. HIV 蛋白酶抑制剂(PI) HIV 蛋白酶抑制剂包括沙奎那韦(saquinavir)、茚地那韦(indinavir,IDV)、利托那韦(ritonavir,RTV)、奈非那韦(nelfinavir,NFV)等。HIV 蛋白前体在 HIV 蛋白酶的催化下裂解为有感染性的成熟蛋白,HIV 蛋白酶抑制剂阻止前体蛋白的裂解,导致无感染性蛋白前体的堆积,进而产生抗病毒作用。因本类药物生物利用度低(其中沙奎那韦最低,仅 4%),不良反应多,易产生耐药性,较少单用。本类药物与反转录酶抑制剂合用可产生协同抗病毒作用。

 **知识拓展**

鸡尾酒疗法

鸡尾酒疗法,原指高效抗反转录病毒治疗(HAART),由美籍华裔科学家何大一于 1996 年提出,是指联合使用三种或三种以上的抗病毒药来治疗艾滋病。该疗法的应用可以减少单一用药产生的耐药性,最大限度地抑制病毒的复制,使被破坏的机体免疫功能部分甚至全部恢复,从而延缓病程进展,延长患者生命,提高生活质量。该疗法把蛋白酶抑制剂与多种抗病毒药混合使用,从而使艾滋病得到有效控制。

越来越多的科学家相信,混合药物疗法是艾滋病最有效的治疗方法,既可以阻止 HIV 繁殖,又可以防止 HIV 产生耐药性。近年来在其他疾病中,也有人将类似的联合用药疗法称为相对应的"鸡尾酒疗法"。

（二）其他抗病毒药

利巴韦林（ribavirin）

利巴韦林又名病毒唑，为广谱抗病毒药。对甲型、乙型流感病毒，呼吸道合胞病毒，副流感病毒，疱疹病毒，甲型肝炎病毒（HAV）和丙型肝炎病毒（HCV）等多种 DNA 和 RNA 病毒均有抑制作用。本药并不改变病毒吸附、侵入和脱壳，也不诱导干扰素的产生。临床常用于治疗呼吸道合胞病毒性肺炎和支气管炎、流感、皮肤疱疹病毒感染、单纯疱疹病毒性角膜炎等，治疗慢性丙型肝炎时需与 α-干扰素合用。不良反应主要有皮疹、胃肠道反应、溶血性贫血等，有明显致畸作用，孕妇、备孕期女性及其伴侣禁用。

考点提示 阿昔洛韦的临床应用。

阿昔洛韦（aciclovir，ACV）

阿昔洛韦是人工合成的嘌呤核苷类衍生物，能选择性抑制病毒 DNA 聚合酶。对 I 型单纯疱疹病毒（HSV-I）的活性最强，II 型次之，对水痘-带状病毒（VZV）和 EB 病毒等亦有一定的抑制作用。是治疗 HSV 感染的首选药。临床上局部用于治疗疱疹性角膜炎、单纯疱疹和带状疱疹，口服或静脉给药可用于治疗单纯疱疹脑膜炎、生殖器疱疹，免疫缺陷患者单纯疱疹感染等。

常见不良反应为胃肠道反应、皮疹和头痛等。静脉给药偶引起静脉炎、急性肾衰竭等不良反应。

更昔洛韦（ganciclovir）

更昔洛韦对巨细胞病毒的抑制作用强，对单纯疱疹病毒和带状疱疹病毒的抑制作用与阿昔洛韦相近。因对骨髓的抑制作用较强，骨髓抑制的发生率高，临床上一般用于严重巨细胞病毒感染的治疗和预防。用药期间要注意监测血常规。

干扰素（interferon，IFN）

IFN 有 α、β、γ 三种类型。目前主要使用基因工程制得的 IFN，有广谱抗病毒作用，对 RNA 病毒和 DNA 病毒都有抑制作用，还具有调节免疫及抗肿瘤的作用。IFN 是机体受到病毒感染或其他刺激后，体内产生的一类抗病毒的糖蛋白。临床主要用于治疗病毒性肝炎、呼吸道病毒感染、生殖器疱疹病毒感染等，也可用于某些肿瘤的辅助治疗。不良反应主要有流感样综合征如发热、头痛、肌肉酸痛等，白细胞减少、血小板减少、转氨酶升高等。

考点提示 金刚烷胺的临床应用。

金刚烷胺（amantadine）

金刚烷胺可特异性抑制甲型流感病毒，临床主要用于预防或治疗甲型流感病毒引起的呼吸道感染，也常作为治疗感冒的复方制剂的成分之一，尚可治疗帕金森病。小剂量用药时不良反应较小。充血性心力衰竭患者、精神病患者、孕妇慎用，癫痫患者、1 岁以下儿童、哺乳期妇女禁用。

奥司他韦（oseltamivir）

奥司他韦为强效的神经氨酸酶特异性抑制剂，口服吸收好，食物不影响其吸收，在体内可转化为活性代谢产物奥司他韦羧酸，选择性抑制甲型和乙型流感病毒包膜上神经氨酸酶的活性，进而阻断病毒颗粒从被感染的宿主细胞脱落，阻止病毒在宿主细胞间扩散和在体内复制。临床常用于预防和治疗甲型和乙型流感。主要不良反应为恶心、呕吐和头痛等，偶发惊厥、谵妄等。

阿比多尔（arbidol）

阿比多尔是一种非核苷类广谱抗病毒药，属血凝素抑制剂。血凝素酶是流感病毒表面的一种蛋白酶，流感病毒通过其与人体细胞上的唾液酸受体结合,随后经内吞作用进入细胞内。阿比多尔抑制血凝素酶,阻止流感病毒感染人体细胞,此外还可诱导干扰素生成,发挥广谱抗病毒作用。可用于成人甲型、乙型流感的治疗。不良反应主要为恶心、腹泻、头晕和血清转氨酶增高等。我国临床应用数据有限,需密切观察疗效和不良反应。

 任务小结

	药物分类	代表药物
抗真菌药	抗真菌抗生素	两性霉素 B、制霉菌素等
	合成抗真菌药	咪康唑、氟康唑、伊曲康唑、特比萘芬、氟胞嘧啶等
抗病毒药	核苷类反转录酶抑制剂	齐多夫定、拉米夫定、去羟肌苷、司他夫定、扎西他滨等
	非核苷类反转录酶抑制剂	依非韦仑、奈韦拉平等
	HIV 蛋白酶抑制剂	沙奎那韦、茚地那韦、利托那韦、奈非那韦等
	其他抗病毒药	利巴韦林、阿昔洛韦、干扰素、金刚烷胺、奥司他韦等

(杨飞雪)

任务六　常用消毒防腐药

案例引导

为了预防新型冠状病毒的传播和蔓延,张女士使用乙醇原液消毒,她认为乙醇具有消毒作用,乙醇原液浓度高,消毒作用更强,她的想法正确吗?

工作任务:

1. 对新型冠状病毒有消杀效果的乙醇浓度是多少?

2. 不同浓度的乙醇有何不同的用途?

案例解析

消毒药是指能迅速杀灭病原体的药物,其作用较强,具有杀菌作用,但毒性反应较大;防腐药是指能抑制病原体生长繁殖的药物,组织穿透力较弱,毒性较小。这两类药物之间无严格界限,低浓度的消毒药只有抑菌作用,而高浓度的防腐药亦能杀菌,因此统称为消毒防腐药。

一、酚类

酚类能使菌体蛋白质变性、凝固而发挥抗菌作用,对细菌、真菌有效,对芽孢和病毒无效。

苯酚(phenol)

苯酚又名石炭酸,常用于消毒痰液、脓液、粪便和医疗器械。3%～5%苯酚溶液用于器械与室内消毒;1%苯酚溶液或 2%苯酚软膏外用于皮肤镇痛止痒;1%～2%苯酚甘油溶液滴耳可用于治疗中耳炎。液化苯酚(加水 10%加温制得)用于涂拭阑尾残端。本药毒性大,不宜用于食物或食具的消毒。5%以上浓度的苯酚溶液具有较强腐蚀性,误服苯酚可引起广泛的局部组织腐蚀,严重者可引起中枢神经系统先兴奋后抑制、肝、肾衰竭而致死。

甲酚(cresol)

甲酚的药理作用同苯酚,抗菌作用较苯酚强 3～10 倍,毒性较低。煤酚皂溶液(来苏尔)由甲酚、植物油及氢氧化钠配制而成,为临床常用消毒剂。主要用于消毒手、器械、环境及排泄物等,禁用于伤口。

鱼石脂(ichthammol)

鱼石脂具有温和刺激性和消炎、防腐及消肿作用。10％鱼石脂软膏外涂主要用于治疗疖肿等。对皮肤有轻微刺激性,偶可引起接触性皮炎,不得用于皮肤破溃处。

二、醇类

本类药物使菌体蛋白质变性或沉淀而抑菌或杀菌,对芽孢无效。

乙醇(ethanol)

乙醇又名酒精,是常用的消毒防腐剂,75％的乙醇溶液杀菌力最强,常用于皮肤消毒。浓度过高可使菌体表层蛋白凝固,使其向菌体的渗透受阻,灭菌作用减弱;20％～30％乙醇稀释液用于皮肤的涂擦,对高热患者具有一定降温作用;用 40％～50％乙醇稀释液涂擦长期卧床患者皮肤,可促进患者局部血液循环,防止压疮形成;无水乙醇可用于神经干或神经根封闭,暂时缓解三叉神经痛或坐骨神经痛。

三、醛类

本类药物可与蛋白质中的氨基结合,使蛋白质沉淀、变性而杀菌。能杀死细菌、芽孢及病毒。

甲醛(formaldehyde)

甲醛需要稀释后使用,40％甲醛溶液又称福尔马林。2％～8％甲醛溶液可用于器械消毒(浸泡 1～2 h);10％福尔马林溶液(即 4％甲醛溶液)用于保存和固定标本。本药对黏膜刺激性大,一般不宜用于皮肤、创面及黏膜的消毒。本药挥发性强,注意挥发时对眼及呼吸道黏膜也有强烈刺激。

戊二醛(glutaraldehyde)

戊二醛属高效消毒剂,具有广谱、高效、低毒等特点。pH 7.5～8.5 的戊二醛杀菌作用最强,可杀死细胞繁殖体、真菌、病毒及芽孢。2％戊二醛溶液常用于医疗器械和设备的浸泡消毒;1％戊二醛溶液用于治疗体癣;10％戊二醛溶液治疗脚气;10％～25％戊二醛溶液外涂可治疗甲癣。本药对皮肤黏膜有刺激性,接触溶液时应戴手套,防止液体溅入眼内或吸入体内。用戊二醛消毒或灭菌后的器械一定要用灭菌蒸馏水充分冲洗后再使用。

四、酸类

酸类可解离出氢离子与菌体蛋白质中的氨基结合,使蛋白质变性而发挥抗菌作用。有些药物则通过影响细菌的新陈代谢而发挥抑菌作用。

苯甲酸(benzoic acid)

苯甲酸又名安息香酸,具有抗细菌和抗真菌作用。通常 pH 较小时效果较好,碱性环境下作用减弱。临床常与水杨酸配成复方制剂,用于浅部真菌感染,如体癣、手足癣等。0.05％～0.1％浓度的本药可加入食品或药品中作防腐剂,抑制细菌和真菌生长。

硼酸(boric acid)

硼酸为弱防腐药,刺激性小,对细菌和真菌有较弱的抑制作用。毒性也小。3％～4％溶液用于皮肤、鼻腔、阴道、膀胱以及角膜伤口的冲洗清洁,患口腔炎和咽喉炎时含漱,患急性湿疹和急性皮炎伴大量渗液时湿敷;3％硼酸乙醇溶液或硼酸甘油滴耳可用于治疗外耳真菌病;5％～10％硼酸软膏外涂可用于治疗皮肤、黏膜感染。

水杨酸(salicylic acid)

本药局部应用具有角质溶解作用,是一种角质软化剂。1％～3％浓度的水杨酸有角化促成作用和止痒作用;5％～10％浓度的水杨酸有角质溶解作用,能将角质层中连接鳞屑的细胞间黏合质溶解,并由此可产生抗真菌作用。水杨酸软膏主要用于治疗头癣、足癣、角质增生,凝胶主要用于治疗轻、中度痤疮。

五、卤素类

本类药物可使菌体原浆蛋白活化基团卤化或氧化而发挥强大的杀菌作用。

含氯石灰(chlorinated lime)

含氯石灰又名漂白粉,具有快而强的杀菌作用,对细菌、病毒、真菌及芽孢均有杀灭作用。主要用于管道、蓄水池、饮用水、排泄物(如粪便、尿液)、用具等的消毒。0.5％含氯石灰溶液可用于非金属用具及无色衣物的浸泡消毒。

碘酊(iodine tincture)

碘酊为含2％碘及1.5％碘化钾的乙醇溶液,可使菌体蛋白质变性、死亡,对细菌、真菌、病毒均有杀灭作用。2％碘酊常用于皮肤消毒,消毒后需用70％乙醇脱碘。不宜用于破损皮肤、眼及口腔黏膜的消毒。

聚维酮碘(povidone iodine)

聚维酮碘也叫碘伏,为广谱杀菌剂,能杀死细菌、病毒、芽孢、真菌等,杀菌力强、作用持久、毒性低、无致敏性,且对组织刺激性小。局部给药可用于化脓性皮炎、皮肤真菌感染、小面积轻度烧烫伤、口腔炎、口腔溃疡、牙周炎、冠周炎、念珠菌性外阴阴道炎、细菌性阴道病、滴虫性阴道炎患者,以及公共卫生和食品工业中的消毒、义齿消毒等。对碘过敏者禁用。

六、氧化剂

本类药物遇有机物释放新生态氧,使菌体内活性基团氧化而起到杀菌作用。

高锰酸钾(potassium permanganate,PP)

高锰酸钾又名灰锰氧,为强氧化剂,有较强的杀菌作用,还原后形成氧化锰与蛋白质结合成复合物,低浓度时有收敛作用,高浓度时有腐蚀作用。临床常用0.0125％高锰酸钾溶液冲洗阴道或坐浴,以治疗白带过多或痔疮;0.025％高锰酸钾溶液用于急性皮炎或湿疹伴继发感染;0.01％～0.02％高锰酸钾溶液用于洗胃;0.1％高锰酸钾溶液用于洗涤食具、水果;1％高锰酸钾溶液可治疗腋臭及足部浅部真菌感染、处理蛇咬伤。

过氧化氢溶液(hydrogen peroxide solution)

过氧化氢溶液又名双氧水,本药在过氧化氢酶的作用下迅速分解,释出新生态氧而发挥抗菌与除臭作用。局部涂抹冲洗后可产生气泡,有利于清除脓块、血块及坏死组织。低浓度(如3％)的过氧化氢溶液适用于化脓性外耳道炎和中耳炎、文森口腔炎、齿龈脓漏、扁桃体炎患者及清洁伤口。高浓度过氧化氢溶液对皮肤和黏膜产生刺激性灼伤,形成疼痛性"白痂"。

七、表面活性剂

表面活性剂又称清洁剂,能降低表面张力,使油水乳化,因而可用于清除油污。同时能改变细菌细胞膜通透性,使菌体成分外渗而杀菌。其抗菌谱广、疗效快、刺激性小。

苯扎溴铵(benzalkonium bromide)

苯扎溴铵又名新洁尔灭,是阳离子表面活性剂类广谱杀菌药,可改变细菌细胞膜的通透性,使细胞内物质外渗,阻碍其代谢而起杀灭作用。对革兰阳性菌作用较强,对铜绿假单胞菌、抗酸杆菌和细菌芽孢无效。适用于术前皮肤消毒,黏膜、伤口及手术器械等消毒:0.01%苯扎溴铵溶液供创面消毒;0.1%苯扎溴铵溶液供皮肤黏膜消毒及器械浸泡消毒;0.05%~0.1%苯扎溴铵溶液供术前浸泡手部;0.005%以下浓度的苯扎溴铵溶液供膀胱及尿道灌洗。

氯己定(chlorhexidine)

氯己定又称洗必泰,为阳离子型表面活性剂,抗菌谱广、抗菌作用较强,对革兰阳性菌和革兰阴性菌均有效,对铜绿假单胞菌、真菌亦有效,但对耐酸菌、芽孢及病毒无效。0.02%氯己定溶液用于术前洗手消毒(浸泡3 min);0.02%氯己定溶液漱口,可用于口腔溃疡、咽喉炎、牙龈炎患者;0.1%氯己定溶液用于器械消毒;0.5%氯己定乙醇溶液用于手术区皮肤消毒;氯己定软膏涂抹于患处,用于湿疹、烧伤、烫伤患者;氯己定阴道栓剂可用于阴道细菌或真菌感染患者。

八、染料类

本类药物有酸、碱两性染料,利用其阳离子或阴离子与细菌蛋白质羧基或氨基结合而抑制细菌的生长繁殖。

甲紫(methylrosanilinium chloride)

甲紫又名龙胆紫,对部分革兰阳性菌(特别是葡萄球菌)、一些致病性真菌(如念珠菌)有较好的杀灭作用,对革兰阴性菌作用较差,对抗酸菌或芽孢无效,抗菌活性随pH增大而升高。也能与坏死组织结合形成保护膜起收敛作用。可用于皮肤和黏膜的化脓性感染、白念珠菌引起的口腔炎患者,也可用于烫伤、烧伤患者等。对黏膜可能有刺激或引起接触性皮炎,对动物有致癌作用,故禁用于伤口破溃处。

依沙吖啶(ethacridine)

依沙吖啶又名利凡诺、雷佛奴尔,能抑制革兰阳性菌,主要是革兰阳性球菌,对芽孢无效。可用于小面积、轻度外伤创面及感染创面的消毒,也可用于引产。禁与含氯溶液、碘制剂、苯酚及碱性药物配伍。

九、重金属盐类

重金属盐类如汞、银、锌等的化合物都能与细菌蛋白质结合成金属蛋白质沉淀而杀菌,同时重金属离子能与某些酶的巯基结合影响细菌的代谢而杀菌。

硝酸银(silver nitrate)

硝酸银在水溶液中可解离出银离子,与菌体蛋白质结合,具有杀菌、收敛和促进创面愈合的作用。0.25%~0.5%硝酸银溶液用于黏膜收敛;10%~20%硝酸银溶液用于灼烧、治疗慢性溃疡、小赘疣、过度增生的肉芽组织;10%硝酸银溶液还原成金属银可用于牙本质脱敏。误服硝酸银可引起重金属中毒。

▶ 任务小结

分类	代表药物
酚类	苯酚、甲酚、鱼石脂等
醇类	乙醇等
醛类	甲醛、戊二醛等

续表

分类	代表药物
酸类	苯甲酸、硼酸、水杨酸等
卤素类	含氯石灰、碘酊、聚维酮碘等
氧化剂	高锰酸钾、过氧化氢溶液等
表面活性剂	苯扎溴铵、氯己定等
染料类	甲紫、依沙吖啶等
重金属盐类	硝酸银等

（杨飞雪）

任务七　抗菌药物应用新理念

抗菌药物（也称抗菌药）是临床控制感染不可或缺的药物，但其不合理应用甚至滥用可引起各种不良反应的发生，同时还可导致细菌耐药问题。当前，遏制微生物耐药已经不再局限于某个行业或某个专业领域，而是上升到国家安全和重大战略高度。因此，合理使用抗菌药物，控制不合理用药所带来的耐药性及其他问题至关重要。

一、抗菌药物临床应用的基本原则

（一）诊断为细菌性感染等者，方有指征应用抗菌药物

根据患者的症状、体征、实验室检查或放射检查、超声检查等影像学结果，诊断为细菌、真菌感染者方有指征应用抗菌药物；由支原体、衣原体、螺旋体、立克次体及部分原虫等病原体所致的感染亦有指征应用抗菌药物。缺乏细菌及上述其他病原体感染的临床或实验室证据，诊断不能成立者，以及病毒性感染者，均无应用抗菌药物指征。

（二）合理制订抗菌药物治疗方案

各种抗菌药物的药效学和药动学特点不同，各有不同的临床适应证。应根据各种抗菌药物的药学特点，按临床适应证正确选用抗菌药物。并根据病原体种类、感染部位、感染严重程度和患者的生理、病理情况等制订抗菌治疗方案，包括抗菌药物的选用、给药剂量、给药次数、给药途径、疗程及联合用药等。

1.药物选用　根据病原体种类及药敏试验结果选用抗菌药物。

2.给药剂量　一般按各种抗菌药物的治疗剂量范围给药。治疗重症感染（如血液感染、感染性心内膜炎等）和抗菌药物不易到达的部位的感染（如中枢神经系统感染等），抗菌药物剂量宜较大（治疗剂量范围高限）；而治疗单纯性下尿路感染时，由于多数药物的尿药浓度远高于血药浓度，则可应用较小剂量（治疗剂量范围低限）。

3.给药途径　对于轻、中度感染的大多数患者，应予口服抗菌药物治疗，选取口服吸收良好的抗菌药物；接受注射用药的感染患者经初始注射治疗病情好转并能口服时，应及早转为口服给药；皮肤黏膜局部应用抗菌药物后，很少被吸收，在感染部位不能达到有效浓度，反而易导致耐药菌产生，因此治疗全身性感染或脏器感染时应避免局部应用抗菌药物。抗菌药物的局部应用只限于少数情况；青霉素类、头孢菌素类等较易产生过敏反应的药物不可局部应用。氨基糖苷类等具有耳毒性的药物不可局部滴耳。

4.给药次数　应根据药动学和药效学相结合的原则给药。青霉素类、头孢菌素类等时间依赖性抗菌药物，应每日多次给药。氟喹诺酮类和氨基糖苷类等浓度依赖性抗菌药物可每日给药 1 次。

5.疗程　抗菌药物疗程因感染不同而异，一般宜用至体温正常、症状消退后 72～96 h。但败血症、感染

性心内膜炎、化脓性脑膜炎、伤寒、结核病等需较长的疗程方能彻底治愈而不复发。

6.联合用药 联合用药的目的是提高疗效并扩大抗菌范围,减少不良反应,延缓耐药性的发生,但联合用药不当会导致二重感染、耐药菌株增多等不良后果,临床上应严格掌握适应证。联合用药的指征包括:①病原体尚未查明或单一抗菌药物不能控制的严重感染,需氧菌及厌氧菌混合感染;②2 种及 2 种以上复数菌感染,以及多重耐药菌或广泛耐药菌感染;③需长疗程治疗,但病原体易对某些抗菌药物产生耐药性等情况。

二、抗菌药物临床应用管理

抗菌药物临床应用管理的宗旨是根据《抗菌药物临床应用管理办法》的要求,通过科学化、规范化、常态化的管理,促进抗菌药物合理使用,减少和遏制细菌耐药,安全、有效、经济地治疗患者。

抗菌药物临床应用应当遵循安全、有效、经济的原则,实行分级管理。根据安全性、疗效、细菌耐药性、价格等因素,抗菌药物可分为三级:非限制使用级、限制使用级与特殊使用级。医疗机构和医务人员应当严格掌握使用抗菌药物预防感染的指征。预防感染、治疗轻度或者局部感染应当首选非限制使用级抗菌药物;严重感染、免疫功能低下合并感染或者病原菌只对限制使用级抗菌药物敏感时,方可选用限制使用级抗菌药物。严格控制特殊使用级抗菌药物的使用。特殊使用级抗菌药物不得在门诊使用,并应严格执行《处方管理办法》《医疗机构药事管理规定》《抗菌药物临床应用指导原则》《中国国家处方集》等相关规定及技术规范,加强对抗菌药物遴选、采购、处方、调剂、临床应用和药物评价的管理。

三、齐心协力预防微生物耐药

我国是最早发布和实施遏制细菌耐药国家行动计划的国家之一。从 2011 年至今,我国不断加大抗微生物药临床应用管理力度,着力减少微生物耐药。2021 年起施行的《生物安全法》,将应对微生物耐药作为生物安全的八大领域之一,并对各级政府有关部门提出明确要求。2022 年,国家卫生健康委、农业农村部等 13个部门联合印发《遏制微生物耐药国家行动计划(2022—2025 年)》,此次行动计划与 2016 年发布的第一版国家行动计划相比,关注领域已经从遏制细菌耐药扩大到遏制微生物耐药。目前抗微生物药不合理使用现象依然突出,需要多方共同树立合理用药意识,提高认知,遏制耐药。

【常用制剂与用法】

异烟肼 片剂:0.05 g、0.1 g、0.3 g。口服,每次 0.1~0.3 g,每日 2 次。急性粟粒性肺结核、结核性脑膜炎、干酪性肺炎等重症患者应增加剂量至每次 0.2~0.3 g,每日 3 次。注射液:0.1 g/2 mL。每次 0.3~0.6 g,稀释后缓慢推注或静脉滴注。

利福平 片剂或胶囊剂:0.15 g、0.3 g、0.45 g、0.6 g,每日 0.45~0.6 g,清晨空腹顿服;儿童每日20 mg/kg,分 2 次给予。

利福定 胶囊剂:75 mg、150 mg,每日 150~200 mg,早晨空腹 1 次服用;儿童 3~4 mg/kg,1 次服用。

利福喷丁 胶囊剂:300 mg。成人每次 600 mg,每周 1~2 次,清晨 1 次空腹服。

乙胺丁醇 片剂:0.25 g。口服,每次 0.25 g,每日 2~3 次;也可开始时每日 25 mg/kg,分 2~3 次给予,8 周后每日 15 mg/kg,分 2 次给予。长期联合用药者每次 50 mg/kg,每周 2 次。

对氨基水杨酸钠 片剂:0.5 g。每次 2~3 g,每日 4 次,饭后服。注射剂:2 g、4 g、6 g,每日 4~12 g,稀释后从小剂量开始,静脉滴注。

两性霉素 B 粉针剂:10 mg、25 mg、50 mg。临用前先用 10 mL 注射用水溶解,然后用 5% 葡萄糖液稀释为 0.1 mg/mL,静脉滴注,必要时可加入地塞米松。成人与儿童剂量均按体重计算。从每日 0.1 mg/kg开始,逐渐增至每日 1 mg/kg 为止。药液应避光缓慢滴入。疗程视病情遵医嘱而定。鞘内注射:首次 0.1~0.2 mg,渐增至每次 0.5~1.0 mg,浓度不超过 0.3 mg/mL,应与地塞米松合用。

氟胞嘧啶 片剂:250 mg、500 mg。口服,每日 50~150 mg/kg,分 3~4 次服,疗程为数周至数月。

阿昔洛韦 胶囊剂:200 mg。口服,每次 200 mg,每日 5~6 次。注射剂(冻干制剂):每瓶 500 mg。每次 5 mg/kg,加入注射液中,1 h 内滴完,每日 3 次,疗程为 7 日。另有滴眼液、眼膏、霜膏剂供外用。

利巴韦林　口含片:20 mg。口含每次 1 片,每日 4～6 次。注射剂:100 mg/mL。肌内注射或静脉滴注,每日 10～15 mg/kg,分 2 次给予。滴鼻液(防治流感):0.5%,每小时 1 次。滴眼液(治疗疱疹病毒感染):0.1%,每日数次。

→ 直通护考

扫码在线答题

→ 项目小结

药物分类		代表药物
抗生素	β-内酰胺类	青霉素类、头孢菌素类和其他 β-内酰胺类
	大环内酯类	红霉素、罗红霉素、阿奇霉素、克拉霉素、泰利霉素、喹红霉素等
	氨基糖苷类	链霉素、庆大霉素、卡那霉素、妥布霉素、阿米卡星(丁胺卡那霉素)、奈替米星、大观霉素等
人工合成抗菌药	广谱抗生素	四环素、多西环素、米诺环素、氯霉素等
	喹诺酮类	诺氟沙星、环丙沙星、氧氟沙星、左氧氟沙星、莫西沙星、洛美沙星等
	磺胺类	磺胺嘧啶、磺胺甲噁唑、柳氮磺吡啶、磺胺嘧啶银、磺胺醋酰钠等
	硝基咪唑类	甲硝唑、替硝唑等
	硝基呋喃类	呋喃妥因、呋喃唑酮等
抗结核药	一线抗结核药	异烟肼、利福平、吡嗪酰胺、乙胺丁醇、链霉素等
	二线抗结核药	对氨基水杨酸钠、丙硫异烟胺等
抗真菌药	抗真菌抗生素	两性霉素 B、制霉菌素等
	合成抗真菌药	咪康唑、氟康唑、伊曲康唑、特比萘芬、氟胞嘧啶等
抗病毒药	抗 HIV 药	核苷类反转录酶抑制剂:齐多夫定、司他夫定、扎西他滨、替诺福韦等
		非核苷类反转录酶抑制剂:依非韦仑、奈韦拉平等
		HIV 蛋白酶抑制剂:沙奎那韦、茚地那韦、利托那韦、奈非那韦等
	其他抗病毒药	利巴韦林、阿昔洛韦、更昔洛韦、干扰素、金刚烷胺、奥司他韦等

续表

药物分类		代表药物
常用消毒防腐药	酚类	苯酚、甲酚、鱼石脂等
	醇类	乙醇等
	醛类	甲醛、戊二醛等
	酸类	苯甲酸、硼酸、水杨酸等
	卤素类	含氯石灰、碘酊、聚维酮碘等
	氧化剂	高锰酸钾、过氧化氢溶液等
	表面活性剂	苯扎溴铵、氯己定等
	染料类	甲紫、依沙吖啶等
	重金属盐类	硝酸银等

（杨飞雪）

抗恶性肿瘤药

扫码看课件

学习目标

【知识目标】 掌握抗恶性肿瘤药的不良反应与用药护理。熟悉常用抗恶性肿瘤药的特点与临床应用。了解抗恶性肿瘤药的分类。

【能力目标】 学会观察抗恶性肿瘤药的疗效和不良反应,具有做好用药护理和用药宣教的能力。

【思政目标】 筑牢爱岗敬业、全心全意为患者服务的职业素养。熟知患者病情,具有爱伤情怀,保护患者隐私,建立和谐的护患关系。

项目导言

恶性肿瘤常称癌症,是严重危害人类健康的常见病、多发病。目前肿瘤常规治疗方法多采用手术治疗、放疗和药物治疗(化疗)相结合的方式,近年来还新兴了肿瘤免疫治疗、肿瘤分子靶向治疗等肿瘤生物学治疗方法,其中药物治疗仍占重要地位,可明显改善患者生活质量和延长患者的生存时间。

任务一 概 述

恶性肿瘤是人体正常细胞因基因突变而发生的恶性增殖。细胞从一次分裂结束到下一次分裂完成的时间,称为细胞增殖周期。根据生长繁殖特点的不同,肿瘤组织细胞群体可分为三类,即增殖细胞群、静止细胞群和无增殖能力细胞群。

一、肿瘤细胞增殖周期

1、增殖细胞群 呈指数分裂增殖的细胞群,此类细胞代谢活跃、增殖迅速,对多数药物敏感,是使肿瘤组织不断增大的细胞群。此类细胞分裂历经四个期:DNA 合成前期(G_1 期)、DNA 合成期(S 期)、DNA 合成后期(G_2 期)和有丝分裂期(M 期)。

2. 静止细胞群(G_0 期) 此类细胞具有增殖能力,但暂时不进行分裂。当增殖细胞群被药物杀灭后,即可进入增殖状态。此类细胞对药物敏感性低,是肿瘤复发的根源。

3. 无增殖能力细胞群 此类细胞少,无增殖能力,是即将老化死亡的细胞,无临床意义。

二、抗恶性肿瘤药的分类

(一)按药物作用的肿瘤细胞增殖周期分类

1. 细胞周期非特异性药物 主要杀灭增殖细胞群中各期细胞,如烷化剂、抗肿瘤抗生素、铂类等。此类药物对恶性肿瘤作用强,作用效果随剂量增加而增强。

2. 细胞周期特异性药物 仅对增殖周期中某特定期的细胞有杀灭作用。例如,抗代谢药作用于 S 期。细胞周期特异性药物对恶性肿瘤作用较弱,发挥疗效需较长时间。

(二)按药物的化学结构与来源分类

1. 烷化剂 如氮芥类、乙烯亚胺类、亚硝脲类、甲烷磺酸酯类等。

2. 抗代谢药　如叶酸、嘧啶、嘌呤类似物等。

3. 抗生素　如蒽环类抗生素、丝裂霉素、博来霉素、放线菌素类等。

4. 植物药　如长春碱类、喜树碱类、紫杉醇类、三尖杉生物碱类、鬼臼毒素衍生物等。

5. 其他类　如铂类配合物和酶等。

(三)按药物的作用机制分类

1. 影响核酸生物合成的药物　如氟尿嘧啶、6-巯嘌呤、甲氨蝶呤、阿糖胞苷等。

2. 影响 DNA 结构与功能的药物　如烷化剂、丝裂霉素 C、博来霉素等。

3. 干扰转录过程和阻止 RNA 合成的药物　如放线菌素 D、柔红霉素等。

4. 影响蛋白质合成的药物　如长春碱类、三尖杉酯碱、L-门冬酰胺酶等。

5. 影响激素平衡的药物　如糖皮质激素、雌激素等。

6. 分子靶向药物　如单克隆抗体、小分子化合物等。

三、抗恶性肿瘤药的常见不良反应

抗恶性肿瘤药在杀伤肿瘤细胞的同时,对正常细胞也有一定的损害。毒性反应是使用抗恶性肿瘤药剂量受到限制的关键因素,同时对患者生活质量也有影响。毒性反应分为近期毒性和远期毒性两种。

(一)近期毒性

1. 共有毒性

(1)消化道反应:恶心和呕吐是常见的毒性反应,抗恶性肿瘤药也可损害消化道黏膜,引起口腔炎、口腔溃疡、舌炎、食管炎等,严重时可引起胃肠道出血。

(2)骨髓抑制:肿瘤化疗的较大障碍之一,表现为全血细胞(白细胞、红细胞、血小板)减少,严重时可引起再生障碍性贫血。

(3)皮肤毒性:可引起不同程度的皮炎、色素沉着和脱发。

(4)局部刺激性:刺激性较大的药物静脉注射时可引起静脉炎,表现为静脉疼痛、血管变硬、发红等,药物漏于血管外可致局部组织坏死。

2. 特有毒性

(1)器官毒性:①心脏毒性表现为急性心律失常、心肌退行性病变和心肌间质水肿等;②呼吸系统毒性主要表现为间质性肺炎和肺间质纤维化;③肝脏毒性表现为肝大、黄疸、中毒性肝炎等;④肾和膀胱毒性表现为血尿、蛋白尿、出血性膀胱炎,严重时可引起肾衰竭。

(2)其他:①周围神经毒性表现为四肢麻木、跟腱反射消失、感觉异常等;②多肽类化合物或蛋白质类抗恶性肿瘤药静脉注射后易引起过敏反应。

(二)远期毒性

抗恶性肿瘤药长期使用具有致突变、免疫抑制等作用。在接受化疗的患者中,部分会发生与化疗相关的第二原发恶性肿瘤。此外许多抗恶性肿瘤药可影响患者生殖细胞数量和功能,导致男性患者不育,女性患者永久性卵巢功能障碍和闭经,孕妇则可引起流产或畸胎。

> **考点提示**　抗恶性肿瘤药的不良反应。

四、抗恶性肿瘤药的用药护理

肿瘤患者在化疗过程中,由于药物不良反应会带来痛苦,患者易对治疗丧失信心,甚至无法坚持用药,严重影响治疗效果。帮助患者保持良好精神状态和身体营养状态,及时、准确、安全地用药,密切观察,预防和减轻各种不良反应,确保化疗顺利完成,是肿瘤化疗用药监护的重要任务。

1. 用药宣教

(1)向患者及其家属详细告知化疗药物的使用计划及可能发生的不良反应,消除患者对化疗的担心及恐惧感,减轻患者心理压力。

(2)告知患者化疗期间需预防感染和出血,注意环境卫生,避免各种不良刺激,做好卫生和消毒隔离,外出需戴口罩,防止意外损伤。

(3)嘱患者化疗期间大量饮水,保证每日尿量为 2000～3000 mL。

(4)鼓励患者说出自己的心理及治疗感受,并给予正面的引导。

2.用药护理要点

(1)静脉给药浓度需适宜,速度不能过快,严防药物外漏。用药完毕,用生理盐水 10～20 mL 冲洗药物,以减轻化疗药物对局部组织的刺激。给药时需选择合适的静脉,若化疗时间较长,则可采用套管留置针或中心静脉插管。

(2)抗恶性肿瘤药需现用现配,并在规定时间内使用完。

(3)患者出现频繁、严重的呕吐时,应适当安排给药时间,尽量饭后给药。

(4)骨髓抑制是最严重的不良反应,用药期间要定期检查血常规,白细胞过低时应注意观察出血和继发感染等情况,一旦出现症状及时处理。大多数药物损害肝、肾,用药前和用药过程中需检查患者肝肾功能。

(5)严防药物过量中毒,患者若出现中毒先兆,如口腔溃疡、肠道出血、严重腹泻,宜减量或停药。有口腔溃疡时可用盐水或硼酸水漱口,局部涂龙胆紫。腹泻频繁时需注意患者水、电解质和酸碱平衡紊乱。

(6)患者需加强营养,饮食以高蛋白、高维生素食物为主,少量多餐。

(娜仁花)

任务二　常用抗恶性肿瘤药

案例引导

患儿,男,7 岁,患急性淋巴细胞白血病入院,治疗方案中有甲氨蝶呤。

工作任务:

1. 请说出应用甲氨蝶呤治疗后的用药护理。

2. 在该案例中,护士应该在哪些方面体现专业能力和职业素养?

案例解析

一、烷化剂

烷化剂是一类化学性质活泼的化合物,可与细胞内蛋白质分子上的巯基、氨基、羟基和羧基发生烷化反应,造成 DNA 结构和功能损伤。烷化剂为周期非特异性药物,对快速增殖的肿瘤细胞杀灭作用更强,毒性也大。

环磷酰胺(cyclophosphamide,CTX)

本药抗瘤谱广,可口服,是目前应用最广的烷化剂。对恶性淋巴瘤疗效显著,对多发性骨髓瘤、急性淋巴细胞白血病、小细胞肺癌、乳腺癌、卵巢癌和睾丸癌等也有疗效。也可作为免疫抑制药用于自身免疫性疾病(如肾病综合征、系统性红斑狼疮、类风湿性关节炎和器官移植的排斥反应等)患者。

常见不良反应有骨髓抑制、胃肠道反应、脱发等。大剂量环磷酰胺刺激膀胱黏膜引起出血性膀胱炎,用药期间应多饮水,保证尿量,同时应用美司钠可减轻膀胱毒性。本药可能会导致白血病、不孕不育和胎儿畸形。

考点提示　环磷酰胺的不良反应。

氮芥(chlormethine)

本药是最早用于临床的烷化剂,主要用于恶性淋巴瘤及癌性胸腔积液、心包积液及腹腔积液的治疗;与长春新碱、丙卡巴肼和泼尼松合用治疗霍奇金病有较好的疗效。

常见不良反应有严重的恶心和呕吐、骨髓抑制和脱发。本药不稳定,用药前必须配制成水溶液,快速静脉注射给药,同时防止外渗,以免引起严重的组织损伤,一旦出现损伤应立即在同一部位注射硫代硫酸钠;孕妇禁用。

塞替派(thiotepa)

本药脂溶性好,脑脊液中浓度高,可口服或静脉给药,也可在膀胱内、腔内、动脉内或肌内注射给药。主要通过腔内注射治疗癌性渗出;局部灌注治疗浅表膀胱癌;对乳腺癌、卵巢癌、肝癌和血液系统恶性肿瘤等也有效。

不良反应主要是骨髓抑制,可引起白细胞和血小板减少,但个体差异较大。本药性质不稳定,易发生聚合而使疗效降低,出现混浊即不可使用,溶液需新鲜配制,避光、干燥、低温保存。

卡莫司汀(carmustine,氯乙亚硝脲)

本药脂溶性高,易通过血脑屏障。主要用于脑部原发肿瘤、脑转移瘤和脑膜白血病,也可用于恶性淋巴瘤、多发性骨髓瘤、急性白血病等。

不良反应主要有胃肠道反应、骨髓抑制、肺纤维化、肝肾毒性。

白消安(busulfan,马利兰)

小剂量本药对粒细胞生成有明显的抑制作用,对淋巴细胞无抑制作用,为目前治疗慢性粒细胞白血病的主要药物。较大剂量本药可抑制血小板和红细胞生成,对真性红细胞增多症及原发性血小板增多症也有一定疗效。对其他肿瘤疗效不明显。

主要不良反应为骨髓抑制,长期应用可致肺纤维化、闭经、睾丸萎缩等;大剂量使用时,10%的患者出现肝静脉闭塞性疾病,癫痫发作、出血性膀胱炎、永久性脱发和白内障。

二、抗代谢药

本类药物的化学结构与机体核酸代谢的必需物质(叶酸、嘌呤、嘧啶)相似,能与这些物质发生特异性拮抗作用,干扰肿瘤细胞DNA的生物合成,阻止其分裂繁殖。属细胞周期特异性药物,主要作用于S期。

甲氨蝶呤(methotrexate,MTX)

【药理作用】 甲氨蝶呤的化学结构与二氢叶酸相似,能竞争性抑制肿瘤细胞二氢叶酸还原酶活性,干扰叶酸代谢,减少细胞DNA、RNA和蛋白质的生物合成,从而抑制肿瘤细胞的生长繁殖。

【临床应用】 主要与其他化疗药物联合应用于治疗儿童急性白血病和绒毛膜上皮癌,鞘内注射可用于中枢神经系统白血病的预防和缓解症状,对成人白血病疗效差,对慢性白血病无效;也可用于骨肉瘤、乳腺癌、肺癌、卵巢癌等患者。小剂量应用可治疗银屑病、类风湿性关节炎等,对同种骨髓移植和器官移植者的排斥反应也有效。

【不良反应与用药护理】 口腔溃疡是本药不良反应的首发症状,随后出现胃肠道反应、胃炎、腹泻、血便等,应注意观察。轻者无须停药,重者应减量或换用其他药物;大剂量应用时配合亚叶酸钙可保护骨髓正常细胞;本药易对肾脏造成损害,在用药时需及时补充水分及碳酸氢钠以碱化尿液和增加尿量,患者每日尿量不少于3000 mL,并保持尿液pH在6.5以上,同时避免酸性食物摄入;有致畸作用,并可从乳汁排出,故服药期间禁怀孕及哺乳。

氟尿嘧啶(fluorouracil,5-FU)

【药理作用】 氟尿嘧啶在体内转化为5-氟脱氧尿嘧啶后,通过抑制胸腺嘧啶核苷酸合成酶进而抑制DNA的合成;也可掺入RNA分子中,影响RNA及蛋白质的合成及功能,最终使细胞死亡。

【临床应用】 主要用于食管癌、胃癌、肠癌、胰腺癌等消化系统癌及肝癌的治疗。对乳腺癌、卵巢癌、头颈部肿瘤也有效。

考点提示 氟尿嘧啶的不良反应。

【不良反应与用药护理】 常见不良反应有恶心、呕吐、腹泻、厌食、胃肠道及口腔黏膜溃疡、脱发、骨髓抑制等；长期全身给药可见"手足综合征"，表现为手掌和足底部红斑、脱屑；本药刺激性大，注射部位可发生静脉炎；肝动脉内注射给药时，可出现短暂的肝毒性，偶尔引起胆管硬化。

阿糖胞苷（cytosine arabinoside，ara-C）

阿糖胞苷可抑制 DNA 多聚酶，阻止细胞内 DNA 生物合成；也可掺入 DNA 分子中，干扰其复制，使细胞死亡。主要用于治疗成人急性白血病，对急性粒细胞白血病疗效最好，对急性单核细胞白血病及急性淋巴细胞白血病也有疗效，对多数实体肿瘤无效。

主要不良反应是严重的骨髓抑制和胃肠道反应；少数患者出现肝损害，用药期间应严格检查血常规。

巯嘌呤（mercaptopurine，6-MP）

巯嘌呤在体内通过阻止肌苷酸转变为腺核苷酸及鸟核苷酸，干扰嘌呤代谢，阻碍核酸合成，对 S 期细胞作用最明显，但起效慢。临床用于急性淋巴细胞白血病的维持治疗，大剂量对绒毛膜上皮癌亦有一定疗效。

主要不良反应为骨髓抑制和胃肠道反应，少数患者出现黄疸和肝损害。

羟基脲（hydroxycarbamide）

羟基脲抑制核糖核苷酸还原酶，从而抑制 DNA 的合成。对 S 期细胞有选择性杀伤作用。用药后能使肿瘤细胞集中在 G_1 期，再采用对 G_1 期敏感的放疗或化疗，使其敏感性增加而提高疗效，常被用作同步化疗药。临床用于治疗慢性粒细胞白血病、真性红细胞增多症、原发性血小板增多症等骨髓增殖性疾病，也可用于转移性黑色素瘤的治疗。

主要不良反应为骨髓抑制；偶有皮肤血管毒性反应，包括血管溃疡和血管坏死；可致畸胎，故孕妇禁用。

三、抗恶性肿瘤抗生素

抗恶性肿瘤抗生素是细胞周期非特异性药物，通过抑制细胞 DNA、RNA 和蛋白质的合成，干扰肿瘤细胞分裂增殖而发挥作用。

丝裂霉素 C（mitomycin C，MMC，自力霉素）

丝裂霉素 C 可抑制 DNA 合成，也可使部分 DNA 链断裂和染色体破裂，是广谱抗肿瘤抗生素。主要用于胃癌、肠癌、胰腺癌、肺癌、乳腺癌、恶性淋巴瘤等实体肿瘤患者。

主要不良反应是明显而持久的骨髓抑制和胃肠道反应，应避免长期应用。偶见心、肝、肾和肺损害，静脉给药时避免外漏，以免引起组织坏死。

博来霉素（bleomycin，BLM，争光霉素）

博来霉素与铁的复合物嵌入 DNA 分子中，引起 DNA 单链和双链断裂，阻断细胞分裂增殖。主要用于治疗鳞状上皮癌（头、颈、食管、口腔、子宫颈、阴茎、肺等鳞状上皮癌）；与长春新碱、顺铂合用治疗睾丸癌效果佳；也可用于淋巴瘤的联合治疗。

不良反应有发热、脱发等，肺毒性最严重，大剂量可以引起间质性肺炎及肺纤维化；本药对骨髓和胃肠道抑制程度轻，与其他抗恶性肿瘤药联合使用不加重骨髓抑制；用药期间注意胸部检查，出现肺炎症状应立即停药并给予泼尼松或地塞米松抗炎。

多柔比星（doxorubicin，ADM，阿霉素）

多柔比星能直接嵌入 DNA 分子中，破坏 DNA 模板功能，阻止其转录，抑制 DNA 复制和 RNA 合成，属细胞周期非特异性药物，为广谱抗肿瘤药。可用于治疗急性白血病、恶性淋巴瘤以及多种实体瘤（如乳腺癌、肺癌、肝癌等）。有免疫抑制作用。

常见不良反应有骨髓抑制、胃肠道反应和心脏毒性等。心脏毒性是其特殊的反应，早期可出现各种心律失常，严重者可出现心肌炎和心力衰竭，用药期间应做心电监护，注意给药剂量和速度。

柔红霉素(daunorubicin，正定霉素)

柔红霉素的作用机制与多柔比星相似，主要用于治疗急性淋巴细胞白血病和急性粒细胞白血病，需与其他药物联合使用。主要的不良反应类似于多柔比星，对骨髓、心脏毒性比较大。

放线菌素 D(dactinomycin D，更生霉素)

放线菌素 D 属多肽类抗恶性肿瘤抗生素，能与 DNA 结合，阻碍 RNA 多聚酶的功能，从而阻止 RNA 特别是 mRNA 及蛋白质的合成，抑制肿瘤细胞的生长，属细胞周期非特异性药物。抗瘤谱窄，针对绒毛膜上皮癌、霍奇金病和肾母细胞瘤有较好疗效，对恶性葡萄胎、神经母细胞瘤、横纹肌肉瘤等也有效。不良反应以胃肠道反应为主，骨髓抑制比较明显，少数患者有脱发、皮炎等，局部有刺激性，可引起疼痛和静脉炎。

 **知识拓展**

抗肿瘤植物药

抗肿瘤植物药也就是天然抗肿瘤药物，即某些植物中的活性成分具有很强的抗肿瘤活性，构成抗肿瘤药物中的重要组成部分。目前临床常用的抗肿瘤植物药主要有紫杉烷类、喜树碱类和长春碱类，其中紫杉醇、喜树碱、长春新碱、长春碱和三尖杉酯碱极具代表性。抗肿瘤植物药在减轻临床症状、提高生存质量、防止复发转移、延长生存时间，以及与放、化疗配合，增效减毒等方面都有很好的效果。

【常用制剂与用法】

环磷酰胺　片剂：50 mg。口服，50～100 mg，每日 2～3 次，1 个疗程总量 5～10 g。粉针剂：100 mg、200 mg。静脉滴注，用前加 0.9%氯化钠注射液溶解后立即静脉滴注，每日 4 mg/kg，每日或隔日 1 次，总量8～10 g 为 1 个疗程。大剂量冲击疗法为每次 10～20 mg/kg，每周 1 次，8 g 为 1 个疗程。

盐酸氮芥　注射剂：5 mg/mL、10 mg/2 mL。静脉注射或动脉插管灌注，每次 0.1 mg/kg，每 1～3 日 1 次，4～6 次为 1 个疗程，必要时间隔 4 周开始第 2 个疗程。

塞替哌　注射剂：10 mg/1 mL。静脉注射、动脉注射或肌内注射，每日 0.2 mg/kg，连用 5～7 日，以后改为每周 2～3 次，总量为 200～400 mg。腔内注射，每次 20～40 mg，每周 1～2 次。

卡莫司汀　注射剂：125 mg/2 mL。静脉滴注，每日 2.5 mg/kg，溶于 5%葡萄糖注射液或注射用生理盐水内，连用 3 日为 1 个疗程，每个疗程间隔 1～2 周。

白消安　片剂：0.5 mg、2 mg。口服，每日 2～8 mg，分 3 次空腹服用，有效后用维持量，每日 0.5～2 mg，每日 1 次。

甲氨蝶呤　片剂：2.5 mg。口服，治疗白血病：成人每次 5～10 mg，4 岁及 4 岁以上每次 5 mg，4 岁以下每次 2.5 mg，每周 2 次，总量为 50～150 mg。注射剂：5 mg。肌内或静脉注射，每次 5～20 mg，每 1～2 日 1 次。

氟尿嘧啶　注射剂：125 mg/5 mL、250 mg/10 mL。静脉注射，每日 10～12 mg/kg，连用 3～5 日后改为 5～6 mg/kg，隔日 1 次，总量 5～10 g 为 1 个疗程。必要时间隔 1～2 个月开始第 2 个疗程。

盐酸阿糖胞苷　粉针剂：50 mg、100 mg。静脉注射或静脉滴注，50 mg/mL。每日 1～2 mg/kg，10～14日为 1 个疗程；或 25 mg，鞘内注射，每周 2～3 次，连用 3 次，6 周后重复应用。

巯嘌呤　片剂：25 mg、50 mg、100 mg。口服，治疗白血病：每日 1.5～2.5 mg/kg，分 2～3 次口服，病情缓解后用原量 1/3～1/2 维持。治疗绒毛膜上皮癌：每日 6.0～6.5 mg/kg，10 日为 1 个疗程。

羟基脲　片剂：0.5 g。口服，20～40 mg/kg，每周 2 次，或每 3 日 60～80 mg/kg，4～6 周为 1 个疗程。

丝裂霉素　粉针剂：2 mg、4 mg、8 mg。静脉注射，每次 2 mg 或每次 10 mg，每周 1 次。总量 60 mg 为 1

个疗程。

博来霉素　粉针剂：15 mg、30 mg。静脉注射或肌内注射，每次 15～30 mg，每 1～2 日 1 次，总量 450 mg。

盐酸多柔比星　粉针剂：10 mg、50 mg。静脉注射或静脉滴注，30 mg/m²，连用 2 日，间隔 3 周后可重复应用。60～75 mg/m²，每 3 周应用 1 次。或 30 mg/m²，连用 3 日，间隔 4 周可再用。积累总量不得超过 550 mg/m²。

盐酸柔红霉素　粉针剂：10 mg、20 mg。静脉注射或静脉滴注，0.5～0.8 mg/kg，每周 2 次。

放线菌素 D　粉针剂：0.2 mg。静脉注射，每日 200 μg，10～14 日为 1 个疗程。

直通护考

扫码在线答题

项目小结

抗恶性肿瘤药		学　习　要　点
药物分类		烷化剂、抗代谢药、抗恶性肿瘤抗生素
不良反应	近期毒性	共有毒性：消化道反应、骨髓抑制、皮肤毒性、局部刺激性
		特有毒性：器官毒性、周围神经毒性、过敏反应等
	远期毒性	致畸、致癌、致突变，免疫抑制，男性不育、女性不孕，闭经、流产等
用药护理		静脉给药浓度需适宜；抗恶性肿瘤药需现用现配；严防药物过量中毒；用药期间要定期检查血常规；用药前和用药过程中，须检查肝肾功能；患者须加强营养。在治疗过程中，护士须密切观察用药反应，做好对患者的用药指导，鼓励患者积极配合康复治疗

（娜仁花）

抗寄生虫药

扫码看课件

学习目标

【知识目标】 熟悉常用抗疟药、抗阿米巴药、抗滴虫药、抗血吸虫药、抗丝虫药等的药理作用、临床应用与用药护理。

【能力目标】 能说出常见寄生虫病的常用药物，学会观察本类药物的疗效和不良反应，能够熟练进行用药护理，能做好卫生宣教。

【思政目标】 具有高尚的职业素养，树立以患者为中心、生命至上的理念，培养爱伤情怀，推进健康中国建设，倡导"人类命运共同体"意识。

项目导言

寄生虫侵入宿主后，可对宿主产生不同程度的损害，同时宿主对寄生虫的感染也会产生不同程度的免疫反应，对寄生虫加以清除。当寄生虫的致病力大于宿主的免疫力，寄生虫在宿主体内发育甚至大量繁殖，引起一系列临床症状，称为寄生虫病。通过本项目的学习，熟悉常见抗寄生虫药的作用与临床应用、不良反应与用药护理，从而具备指导临床合理、安全用药以及防治寄生虫病的宣教能力。

任务一 抗 疟 药

案例引导

患者，女，30岁，因"间歇寒战、发热5日"入院。患者半个月前到东南亚旅游。发热前有明显寒战，继而发热，热峰在39～41℃，大汗后热退，伴乏力、无食欲，次日体温正常，无其他不适，隔日再次出现畏寒、发热。查体：体温37.7℃，脉搏100次/分，呼吸20次/分，血压92/60 mmHg。辅助检查：血涂片找到疟原虫环状体。诊断：疟疾。给予"双氢青蒿素""氯喹"治疗，后热退，症状好转。

案例解析

工作任务：

1. 控制疟疾症状的常用药物有哪些？

2. 说出疟疾病因性预防的代表药物。

3. 说出控制疟疾复发和传播的代表药物。

疟疾是由按蚊叮咬或输入带疟原虫的血液所引起的传染病，以发作时序贯性地出现寒战、高热、出汗、退热等症状为临床特征，并呈周期性发作。

感染人体的疟原虫主要有间日疟原虫、三日疟原虫和恶性疟原虫。在我国主要是间日疟原虫和恶性疟原虫。

一、疟原虫的生活史及抗疟药的作用环节

寄生于人体的 4 种疟原虫生活史基本相同,需要人和雌性按蚊两个宿主。在人体内先后寄生于肝细胞和红细胞内,进行裂体生殖。在红细胞内,除进行裂体生殖外,部分裂殖子形成配子体,开始有性生殖的初期发育。在蚊体内,完成配子生殖,继而进行孢子生殖。

(一)在人体内的发育

疟原虫先后在肝细胞和红细胞内发育。

1.红细胞外期(简称红外期) 又称肝细胞内期,分为速发型红细胞外期和迟发型红细胞外期。迟发型红细胞外期是疟疾复发的根源。

2.红细胞内期(简称红内期) 疟原虫在红细胞内的发育阶段。裂殖子进入红细胞后发育成滋养体,破坏红细胞,释放出的大量裂殖子又侵入其他红细胞,如此反复进行,引起疟疾症状。红细胞内期疟原虫经几代增殖后,不再进行分裂,而发育成雌、雄配子体。若被雌性按蚊吸入胃内,则在蚊体内进行有性生殖。因此,配子体是疟疾流行传播的根源。

(二)在蚊体内的发育

当雌性按蚊叮咬疟疾患者时,雌、雄配子体随血液进入蚊体,经发育和有性生殖成为子孢子,并(转移)至蚊的唾液腺内,雌性按蚊再次叮咬时传播给其他人。

> **考点提示** 如何按疟原虫的生活史选择抗疟药。

抗疟疾治疗既要杀灭红细胞内期的疟原虫以控制发作,又要杀灭红细胞外期的疟原虫以防止复发,并要杀灭配子体以防止传播。疟原虫生活史的不同发育阶段对不同抗疟药的敏感性不同。抗疟药主要分为三类:控制症状药,如氯喹、奎宁、青蒿素等;病因性预防药,如乙胺嘧啶等;控制传播和复发药,如伯氨喹等。

二、常用抗疟药

(一)控制症状药

氯喹(chloroquine)

氯喹又称氯喹啉,可干扰疟原虫红细胞内期裂殖体的复制和转录,抑制疟原虫的分裂、繁殖,抗疟效果好,对阿米巴原虫亦有杀灭作用。红细胞内的浓度比血浆内浓度高 $10\sim20$ 倍。被疟原虫侵入的红细胞内的氯喹浓度比正常红细胞浓度高出 25 倍。这种分布特点有利于杀灭红细胞内裂殖体。

【药理作用】

1.抗疟作用 主要杀灭红细胞内期疟原虫,对其他各期无效。其特点是作用快、效力强、作用持久,是控制疟疾症状的首选药。

2.抗肠外阿米巴病作用 对阿米巴滋养体有强大的杀灭作用,且在肝内浓度高。用于甲硝唑无效或禁忌使用甲硝唑的阿米巴肝脓肿。药物在肠内浓度低,对阿米巴痢疾无效。

3.抗免疫作用 大剂量氯喹有抑制免疫反应的作用。

【临床应用】

1.疟疾 氯喹主要用于控制疟疾的急性发作,是控制症状发作的首选药;也可延迟良性疟的复发和根治恶性疟。

2.阿米巴原虫感染 氯喹是肠外阿米巴病的常用药,可用于治疗阿米巴肝脓肿。

3.免疫系统疾病 大剂量应用氯喹可治疗类风湿性关节炎、系统性红斑狼疮等自身免疫性疾病。

【不良反应与用药护理】

1.一般反应 治疗量时不良反应较少,可出现消化道症状、头晕、头痛、眼花、皮肤瘙痒、皮疹、耳鸣、烦躁等。一般反应较轻,停药后可自行消失。

2.对眼和耳的影响 用药量大,疗程长,可能在角膜上出现弥漫性白色颗粒,停药后可消失。久服可致

视网膜轻度水肿和色素聚集,出现暗点,影响视力,常不可逆。氯喹还可损害听力,孕妇大量服用可造成小儿先天性耳聋、智力迟钝等。

3. 心脏毒性 用药量大,疗程长或者与奎宁、奎尼丁合用时可引起心脏毒性反应,导致心律失常、休克,严重时可发生阿-斯综合征。

4. 其他不良反应 影响肝肾功能和造血系统。

奎宁(quinine)

奎宁是茜草科植物金鸡纳树皮中所含的一种生物碱。对各型疟原虫的红细胞内期均有抑制作用,作用比氯喹弱,维持时间短,且不良反应多,现已不作为抗疟疾的首选药。主要用于耐氯喹的恶性疟患者。不良反应如下:①金鸡纳反应;②过敏及特异质反应;③心肌抑制作用。

青蒿素(artemisinin)和双氢青蒿素(dihydroartemisinin)

青蒿素是中国医药工作者从菊科植物黄花蒿中提取的一种新型、高效、速效、低毒的抗疟药。对各型疟原虫红细胞内期(包括耐氯喹虫株)有强大、快速的杀灭作用,且可透过血脑屏障,可用于间日疟、恶性疟,特别是对耐氯喹的恶性疟和脑型疟疗效好。本药主要通过改变疟原虫滋养体的膜结构而发挥作用。其主要缺点是复发率高,与伯氨喹合用可使复发率明显降低。不良反应少见,偶有四肢麻木感和心动过速。

双氢青蒿素是青蒿素的衍生物,对疟原虫红细胞内期有强大且快速的杀灭作用,能迅速控制临床发作及症状。

知识拓展

屠呦呦和青蒿素

屠呦呦是中国著名的药学家和寄生虫学家,也是中国现代中草药研究的奠基人之一。她在抗击疟疾方面做出了杰出贡献,成为第一位获得诺贝尔生理学或医学奖的中国科学家。她从中医药典籍和中草药入手,经过多年的试验研究,研发出了"青蒿素"——一种有效治疗疟疾的药物,挽救了世界多国数百万人的生命。

(二)病因性预防药

乙胺嘧啶(pyrimethamine)

【作用与用途】 乙胺嘧啶可抑制疟原虫的二氢叶酸还原酶,从而干扰疟原虫叶酸的正常代谢。对各型疟原虫的速发型红细胞外期有抑制作用,可阻止疟原虫向红细胞内期发展,是病因性预防的首选药。

【不良反应与用药护理】

1. 一般反应 毒性低,一般防治剂量无不良反应。

2. 对血液造血系统的影响 长期大剂量应用,可干扰人体叶酸的代谢,偶可致巨幼红细胞性贫血。故用药期间应定期检查血常规,发现异常及早停药,并用亚叶酸钙治疗。

3. 急性中毒 因小儿误服或超剂量用药,可引起惊厥、抽搐,甚至死亡。

(三)控制传播和复发药

伯氨喹(primaquine)

【作用与用途】 伯氨喹对良性疟迟发型红细胞外期与各型配子体均有较强的杀灭作用,是防止良性疟复发和防止疟疾传播的首选药物。对红细胞内期疟原虫无效,不能用来控制症状,通常需与氯喹等合用。

【不良反应与用药护理】

1.一般反应 易发生疲劳、头晕、恶心、呕吐、腹痛、药物热。

2.血液系统反应 偶见粒细胞减少,先天性葡萄糖-6-磷酸脱氢酶缺乏者可发生急性溶血性贫血和高铁血红蛋白血症,表现为发绀、胸闷、缺氧等。服用本药应注意观察尿液颜色改变。

（杨　实）

任务二　抗阿米巴药与抗滴虫药

案例引导

　　患者,女,34 岁,因"外阴瘙痒伴阴道分泌物增多 1 周"入院。患者 1 周前无明显诱因出现阴道瘙痒伴阴道分泌物增多,白带呈灰黄色泡沫样。无腹痛、腹胀、腹泻等症。查体:体温 36.8 ℃,脉搏 80 次/分,呼吸 18 次/分,血压 100/70 mmHg。辅助检查:阴道分泌物涂片找到阴道毛滴虫滋养体。诊断:滴虫性阴道炎。

案例解析

　　工作任务:

　　1.滴虫性阴道炎应首选哪种药物治疗?

　　2.该药物还有哪些药理作用?

　　阿米巴病是由溶组织内阿米巴原虫所引起。溶组织内阿米巴原虫包括滋养体和包囊两种形式,滋养体分为小滋养体和大滋养体。小滋养体寄生于结肠,不致病;大滋养体是致病因子。包囊是感染因子,四核包囊经口感染,包囊在肠道内消化液的作用下脱囊而出成为小滋养体,当机体抵抗力下降时,小滋养体侵入肠壁成为大滋养体,大滋养体可侵袭肠黏膜下层组织,使肠壁形成溃疡,引起急性阿米巴痢疾或肠炎,称为肠内阿米巴病;大滋养体也可随血流进入肝、肺、脑等组织内引起肠外阿米巴病,如肝脓肿、肺脓肿及脑脓肿等,称为肠外阿米巴病。根据药物作用特点,抗阿米巴药可分为以下几种:①抗肠内、肠外阿米巴病药:如甲硝唑、替硝唑等。②抗肠内阿米巴病药:如二氯尼特、巴龙霉素等。③抗肠外阿米巴病药:如氯喹、依米丁等。

　　阴道毛滴虫简称阴道滴虫,寄生于女性阴道、尿道及男性尿道、前列腺内,以性传播为主,引起滴虫性阴道炎、尿道炎及前列腺炎。滴虫生活史简单,只有滋养体。临床上常用的口服药物为甲硝唑(灭滴灵)。局部冲洗阴道治疗可用乙酰胂胺或 1∶5000 高锰酸钾溶液,也可用甲硝唑和扁桃酸栓。

甲硝唑(metronidazole)

　　甲硝唑口服吸收迅速而完全,吸收后广泛分布在各组织和体液中,且能通过血脑屏障,使脑脊液中药物达有效浓度。对肠内、肠外阿米巴滋养体均有强大杀灭作用,是治疗肠内、肠外阿米巴病的首选药。单用治疗阿米巴痢疾时,肠内药物浓度偏低,复发率较高,宜与其他抗肠内阿米巴病药合用。

　　甲硝唑是治疗滴虫病的首选药。甲硝唑还有很好的抗贾第鞭毛虫、抗厌氧菌的作用,详见项目十二任务三硝基咪唑类。

二氯尼特(diloxanide furoate)

　　二氯尼特口服吸收迅速,能杀死肠内阿米巴原虫包囊,是目前最有效的杀包囊药。单独应用是治疗无症状或仅有轻微症状的携带包囊者的首选药。对急性阿米巴痢疾效果差,但在甲硝唑控制症状后再用二氯尼特清除肠腔内的小滋养体,可有效地预防复发,对肠外阿米巴病无效。不良反应轻,偶有恶心、呕吐和皮疹等。

氯喹(chloroquine)

氯喹除主要用于抗疟疾外,还有抗组织内阿米巴的作用。由于在肝、肺、脾、肾等组织内的浓度高于血浆数百倍,因而对治疗阿米巴肝脓肿、肺脓肿等有效。由于其在肠壁组织内分布较少,因此对阿米巴痢疾无效。

巴龙霉素(paromomycin)

巴龙霉素为氨基糖苷类广谱抗生素,抗菌谱与新霉素相似。其特点是对阿米巴原虫有强大的杀灭作用,对革兰阴性杆菌、抗酸杆菌有良好抑制作用,临床上主要用于治疗肠内阿米巴病、细菌性痢疾及细菌性肠道感染。此外,本品还对绦虫有效,可用于治疗绦虫病。

(杨　实)

任务三　抗血吸虫药与抗丝虫药

一、抗血吸虫药

血吸虫病是由血吸虫寄生于人体所致的感染性疾病,寄生于人体的血吸虫主要有日本血吸虫、曼氏血吸虫和埃及血吸虫3种。我国的血吸虫病主要由日本血吸虫所致。日本血吸虫分布于日本、中国、菲律宾、印度尼西亚等国,我国主要流行在长江流域及其以南的地区。尾蚴、童虫、成虫、虫卵均可对宿主造成损害。目前抗血吸虫病多用吡喹酮。

吡喹酮(praziquantel)

【药理作用】　吡喹酮为高效、低毒、广谱抗蠕虫药,对血吸虫成虫有强大而迅速的杀灭作用,对幼虫作用较弱。对其他吸虫也有显著杀灭作用;对各种绦虫感染及绦虫幼虫引起的囊虫病、包虫病也有不同程度的疗效。在有效浓度时,可引起虫体痉挛性麻痹,失去吸附能力,导致虫体脱离宿主组织,如血吸虫从肠系膜静脉迅速移至肝脏产生"肝移",并在肝内死亡。较高浓度可引起虫体表膜损伤,在宿主免疫机制参与下,可导致虫体破坏、死亡。

【临床应用】
1.血吸虫病　适用于急性、慢性、晚期及有并发症的血吸虫病患者。
2.其他寄生虫病　适用于华支睾吸虫病、布氏姜片吸虫病、卫氏并殖吸虫病及绦虫病等患者。

【不良反应与用药护理】
(1)不良反应少且短暂,可出现消化道症状、神经系统症状,服药期间避免驾驶和高空作业。
(2)偶见发热、瘙痒、荨麻疹、关节痛、肌痛等。
(3)少数出现心电图改变。

二、抗丝虫药

丝虫寄生于人体淋巴系统,早期表现为淋巴管炎和淋巴结炎,晚期出现淋巴管阻塞。我国流行的丝虫病是由班氏丝虫和马来丝虫引起的,蚊虫为其传播媒介。目前治疗丝虫病的药物有乙胺嗪、左旋咪唑和卡巴肿等。乙胺嗪是目前治疗丝虫病的首选药物。

乙胺嗪(diethylcarbamazine)

乙胺嗪(海群生),是目前最常用的抗丝虫药,对班氏丝虫和马来丝虫均有杀灭作用,且对马来丝虫的作用优于班氏丝虫,对微丝蚴的作用胜于成虫。在体外,乙胺嗪对两种丝虫的微丝蚴和成虫并无直接杀灭作用,表明其杀虫作用依赖于宿主防御机制的参与。本药毒性低,可引起食欲减退、恶心、呕吐、头痛、乏力、关节痛等。此外,由于微丝蚴和成虫被杀死,虫体释放出大量异体蛋白,可引起过敏反应,如寒战、高热、皮疹、喉头水肿、支气管痉挛等,可用抗过敏药物预防或治疗。

呋喃嘧酮(furapyrimidone)

呋喃嘧酮为近年来我国研制的一种抗丝虫的化学合成新药。对丝虫成虫和微丝蚴均有直接杀灭作用。适用于治疗班氏丝虫病和马来丝虫病,尤其对马来丝虫病的疗效优于乙胺嗪。不良反应与乙胺嗪相似。

(杨　实)

任务四　抗肠蠕虫药

肠蠕虫病在农村发病率较高,对人体健康危害较大。在肠道寄生的蠕虫有线虫、绦虫和吸虫,在我国以蛔虫、钩虫、鞭虫、蛲虫、绦虫感染较为普遍。抗肠蠕虫药是驱除或杀灭肠道蠕虫类的药物。主要为抗肠线虫药和抗绦虫药。

一、抗肠线虫药

阿苯达唑(albendazole)

阿苯达唑又名丙硫咪唑,是一种高效、广谱、低毒的抗肠蠕虫药。对线虫、吸虫、绦虫的成虫及虫卵均有杀灭作用。临床适用于蛔虫、钩虫、鞭虫、蛲虫等线虫感染患者。可用于多种线虫混合感染,疗效优于甲苯达唑。也可用于治疗棘球蚴病与囊虫病。本药短期使用不良反应很少,偶有头痛、头晕、恶心、呕吐等。癫痫患者、孕妇、2岁以下儿童患者及肝肾功能不全者忌用。

哌嗪(piperazine)

哌嗪为常用驱蛔虫药,临床常用其枸橼酸盐。本药对蛔虫、蛲虫具有较强的驱逐作用。不良反应轻,大剂量应用时可引起恶心、呕吐、腹泻、上腹部不适,甚至引起嗜睡、眩晕、眼球震颤、共济失调、肌肉痉挛等。孕妇,肝肾功能不全和神经系统疾病患者禁用。

左旋咪唑(levamisole)

左旋咪唑系广谱抗肠线虫药。主要用于驱蛔虫和钩虫,对丝虫成虫及微丝蚴也有一定的作用。治疗量时偶引起恶心、呕吐、腹痛、头晕等。大剂量或多次用药时,个别病例会出现粒细胞减少、肝功能减退等。妊娠早期,肝肾功能不全者禁用。

二、抗绦虫药

氯硝柳胺(niclosamide)

氯硝柳胺原为杀灭钉螺的药,对绦虫也有效。本药口服不易吸收,在肠内浓度高,对猪带绦虫、牛带绦虫、微小膜壳绦虫均有良好效果。主要用于治疗绦虫感染,常见不良反应有轻微乏力、头晕、胸闷、胃及腹部不适或腹痛、发热、瘙痒等。

【常用制剂与用法】

磷酸氯喹　片剂:0.25 g。治疗疟疾:口服,首剂1.0 g,第2、3日各0.75 g。预防:0.5 g,每周1次。阿米巴病:口服,每日1.0 g,2日后改为每日0.5 g,连服3周。

硫酸奎宁　片剂:0.3 g。口服,0.6 g,每日3次,连服5～7日。

青蒿素　片剂:0.1 g。胶囊剂:0.25 g。口服,首剂1 g,6 h后再服0.5 g,第2、3日各服0.5 g。

双氢青蒿素　片剂:20 mg。口服60 mg,每日1次,首剂加倍,连服5～7日。

磷酸伯氨喹　片剂:13.2 mg。间日疟:口服,13.2 mg,每日3次,连服7日;杀灭恶性疟原虫配子体:每日26.4 mg,连服3日。

乙胺嘧啶　片剂:6.25 mg、25 mg。口服,25 mg,每周 1 次。

二氯尼特　片剂:0.25 g、0.5 g。口服,0.5 g,每日 3 次,连服 10 日。

甲硝唑　片剂:0.2 g;注射剂:50 mg、100 mg、500 mg、1.25 g。治疗阿米巴病:口服,0.5 g,每日 2 次,每个疗程 5～7 日。治疗滴虫病:0.2 g,每日 3 次,连服 7 日。

阿苯达唑　片剂:0.1 g、0.2 g。治疗蛔虫病和蛲虫病:每日 400 mg,顿服;治疗钩虫病和鞭虫病:每次 400 mg,每日 2 次,连服 3 日;治疗绦虫病:每次 300 mg,每日 3 次,连服 3 日;治疗囊虫病:每次 200～300 mg,每日 3 次,10 日为 1 个疗程,一般给予 2～3 个疗程,疗程间隔 15～21 日。4 岁以下小儿用量减半。

盐酸左旋咪唑　片剂:25 mg、50 mg。治疗蛔虫病:0.1～0.2 g,顿服;治疗钩虫病:每日 0.2 g,连服 3 日;治疗丝虫病:每日 0.2～0.3 g,分 3 次服,连服 3 日。

氯硝柳胺　片剂:0.5 g。治疗猪带绦虫、牛带绦虫感染:口服,1 g,清晨空腹顿服,1 h 后再服 1 g,2 h 后服硫酸镁导泻。

吡喹酮　片剂:0.25 g。治疗血吸虫病:每次 10 mg/kg,每日 3 次。急性血吸虫病患者连服 4 日,慢性血吸虫病患者连服 2 日。

乙胺嗪　片剂:50 mg、100 mg。1 日疗法:1.5 g,1 次或分 2 次服。7 日疗法:每次 0.2 g,每日 3 次,连服 7 日。

枸橼酸哌嗪　片剂:0.25 g、0.5 g。治疗蛔虫病:每日 75 mg/kg,极量 4 g,儿童每日 75～150 mg/kg,极量 3 g,睡前顿服,连服 2 日。治疗蛲虫病:每次 1.0～1.2 g,每日 2 次,儿童每日 60 mg/kg,分 2 次服,连服 7 日。

呋喃嘧酮　片剂:用于治疗班氏丝虫病,每日 20 mg/kg,分 3 次给予,餐后服用,连续 7 日为 1 个疗程,总剂量为 140 mg/kg;用于治疗马来丝虫病,每日 15～20 mg/kg,分 3 次给予,餐后服用,连续 6 日为 1 个疗程,总剂量为 90～120 mg/kg。

 直通护考

扫码在线答题

项目小结

药物分类	代表药物
常用抗疟药	控制症状药:氯喹、奎宁、青蒿素
	病因性预防药:乙胺嘧啶
	控制传播和复发药:伯氨喹
抗阿米巴药	甲硝唑、二氯尼特、氯喹、巴龙霉素
抗滴虫药	甲硝唑
抗血吸虫药	吡喹酮
抗丝虫药	乙胺嗪、呋喃嘧酮
抗肠线虫药	阿苯达唑、左旋咪唑、哌嗪
抗绦虫药	氯硝柳胺

(杨　实)

免疫功能调节药

扫码看课件

学习目标

【知识目标】 熟悉环孢素、卡介苗、干扰素的临床应用、不良反应与用药护理；了解免疫抑制药与免疫增强药的概念及药物种类。

【能力目标】 学会免疫抑制药与免疫增强药的概念，能够观察药物不良反应，具有正确指导患者合理使用免疫功能调节药及实施用药护理措施的能力。

【思政目标】 具有关爱、尊重、理解患者的职业素养，帮助患者克服困难、战胜疾病，切实维护人民群众身体健康和用药安全。

项目导言

免疫系统是机体执行免疫应答及免疫功能的重要系统，具有识别和排除抗原性异物及与机体其他系统相互协调，共同维持机体内环境稳定和生理平衡的功能。当免疫功能异常时，机体可出现病理性免疫反应，包括变态反应、自身免疫性疾病、免疫缺陷病和免疫增殖病等，严重时可导致死亡。免疫功能调节药是指能够调节机体免疫功能的药物，根据作用方式不同分为免疫抑制药和免疫增强药两类。

任务一　免疫抑制药

案例引导

患者，女，56 岁，因肾衰竭，行肾脏移植术，术后为避免排斥反应，护士按医嘱应用环孢素。

工作任务：

1. 请说出环孢素的用药护理指导。

2. 在该案例中，护士应该在哪些方面体现专业能力和职业素养？

案例解析

免疫抑制药是指具有抑制免疫功能，降低机体免疫反应的药物。临床主要用于器官移植后的排斥反应和自身免疫性疾病的治疗。因本类药物的免疫抑制作用缺乏选择性，在抑制异常免疫反应的同时，也抑制正常的免疫反应，故可引起机体免疫功能下降，若长期应用，可诱发机体感染、肿瘤、生殖系统疾病等严重不良反应。

常用的免疫抑制药有环孢素、他克莫司、肾上腺皮质激素、烷化剂和抗代谢药等。其中肾上腺皮质激素、烷化剂和抗代谢药的免疫抑制作用可参见前述项目相关内容。

考点提示　免疫抑制药的种类。

环孢素（cyclosporin）

【药理作用与临床应用】 主要抑制 T 淋巴细胞（简称 T 细胞）的分化、增殖，使 T 细胞增殖受抑制，并抑制其分泌细胞因子白细胞介素-2（IL-2）和干扰素（IFN），对其他免疫细胞影响较弱，故对机体的一般防御能力影响不大。

临床主要用于防治器官移植后的排斥反应，如肝、肾、心、肺、角膜、皮肤等异体器官移植和骨髓移植后的排斥反应；也可用于治疗其他药物无效的难治性自身免疫性疾病，如类风湿性关节炎、系统性红斑狼疮、银屑病、皮肌炎等。

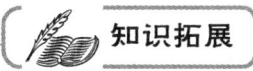

知识拓展

排 斥 反 应

医学上称移植物抗宿主反应，常见于被移植器官部位，指外来的组织或器官等移植物作为一种"异己成分"被受者免疫系统识别，后者发起针对移植物的攻击、破坏和清除的免疫学反应。这种反应不仅可导致移植失败，还会给受者造成严重伤害。主要引起皮肤、肝脏和肠道等多器官上皮细胞坏死，临床表现为皮疹、黄疸、腹泻等，严重者皮肤和肠黏膜剥落，导致死亡。慢性排斥反应引起一个或多个器官纤维化和萎缩，导致器官功能进行性丧失。

【不良反应与用药护理】 不良反应发生率较高，严重程度与给药剂量、疗程、药动学个体差异关系密切，多为可逆性。最常见的不良反应为肾毒性，表现为肾小球滤过率下降，血清肌酐及尿素氮升高；其次是肝毒性，多发生于用药早期，表现为一过性肝损害；继发感染也较常见，多为病毒感染；继发性肿瘤发生率明显高于一般人。此外，其还可引起食欲减退、多毛、牙龈增生、震颤、血压升高、胃肠道等症状。用药时应注意监测血药浓度，定期检查肝肾功能。本品与两性霉素 B、氨基糖苷类抗生素、非甾体抗炎药合用时，可加重肾毒性。

考点提示 环孢素的不良反应。

他克莫司（tacrolimus，FK506）

他克莫司为强效免疫抑制性大环内酯类抗生素，其作用机制与环孢素相似，临床主要用于抑制器官移植后的排斥反应，对肝移植后排斥反应的疗效显著，对自身免疫性疾病的治疗也有一定疗效。不良反应与环孢素相似，肾毒性及神经毒性发生率更高。

单克隆抗体

常用的有巴利昔单抗，是一种人/鼠嵌合型单克隆抗体，能够阻断 T 细胞增殖，产生免疫抑制和抗排斥作用。临床主要用于预防肾移植术后的早期急性器官排斥反应和同种骨髓移植后的排斥反应，常与环孢素、糖皮质激素合用。不良反应主要有发热、寒战、呼吸困难等，偶可引起严重的变态反应。

抗淋巴细胞球蛋白（antilymphocyte globulin，ALG）

本药为细胞毒抗体，可选择性与 T 细胞结合，在血清补体的共同作用下，使淋巴细胞裂解，从而抑制机体免疫功能。临床主要用于防治器官移植后的排斥反应，还可用于治疗白血病、多发性硬化症、重症肌无力、系统性红斑狼疮等疾病，仅在其他免疫抑制药无效时应用，常与硫唑嘌呤、糖皮质激素等合用。不良反应主要有寒战、发热、血小板减少、关节疼痛、血栓性静脉炎等。变态反应发生率高，注射前需做皮试。

来氟米特（leflunomide）

本药为具有抗增殖活性的免疫抑制药，可选择性抑制活化 T 细胞的功能，也可阻断活化的 B 淋巴细胞（简称 B 细胞）增殖，减少抗体生成，还具有明显的抗炎作用。临床主要用于治疗类风湿性关节炎等自身免疫性疾病及抗移植排斥反应等。不良反应有腹泻、皮疹、食欲下降、轻度肝损伤、致畸等，孕妇禁用。

知识拓展

雷公藤多苷

雷公藤多苷是从卫矛科植物雷公藤根部提取精制而成的一种脂溶性混合物，为我国首先研究利用的抗炎免疫调节中草药，具有较强的抗炎及免疫抑制作用，有"中草药激素"之称。在抑制免疫作用方面，能抑制 T 细胞功能，抑制迟发型变态反应，抑制白细胞介素-1 的分泌，抑制分裂原及抗原刺激的 T 细胞的分裂与繁殖。临床上可用于治疗类风湿性关节炎、原发性肾小球肾炎、肾病综合征、过敏性紫癜性肾炎及狼疮性肾炎、系统性红斑狼疮、亚急性及慢性重症肝炎、慢性活动性肝炎等。

吗替麦考酚酯（mycophenolate mofetil）

本药可抑制 T 细胞、B 细胞、单核巨噬细胞的增殖和抗体生成，减轻炎症反应，减少黏附分子，主要用于治疗肾移植和其他器官移植后的排斥反应，常与环孢素、糖皮质激素合用。主要不良反应有腹泻、白细胞减少、脓毒症、呕吐等。

本药具有较强的抗炎及免疫抑制作用。在抗炎作用方面，能拮抗和抑制炎症介质的释放。在免疫抑制作用方面，能抑制 T 细胞功能，抑制迟发型变态反应，抑制白细胞介素-1（IL-1）的分泌，抑制分裂原及抗原刺激的 T 细胞分裂与繁殖。

（娜仁花）

任务二　免疫增强药

免疫增强药是指能够激活免疫活性细胞，增强机体免疫功能的物质，临床主要用于免疫缺陷病、慢性感染性疾病及恶性肿瘤的辅助治疗。常用的免疫增强药种类繁多，有卡介苗、干扰素、转移因子、白细胞介素-2、胸腺素、左旋咪唑、异丙肌苷等。

考点提示　常用的免疫增强药。

卡介苗（bacillus Calmette-Guérin vaccine，BCG）

【**药理作用与临床应用**】　卡介苗为牛型结核分枝杆菌的减毒活菌苗，具有免疫佐剂的作用，能增强与其合用的各种抗原的免疫原性，刺激多种免疫细胞的功能，提高机体的细胞免疫和体液免疫水平，增强自然杀伤细胞（NK 细胞）的自然杀伤力。临床除作为特异性免疫制剂，用于预防结核病外，还作为非特异性免疫增强剂，用于肿瘤（如白血病、黑色素瘤、肺癌、恶性淋巴瘤）的辅助治疗，也可用于膀胱癌术后灌洗，预防肿瘤复发。

【**不良反应与用药护理**】　注射局部可出现红肿、硬结或溃疡，偶见寒战、高热和过敏反应；瘤体内注射偶见过敏性休克，甚至死亡。剂量过大可降低机体免疫功能，甚至加快肿瘤生长速度。

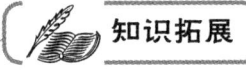 **知识拓展**

中国卡介苗制作的奠基人——王良

20世纪30年代初期,儿科医生王良因为兄妹都死于结核病,决心到法国巴斯德研究院学习。1933年王良回国时,卡介苗发明者之一 Guérin 赠送给他一批卡介苗和卡介苗菌株,他又自费采购了制作卡介苗的相关设备。回国后,王良致力于研究卡介苗培养,并制作液体卡介苗。很快,他就培育出卡介苗,并在国内首次对婴幼儿进行接种。王良因此成为中国卡介苗制作的奠基人。

干扰素(interferon,IFN)

【药理作用与临床应用】 干扰素是一类具有多种功能的活性蛋白质,主要是糖蛋白,可分为 IFN-α、IFN-β、IFN-γ 三种类型,是免疫系统产生的细胞因子,具有抗病毒、抗肿瘤和免疫调节作用。临床主要用于多种病毒感染(如慢性乙型肝炎、流感、带状疱疹等)、免疫功能低下或缺陷的患者,也可用于恶性肿瘤(成骨肉瘤、白血病、恶性黑色素瘤等)的辅助治疗。

【不良反应与用药护理】 主要有流感样症状,表现为发热、畏寒、腹泻等;神经系统症状,表现为嗜睡、精神紊乱等;以及皮疹、肝损害、白细胞减少、血小板减少等。

转移因子(transfer factor,TF)

转移因子是从健康人白细胞中提取的小分子核酸肽类物质,可将供体的细胞免疫活性转移给受体的淋巴细胞,从而提高受体的细胞免疫功能。临床主要用于先天性或获得性细胞免疫缺陷病,如胸腺发育不全、免疫性血小板减少性紫癜,治疗某些抗生素难以控制的病毒和真菌感染,辅助治疗恶性肿瘤。不良反应少,注射部位有酸胀痛感。少数患者出现皮疹、发热等。

白细胞介素-2(interleukin-2,IL-2)

白细胞介素-2 又称 T 细胞生长因子,是辅助性 T 细胞产生的具有广泛生理活性的细胞因子,现已用基因工程技术生产,称人重组白细胞介素-2。其主要功能是促进 T 细胞增殖,激活 B 细胞产生抗体,活化巨噬细胞,增强 NK 细胞的自然杀伤力和淋巴因子激活的杀伤细胞(LAK 细胞)活性,诱导干扰素生成,具有免疫调节、抗肿瘤、抗病毒作用。临床主要用于治疗肾细胞癌、恶性黑色素瘤等,可控制肿瘤进展,减小瘤体体积及延长患者生存时间,也可用于治疗免疫缺陷病、病毒感染和细菌感染等。不良反应有发热、寒战、胃肠道反应、神经系统症状、皮肤反应(如弥漫性红斑等)等。

胸腺素(thymosin)

胸腺素又名胸腺肽,是从胸腺分离出的多种小分子多肽,现已通过基因工程生物合成。可诱导 T 细胞分化成熟,调节 T 细胞的多种功能。临床主要用于胸腺依赖性免疫缺陷病(包括艾滋病)、肿瘤、某些自身免疫性疾病及病毒感染患者。除少数患者出现过敏反应外,一般无严重不良反应。

左旋咪唑(levamisole,LMS)

本药能使受抑制的淋巴细胞和巨噬细胞恢复正常功能,对免疫低下者可促进抗体生成,还有抗炎、抗肿瘤和广谱驱虫作用,临床主要用于免疫功能低下及肿瘤的辅助治疗,也可改善多种自身免疫性疾病的免疫功能异常症状,如类风湿性关节炎患者用药后症状可得到改善。不良反应主要有恶心、呕吐、腹痛等消化系统反应,少数有发热、乏力等,偶见肝功能异常、白细胞及血小板减少,停药后可恢复。

异丙肌苷(isoprinosine)

本药可增强 T 细胞、巨噬细胞、NK 细胞的活性,促进 IL-1、IL-2 和干扰素的产生。临床用于急性病毒性脑炎、带状疱疹等病毒感染患者及某些自身免疫性疾病患者,也可用于肿瘤的辅助治疗。不良反应少。

【常用制剂与用法】

环孢素　口服液:5 g/50 mL。器官移植前 3 h 开始服用,每次 15 mg/kg,每日 1 次,连用 1～2 周后减量 5%,维持量为每日 5～10 mg/kg。注射剂:50 mg/mL、250 mg/mL。可用 0.9% 氯化钠注射液或 5% 葡萄糖注射液 1:100～1:20 稀释,每次 2～5 mg/kg,于 2～6 h 缓慢静脉滴注或持续 24 h 连续静脉滴注,病情稳定后改口服。

他克莫司　胶囊:1 mg、5 mg。每日 0.3 mg/kg,分 2 次,空腹服。注射剂:5 mg/mL。起始注射剂量:肝移植者,每日 0.01～0.05 mg/kg;肾移植者,每日 0.05～0.1 mg/kg,连续静脉注射不超过 7 日。

注射用巴利昔单抗　冻干粉:每瓶 10 mg、每瓶 20 mg,标准总剂量为 40 mg,分 2 次给予,每次 20 mg。首次 20 mg 应于移植术前 2 h 内给予,第 2 次 20 mg 应于移植术后 4 日给予。

来氟米特　片剂:10 mg。每日 50 mg,3 日后改为每日 20 mg。

吗替麦考酚酯　片剂:0.25 g、0.5 g。常用量:每次 0.75～1 g,每日 2 次。维持量:每次 0.25～0.5 g,每日 2 次,空腹服用。

干扰素　注射剂:100 万 U、300 万 U。每次 100 万～300 万 U,每日 1 次,肌内注射,5～10 日为 1 个疗程,疗程间隔 2～3 日或肌内注射每周 1～2 次。

转移因子　注射剂:2 mL。每次 2 mL,每周 2 次,皮下注射。1 个月后改为每周 1 次。

白细胞介素-2　冻干粉针剂:10 万 U、20 万 U、50 万 U、100 万 U、200 万 U。皮下注射或静脉滴注。

胸腺素　冻干粉针剂:2 mg、4 mg。每次 2～10 mg,隔日或每日 1 次,肌内注射。

异丙肌苷　片剂:0.5 g。每次 1～1.5 g,每日 2～3 次。

➡ **直通护考**

扫码在线答题

➡ **项目小结**

免疫功能调节药	学 习 要 点
药物分类	免疫抑制药、免疫增强药
临床应用	免疫抑制药临床主要用于器官移植后的排斥反应和自身免疫性疾病的治疗 免疫增强药临床主要用于免疫缺陷病、慢性感染性疾病及恶性肿瘤的辅助治疗
不良反应	免疫抑制药可引起机体免疫功能下降,长期应用,可诱发感染、肿瘤、生殖系统疾病等严重不良反应 免疫增强药:①卡介苗,局部注射可出现红肿、硬结或溃疡,偶见寒战、高热和过敏反应;瘤体内注射偶见过敏性休克,甚至死亡。剂量过大可降低机体免疫功能,甚至加快肿瘤生长速度 ②干扰素:不良反应主要有流感样症状、神经系统症状以及皮疹、肝损害、白细胞减少、血小板减少等
用药护理	注重患者的心理疏导,告知遵从医嘱的重要性,做好用药指导及护理,提高患者运用知识解决问题的能力

(娜仁花)

盐类与调节酸碱平衡药

扫码看课件

学习目标

【知识目标】 掌握盐类及碳酸氢钠的药理作用与临床应用、不良反应与用药护理。熟悉其他药物的不良反应与用药护理。

【能力目标】 学会观察本项目药物的疗效和不良反应，具有正确实施用药护理措施的能力。

【思政目标】 具有关爱、尊重、理解患者的职业素养，帮助患者克服困难、战胜疾病。

项目导言

水、电解质和酸碱平衡是人体细胞进行正常代谢所必需的条件。当身体由于疾病、创伤等出现水、电解质和酸碱平衡紊乱时，全身各器官尤其是心血管系统、神经系统的生理功能和机体的物质代谢活动会发生障碍，严重时可危及患者生命。及时调节水、电解质和酸碱平衡，可阻止疾病的发展，挽救生命。通过本项目盐类与调节酸碱平衡药的学习，掌握水、电解质和酸碱平衡紊乱时药物的使用及用药护理措施。

任务一　盐　　类

案例引导

患者，男，60岁，完全性幽门梗阻，严重呕吐，导致代谢性碱中毒。医嘱：0.2%氯化钾静脉滴注。

工作任务：

1. 请说出氯化钾静脉滴注时的用药护理。

2. 请说出口服补液盐的成分及主要应用。

案例解析

人体需要的盐类主要有钠、钾、氯、钙、磷、铁、碘、钴、锰、锌等，它们是维持人体正常生理功能不可或缺的物质。临床上常用的盐类有氯化钠、氯化钾等。

一、钠盐

氯化钠(sodium chloride)

【药理作用】 氯化钠中的 Na^+ 是维持血容量和细胞外液渗透压的重要成分，也是维持神经细胞、肌细胞等兴奋性的必要离子，机体 Na^+ 缺失可引起全身虚弱、肌肉痉挛、循环障碍等症状，临床常用0.9%氯化钠溶液。

【临床应用】

1.低钠综合征 用于出汗过度、剧烈呕泻、大面积烧伤、大量失血、利尿过度、肾上腺皮质功能不全等所致的低钠综合征患者,严重缺钠者可静脉滴注高渗(3%~5%)氯化钠注射液。

2. 脱水或休克 严重脱水或因大量出血导致血容量骤减而休克时,可输入0.9%氯化钠溶液(生理盐水)及维持血容量进行急救。

3. 其他 0.1%~0.2%氯化钠溶液口服可防中暑;0.9%氯化钠溶液可作为注射用药的溶剂或稀释剂,也可用于冲洗伤口、眼及手术视野等。

【不良反应与用药护理】 过量输入可致高钠血症,表现为组织水肿、血压升高、心率加快、胸闷、呼吸困难,甚至急性左心衰竭。故高血压、低蛋白血症及心、脑、肾功能不全者慎用。肺水肿患者禁用。若对已有酸中毒者大量使用,可致高氯血症,宜采用含碳酸氢钠和乳酸钠的复方氯化钠注射液。

二、钾盐

氯化钾(potassium chloride)

【药理作用】 氯化钾中的K^+是维持细胞内渗透压的重要成分,是维持神经、心肌等正常生理功能所必需的离子,还参与糖、蛋白质、能量代谢及调节酸碱平衡。

【临床应用】

1. 低钾血症 用于严重呕吐、腹泻、禁食,以及长期大量使用糖皮质激素、排钾利尿药等引起的低钾血症患者。

2. 心律失常 可用于防治强心苷中毒所致的快速型心律失常,有传导阻滞者禁用。

【不良反应与用药护理】

1. 胃肠道反应 口服氯化钾对胃肠有较强的刺激性,可引起恶心、呕吐、腹痛,严重者可致溃疡或胃肠绞痛,甚至出血或穿孔。宜稀释后或饭后服用。

2. 高钾血症 静脉滴注速度过快或浓度过高可致高钾血症,表现为血管疼痛、血压下降、心律失常,严重者可致心搏骤停,宜慢速滴注。滴注过程中应监测患者的心率和血钾水平,肾功能严重损害者、少尿或尿闭未得到改善及血钾过高的患者禁用。

3. 局部组织坏死 本品严禁静脉推注,静脉滴注时,局部刺激血管内膜可引起疼痛,若漏于皮下可致局部组织坏死。静脉滴注时,溶液浓度一般在0.2%~0.3%,且见尿才能补钾。

考点提示 氯化钾的不良反应与用药护理。

 知识拓展

补钾原则

尽量口服补钾,不能口服患者可经静脉滴注给药,严禁直接静脉推注,以免血钾突然升高,导致心搏骤停。肾功能减退的患者在排尿少时应慎用见尿补钾,一般尿量超过40 mL/h或500 mL/d方可补钾。补钾时须遵循"慢、稀、少"原则,即滴速要缓慢,浓度要稀释到0.3%以下,滴速一般不得超过1.5 g/h,每日以不超过6 g为宜,小儿剂量按0.1~0.2 g/kg计。如患者出现四肢麻木、酸痛、面色苍白、四肢发凉,并出现期前收缩等,是高钾血症的表现,应暂停补钾。

口服补液盐(oral rehydration salt,ORS)

【药理作用与临床应用】 口服补液盐含有氯化钠、氯化钾、碳酸氢钠(或枸橼酸钠)和葡萄糖。具有补充钠、钾、水分的作用。口服补液盐主要用于腹泻和呕吐引起的急性脱水和电解质紊乱,尤其对急性腹泻脱水疗效显著,也常用于静脉补液后的维持治疗。

口服补液盐可分为口服补液盐Ⅰ、口服补液盐Ⅱ、口服补液盐Ⅲ,它们的成分及各成分的含量略有不同(表16-1)。

表 16-1　3 种口服补液盐的成分及各成分的含量

药物名称	成分及各成分的含量
口服补液盐Ⅰ	氯化钠 3.5 g、氯化钾 1.5 g、碳酸氢钠 2.5 g、葡萄糖 20 g
口服补液盐Ⅱ	氯化钠 1.75 g、氯化钾 0.75 g、枸橼酸钠 1.45 g、无水葡萄糖 10 g
口服补液盐Ⅲ	氯化钠 2.6 g、氯化钾 1.5 g、枸橼酸钠 2.9 g、无水葡萄糖 13.5 g

【不良反应与用药护理】　常见恶心、呕吐、咽部不适等,以及高钠血症和水钠潴留。口服困难者可采用直肠输注法;当患者腹泻停止时,应立即停用,以防出现高钠血症;禁用于少尿或无尿患者、严重失水伴休克征象者,以及心功能不全、高钾血症、急慢性肾衰竭、肠梗阻、肠麻痹、肠穿孔患者。

三、钙盐

临床常用的钙盐有葡萄糖酸钙(calcium gluconate)、氯化钙(calcium chloride)、乳酸钙(calcium lactate)。

考点提示　钙盐的药理作用与临床应用。

【药理作用与临床应用】

1.抗过敏作用　钙盐能增加毛细血管的致密性,降低其通透性,从而使渗出减少,缓解过敏症状,临床用于治疗过敏性疾病如荨麻疹、血管神经性水肿、血清病、接触性皮炎和湿疹等。

2.维持神经、肌肉的正常兴奋性　当血清中钙含量降低时,神经、肌肉兴奋性增高,出现感觉异常、手足搐搦、喉痉挛、肌肉痉挛、惊厥等现象,常需静脉注射钙盐以缓解症状。

3.促进骨骼生长　钙是构成骨骼的主要成分,人体钙量的 99% 存在于骨中,缺钙可致佝偻病或软骨病和骨质疏松。常在口服钙盐的同时给予维生素 D,以促进钙的吸收和利用。

4.解救镁中毒　钙与镁之间有拮抗作用,故注射镁盐过量导致急性中毒时,可静脉注射氯化钙或葡萄糖酸钙解救。

5.其他　钙离子还有缓解平滑肌痉挛、参与血液凝固等作用。

【不良反应与用药护理】

(1)刺激性强。钙盐口服时对胃肠道有刺激性,不宜肌内注射或皮下注射;静脉注射时须稀释后缓慢注射,并避免漏出血管外引起剧痛及组织坏死,如药液外漏,需立即注射 0.5% 普鲁卡因局部封闭。注射用葡萄糖酸钙的含钙量较氯化钙低,故刺激性较小,较安全。

(2)钙盐静脉注射时,可引起全身发热,并使心脏兴奋,引起心律失常,甚至心搏骤停,故应缓慢注射,并密切观察患者反应。本药与强心苷有协同作用,可使强心苷的作用和心脏毒性明显增强,故在强心苷治疗期间或停药后 1 周内禁用钙盐。

(3)钙离子与四环素可生成不溶性螯合物而影响吸收,二者不宜同服。

(娜仁花)

任务二　调节酸碱平衡药

正常人体血液的 pH 稳定在 7.35～7.45,体液这种相对稳定的状态称为酸碱平衡。当机体内体液酸碱平衡紊乱时可用调节酸碱平衡药加以纠正。调节酸碱平衡药分为纠正酸血症药和纠正碱血症药。

一、纠正酸血症药

碳酸氢钠(sodium bicarbonate,小苏打)

【药理作用与临床应用】

1.纠正代谢性酸中毒　碳酸氢钠吸收后可中和 H^+,静脉滴注,作用迅速,疗效确切,是纠正代谢性酸中毒的首选药。

2.碱化尿液 碳酸氢钠经肾脏排泄时可使尿液碱化,临床用于促进巴比妥类、阿司匹林等弱酸性药物从肾脏排泄;防治磺胺类药在尿道析出结晶对肾脏的损害;增强氨基糖苷类对尿路感染的疗效。

3.纠正高钾血症 碳酸氢钠可增大血液 pH,K^+ 在 pH 高时可由细胞外进入细胞内,从而使血钾降低。

4.中和胃酸 碳酸氢钠口服后能迅速中和过多的胃酸,可与其他药物组成复方制剂用于治疗消化系统疾病。

考点提示 碳酸氢钠的药理作用与临床应用。

【不良反应与用药护理】 碳酸氢钠对局部组织有刺激性,注射时切勿漏出血管。大量注射或患者肾功能不全时可导致代谢性碱中毒,表现为心律失常、肌肉痉挛、异常疲倦、虚弱、呼吸减慢,长期应用可引起尿频、尿急、持续性头痛、食欲减退等。碳酸氢钠可加重水钠潴留、低钾血症等。充血性心力衰竭、急慢性肾衰竭、低钾血症患者慎用。

乳酸钠(sodium lactate)

本药进入人体后,其乳酸根在有氧条件下,经过肝脏氧化生成碳酸氢钠,故可以用于纠正代谢性酸中毒,但作用不如碳酸氢钠迅速和稳定,现已较少使用。但对于高钾血症或某些药物(如普鲁卡因胺、奎尼丁等)过量引起的心律失常并伴酸血症者,仍以乳酸钠治疗为宜。过量可引起代谢性碱中毒。伴有休克、肝及心功能不全及缺氧者不宜使用。

氨丁三醇(trometamol)

本药为氨基缓冲剂,可以摄取 H^+ 而纠正酸中毒。其作用较强,并能透过细胞膜,可以在细胞内、外同时纠正酸中毒。临床常用于代谢性及呼吸性酸中毒患者。可引起低血压、低血糖、恶心、呕吐,注射时注意勿漏出血管,以免引起血管坏死。慢性呼吸性酸中毒、慢性肾小管性酸中毒者禁用。

二、纠正碱血症药

碱血症临床上较少见,对于轻中度碱血症患者,主要是治疗引起碱血症的原发病,如血容量不足性碱血症可使用生理盐水进行扩容;低钾性碱血症则补钾;低氯性碱血症可使用生理盐水等,一般不需要特殊处理。严重者,应首选生理盐水,以补足血容量为原则;其他情况可使用氯化铵或稀盐酸直接补充 Cl^- 和 H^+ 进行治疗。

氯化铵(ammonium chloride)

本药为弱酸性盐,可酸化体液和尿液,中和体内过量的碱储备而纠正代谢性碱血症。用于重度碱血症患者时,可口服或静脉滴注。氯化铵口服时可刺激胃黏膜,反射性增加呼吸道腺体分泌而祛痰。口服片剂或剂量过大,可引起恶心、呕吐、口渴、胃痛等刺激症状,肝肾功能不全,消化性溃疡患者慎用。长期或过量服用易致高氯性酸中毒,故代谢性酸血症患者禁用。

 **知识拓展**

林 格 液

林格液即复方氯化钠注射液,是在生理盐水中加入少量氯化钾和氯化钙而制成的,由英国的生理学家林格发明,因此得名。林格液比生理盐水成分完全,可代替生理盐水用于补液、扩容治疗,具有调节人体代谢循环,补充水分、维持酸碱平衡的功效。林格液一般不会引起不良反应,但若滴速过快,则会引起血压升高,导致患者头晕、头痛、心率加速,严重者可出现呼吸困难等症状。滴注时要注意保暖,滴注结束后要缓慢起身,以免出现直立性低血压。心功能不全、肾衰竭患者禁用。

乳酸钠林格液,即加入少量乳酸钠后的林格液,常在手术室用于酸中毒或有酸中毒倾向的脱水患者。

【常用制剂与用法】

氯化钠　注射液:0.9%溶液,18 mg/2 mL、2.25 g/250 mL、4.5 g/500 mL。静脉注射,用量视病情而定。复方氯化钠注射液:500 mL(每瓶含氯化钠 4.25 g、氯化钾 0.15 g、氯化钙 0.165 g)。静脉滴注,用量视病情而定。

氯化钾　片剂:0.25 g、0.5 g。每次 0.5～1 g,每日 2～3 次,饭后服用,按病情调节剂量。每日极量为 6 g。注射剂:1 g/10 mL、1.5 g/10 mL。一般用法:将 10～15 mL 10%氯化钾注射液加入 500 mL 5%葡萄糖注射液中滴注(忌直接静脉滴注与推注)。补钾剂量、浓度和速度根据患者病情和血钾浓度及心电图而定。缓释片:0.5 g。每次 0.5～1 g,每日 2 次,饭后服用,按病情需要调整剂量,每日极量为 6 g,对口服片剂出现胃肠道反应者可改用口服溶液,稀释于冷开水或饮料中内服。

口服补液盐Ⅰ　散剂:14.75 g,口服或胃管滴注,用量视病情而定,于 4～6 h 服完或滴完。对小儿或有恶心、呕吐而口服困难的患者,可采用直肠给药法,输注宜缓慢,一般于 4～6 h 补完累积损失量。

葡萄糖酸钙　片剂:0.3 g、0.5 g。每次 0.5～2 g,每日 3 次。注射剂:1 g/10 mL。每次 1～2 g,加等量 10%～25%葡萄糖注射液稀释后缓慢静脉注射(每分钟不超过 2 mL)或加于 50～100 mL 5%～10%葡萄糖注射液中静脉滴注。

氯化钙　注射液:0.5 g/10 mL、0.6 g/20 mL、1 g/20 mL。每次 0.5～1 g,加等量 5%～25%葡萄糖注射液稀释后缓慢静脉注射(每分钟不超过 2 mL)。

乳酸钙　片剂:0.25 g、0.5 g。每次 0.5～1 g,每日 2～3 次。

碳酸氢钠　片剂:0.5 g。每次 0.5～2 g,每日 3 次。注射剂(5%):10 mL、100 mL、250 mL。静脉滴注,剂量视病情而定。

乳酸钠　注射剂:11.2%溶液,20 mL、50 mL。静脉滴注,剂量视病情而定。

氯化铵　每次 0.3～0.6 g(1～2 片),每日 3 次。酸化尿液,每次 0.6～2 g,每日 3 次。

→ 直通护考

扫码在线答题

→ 项目小结

学习内容		代表药物	临床应用及用药护理
盐类	钠盐	氯化钠	用于低钠综合征、脱水或休克患者;口服时防中暑,稀释液可冲洗伤口、眼及手术视野;过量输入致高钠血症,肺水肿患者禁用,酸中毒患者宜使用复方氯化钠注射液
	钾盐	氯化钾	用于低钾血症、心律失常患者;口服时对胃肠刺激性强,禁用于少尿或无尿患者、严重失水伴休克征象者,以及心功能不全、高钾血症、急慢性肾衰竭、肠梗阻、肠麻痹、肠穿孔患者
	钙盐	葡萄糖酸钙、氯化钙	抗过敏,维持神经、肌肉的正常兴奋性,促进骨骼生长,解救镁中毒;静脉给药需缓慢并密切观察患者反应,不宜与四环素同服
纠正酸血症药		碳酸氢钠	纠正代谢性酸中毒、碱化尿液、纠正高钾血症、中和胃酸;大量注射或患者肾功能不全时可导致代谢性碱中毒
纠正碱血症药		氯化铵	碱血症临床上较少见,严重者,首选生理盐水,以补足血容量为原则,其他情况可以使用氯化铵或稀盐酸直接补充 Cl^- 和 H^+ 进行治疗

(娜仁花)

实践技能

技能一　常用实验动物的捉拿、给药与处死

【实验目的】　学会常用实验动物的捉拿、给药及处死方法。

【实验准备】

1. 实验动物　小白鼠(18～22 g)，家兔(2～3 kg)。

2. 实验药品　生理盐水、液体石蜡。

3. 实验器材　电子天平、鼠笼、兔固定器、小鼠灌胃器、开口器、导尿管、注射器、大烧杯、75％酒精棉球等。

【实验步骤】

一、实验动物的捉拿与固定

1. 小白鼠　小白鼠是药物学实验最常用的动物，捉拿时要防止被咬伤。先用右手提起鼠尾(图 17-1(a))，将小白鼠置于鼠笼或易攀爬处(图 17-1(b))，右手向后轻拉鼠尾，趁其向前爬行时，迅速用左手拇指和食指抓住小白鼠两耳及头颈部皮肤(图 17-1(c))，翻转小白鼠，将腹部向上捉持于左手掌心中，拉直身体，以无名指及小指夹住鼠尾及后肢固定(图 17-1(d))，右手给药。

2. 家兔　家兔性情温顺，较易捉拿。捉拿时，先用右手抓其颈背部毛皮轻轻提起，后以左手托其臀部，使其呈坐位姿势(图 17-2(a))。切忌抓兔耳、拖拉四肢或抓提腰背部。若经耳缘静脉给药或取血，可将家兔固定于兔固定器内；若行颈、胸、腹部操作，应将家兔仰卧固定于兔手术台上(图 17-2(b))。

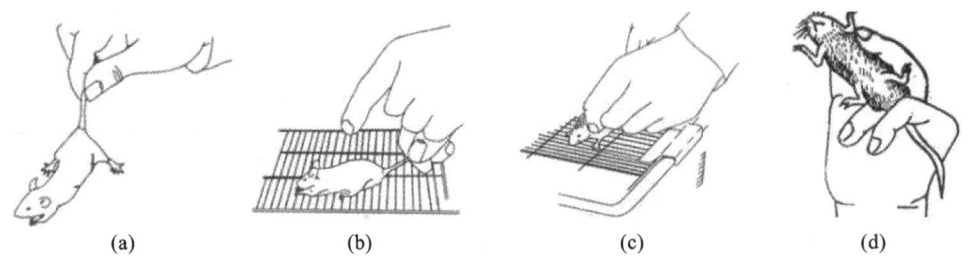

(a)　　　　　　(b)　　　　　　(c)　　　　　　(d)

图 17-1　小白鼠的捉拿方法

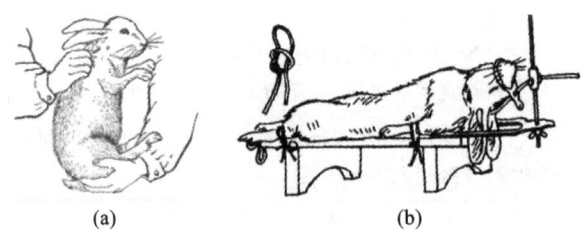

(a)　　　　　　(b)

图 17-2　家兔的捉拿方法

二、实验动物的给药途径与方法

(一)灌胃法

1. 小白鼠灌胃法 以左手捉持小白鼠,腹部朝上,颈部拉直,右手持小鼠灌胃器,先从小白鼠口角处插入口腔,轻压其上腭,使口腔与食管成一条直线,借其吞咽动作,沿上腭壁徐徐插入食管(约灌胃管1/2),相当于食管过膈肌的部位。若插入无阻力,小白鼠未挣扎、呼吸无异常、口唇无发绀等,即可给药(图17-3)。若遇阻力推动困难,小白鼠强烈挣扎,应退回重插,以免误入气管致小白鼠死亡。给药后轻轻拔出灌胃器,一次灌胃量为0.1~0.3 mL/10 g,每只小白鼠的灌胃量不超过0.5 mL。

2. 家兔灌胃法 需两人合作。一人双腿夹住兔身,左手抓住家兔双耳,固定头部,右手同时抓住两前肢;另一人将开口器由家兔口角横插入口内,并将兔舌压于开口器下,取适宜的导尿管涂以液体石蜡,经开口器中央小孔慢慢沿上腭壁插入食管约15 cm,将导尿管外端置于水中,若无气泡冒出,家兔也未挣扎或呼吸困难,说明导尿管没有插入气管,即可连接备好药液的注射器,将药液徐徐灌入兔胃,用3~5 mL清水冲洗导尿管后,轻轻抽出导尿管,取出开口器(图17-4),药量一般不超过20 mL/kg。

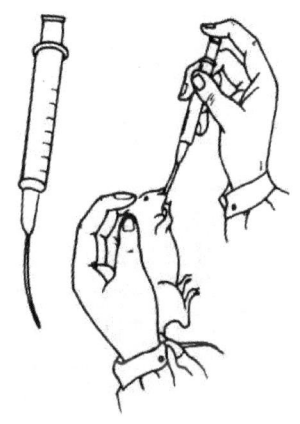

图17-3 小白鼠灌胃法

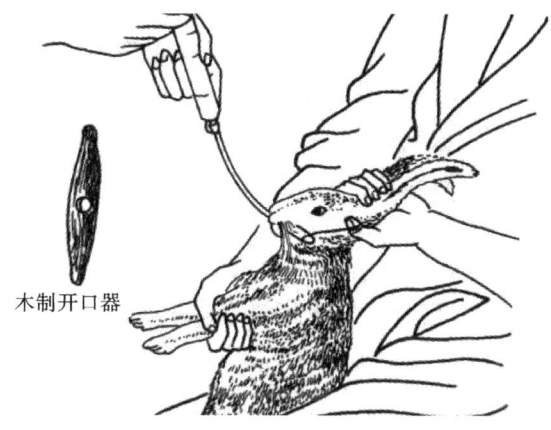

木制开口器

图17-4 家兔灌胃法

(二)皮下注射法

捉拿固定好动物后,以左手拇指和食指提起皮肤,将注射器针头刺入皮下给药即可(图17-5)。

(三)腹腔注射法

左手固定小白鼠,右手持注射器(5号或6号针头)与腹壁成45°角于下腹部腹中线一侧(两侧均可),向头端刺入腹腔,若无回血或尿液,即可缓慢给药(图17-6)。为避免损伤内脏,可使其处于头低位而使内脏移向上腹部,进针不能太高太深。对家兔行腹腔注射时,宜在下腹部的腹中线旁开1 cm处进针。

(四)肌内注射法

左手固定小白鼠,右手持注射器刺入小白鼠后肢外侧肌肉内给药;家兔的给药方法与小白鼠相同。

(五)静脉注射法

1. 小白鼠 一般采用尾静脉注射,鼠尾静脉有三根,左、右两侧及背侧各一根(图17-7),其中左、右两侧的尾静脉易固定,故多采用。先将小白鼠固定在鼠固定筒内,露出鼠尾,以75%酒精棉球涂擦使其血管扩张,左手拇指和食指捏住鼠尾两侧并拉直,使尾静脉充盈,中指下面托住尾巴,以无名指和小指夹住鼠尾末梢,右手持注射器使针头与尾静脉平行(小于30°角)刺入,缓慢注药无阻力,即表示针已进入静脉,继续注完药品(图17-8)。拔出针头后将鼠尾向注射侧弯曲即可止血。

2. 家兔 一般采用耳缘静脉注射。兔耳中央为动脉,内、外缘为静脉,内耳缘静脉深,不易固定,外耳缘静脉表浅,易固定,故常用(图17-9)。先拔去注射部位的被毛,以75%酒精棉球涂擦使其血管扩张,左手食指和中指夹住静脉的近端,阻止血液回流,使静脉充盈,左手拇指绷紧静脉的远端,将无名指和小指垫在兔耳下面,右手持注射器(注射器刻度及针头斜面向上)从静脉远端刺入约0.5 cm,移动拇指与无名指固定针

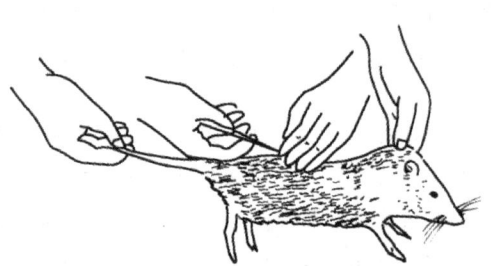

图 17-5　小白鼠皮下注射法

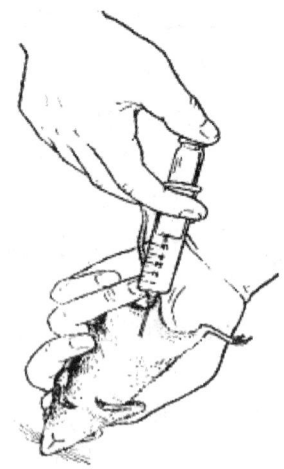

图 17-6　小白鼠腹腔注射法

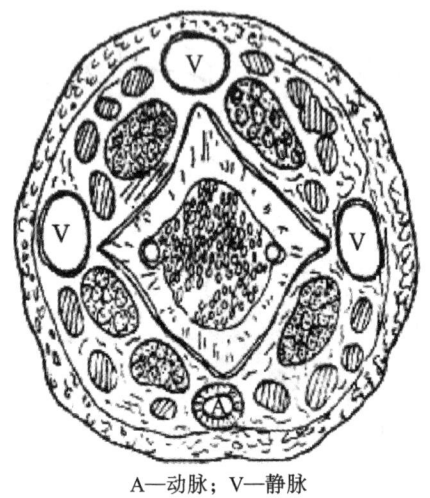

A—动脉；V—静脉

图 17-7　小白鼠尾部血管分布

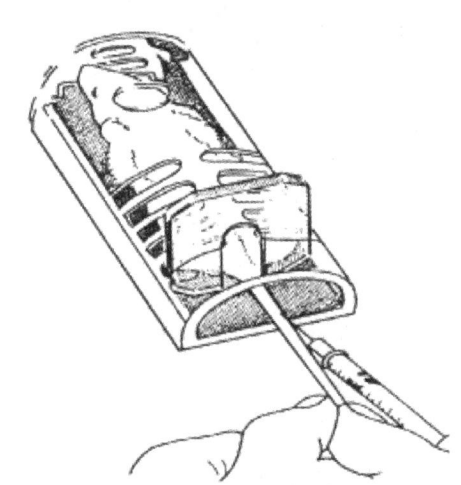

图 17-8　小白鼠尾静脉注射法

头,同时松开食指与中指,缓慢注入药液(图 17-10)。注射完毕,用干棉球压住针眼拔出针头,继续压迫 3 min 左右止血。

静脉注射时应尽量从静脉远端进针,以便需要反复注射或注射失败时,渐次前移注射部位,提高静脉的使用率。

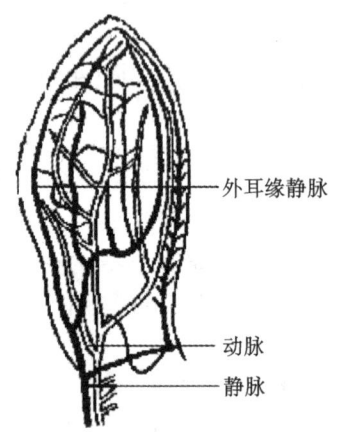

外耳缘静脉

动脉

静脉

图 17-9　家兔耳部静脉分布

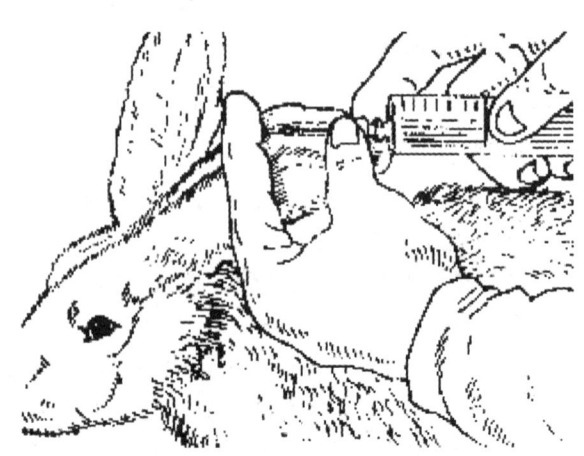

图 17-10　家兔耳缘静脉注射法

三、动物的处死方法

不同动物的处死方法有所不同。鼠类常采用颈椎脱臼法,即一手拇指和食指用力向下按住鼠头,另一手抓住鼠尾用力向后上方一拉,使其颈椎脱臼,脊髓与脑髓断离而死亡。

家兔等大型动物常采用空气栓塞法,即从耳缘静脉急速注射 $10\sim20$ mL 空气处死。或采用急性大失血法,直接从颈总动脉放血将其处死。

(沙 红 倪晓菲)

技能二 不同给药途径、给药剂量对药物作用的影响

一、不同给药途径对药物作用的影响

【实验目的】

(1)观察并掌握不同给药途径对药物作用的影响。

(2)学会小白鼠的捉拿、肌内注射及灌胃操作技术。

【实验准备】

1.实验动物 小白鼠($18\sim22$ g)2 只。

2.实验药品 10%硫酸镁注射液等。

3.实验器材 电子天平、小鼠灌胃器、1 mL 注射器、5 号针头、75%酒精棉球、鼠笼或 1000 mL 大烧杯等。

【实验步骤】

(1)取小白鼠 2 只,称重、标记(甲、乙)后分别放入鼠笼,观察并记录其正常活动情况、翻正反射时间。

(2)甲鼠肌内注射 10%硫酸镁注射液 0.2 mL/10 g;乙鼠用 10%硫酸镁注射液 0.2 mL/10 g 灌胃,给药后置于大烧杯中。

(3)观察、记录、比较 2 只小白鼠用药前后的反应情况。

【实验结果】 实验结果记录于表 17-1 中。

表 17-1 实验结果记录表

标记	体重/g	给药量/mL	给药途径	给药前表现	给药后反应	反应时间
甲			肌内注射			
乙			灌胃			

【注意事项】

(1)翻正反射是指动物保持正常姿势的反射活动。若仰卧可立即翻正,中枢抑制时翻正反射消失。

(2)给小白鼠灌胃时,一定要掌握要领,注意灌胃器不要误入气管,也不要刺破食管或胃壁。

【实验分析】 分析不同给药途径对药物作用的影响。

二、不同给药剂量对药物作用的影响

【实验目的】

(1)观察并掌握不同给药剂量对药物作用的影响。

(2)掌握小白鼠的捉拿法与腹腔注射法。

【实验准备】

1.实验动物 小白鼠($18\sim22$ g)3 只。

2.实验药品 0.2%苯甲酸钠咖啡因溶液、0.5%苯甲酸钠咖啡因溶液、2%苯甲酸钠咖啡因溶液等。

3.实验器材 电子天平、1 mL 注射器、5 号针头、75％酒精棉球、鼠笼或 1000 mL 大烧杯等。

【实验步骤】

（1）取小白鼠 3 只,称重、标记(甲、乙、丙)后分别放入鼠笼或大烧杯中,观察 3 只小白鼠的正常活动情况。

（2）腹腔注射:甲鼠注射 0.2％苯甲酸钠咖啡因溶液 0.2 mL/10 g;乙鼠注射 0.5％苯甲酸钠咖啡因溶液 0.2 mL/10 g;丙鼠注射 2％苯甲酸钠咖啡因溶液 0.2 mL/10 g,给药后分别置于大烧杯中。

（3）观察小白鼠有无兴奋、竖尾、惊厥,甚至死亡等现象,记录各症状发生的时间,并比较 3 只小白鼠的用药后反应有何不同。

【实验结果】 实验结果记录于表 17-2 中。

表 17-2　实验结果记录表

标记	体重/g	给药浓度与剂量	给药前表现	给药后反应	发生时间
甲					
乙					
丙					

【实验分析】 3 只小白鼠的给药后反应有何不同? 为什么?

（倪晓菲　刘　璇）

技能三　拟胆碱药与抗胆碱药对瞳孔的影响

【实验目的】

（1）观察拟胆碱药与抗胆碱药对瞳孔的作用。

（2）掌握家兔滴眼给药法及瞳孔测量法。

【实验原理】 M 受体激动药毛果芸香碱选择性激动瞳孔括约肌上的 M 受体,使瞳孔括约肌向中心方向收缩,瞳孔开大肌张力不变,故瞳孔缩小;M 受体阻断药阿托品通过阻断瞳孔括约肌上的 M 受体,使瞳孔括约肌松弛,瞳孔开大肌张力不变,故瞳孔散大。

【实验准备】

1.实验动物 家兔(2～3 kg)1 只。

2.实验药品 1％硫酸阿托品溶液、1％硝酸毛果芸香碱溶液等。

3.实验器材 剪刀、测瞳尺、兔固定器、滴管、手电筒、秒表等。

【实验步骤】

（1）用手电筒照射家兔瞳孔,筛选出对光反应正常的家兔。

（2）取家兔 1 只,放入兔固定器内。剪去兔眼睫毛,在自然光线下测量并记录两侧正常瞳孔大小(mm)。左眼滴 3 滴 1％硝酸毛果芸香碱溶液;右眼滴 3 滴 1％硫酸阿托品溶液。滴药时将家兔下眼睑拉成杯状,并用手指按住鼻泪管,使药液在眼睑内保留 1 min,然后将手轻轻放开,任其自然溢出。

（3）滴药 15 min 后,在同样的光线下,再分别测量各眼瞳孔大小。

【实验结果】 实验结果记录于表 17-3 中。

表 17-3　实验结果记录表

兔眼	药品	给药前瞳孔大小/mm	给药后瞳孔大小/mm
左	1％硝酸毛果芸香碱溶液		

兔眼	药品	给药前瞳孔大小/mm	给药后瞳孔大小/mm
右	1%硫酸阿托品溶液		

【注意事项】

(1)测量瞳孔时勿刺激角膜,否则会影响瞳孔大小。

(2)滴药时应按压内眦部的鼻泪管,以防药液进入鼻腔经鼻黏膜吸收。

(3)各眼滴药量要准确,眼内停留时间要一致,以确保药液充分作用。

(4)务求给药后测量瞳孔条件一致,如光线的强度、光源的角度等。

(5)实验动物应为1周内未用过眼药者。

【实验分析】 毛果芸香碱和阿托品对瞳孔各有何作用?

（周　静　刘　璇）

技能四　有机磷酸酯类中毒及解救

【实验目的】

(1)观察有机磷酸酯类中毒时的症状并分析其中毒机制。

(2)比较阿托品、氯解磷定对有机磷酸酯类中毒的解救效果并分析其解救机制。

【实验原理】

敌百虫与乙酰胆碱酯酶(AChE)以共价键结合形成磷酰化胆碱酯酶,使AChE失去水解乙酰胆碱(ACh)的活性,导致体内ACh大量积聚,引起M样症状、N样症状,甚至中枢症状。若不及时抢救,磷酰化胆碱酯酶在几分钟或几个小时内就"老化",生成更为稳定的单烷氧基磷酰化胆碱酯酶,此时胆碱酯酶复活药也难以恢复其活性。

氯解磷定不仅能恢复胆碱酯酶活性,还能与体内游离的有机磷结合,生成无毒的磷酰化氯解磷定从尿液排出,从而解救中毒。阿托品能阻断M受体,迅速解除M样症状,也能缓解部分中枢症状,但不能解除N样症状。两药合用可提高解救效果。

【实验准备】

1.实验动物 家兔(2～3 kg)2只。

2.实验药品 5%敌百虫溶液、0.1%硫酸阿托品溶液、2.5%氯解磷定注射液等。

3.实验器材 电子天平、兔固定器、注射器(5 mL、10 mL)、棉球或滤纸、瞳孔尺等。

【实验步骤】

(1)取健康家兔2只,分别称重、标记(甲、乙),观察并记录呼吸频率与幅度、瞳孔大小、唾液分泌、大小便以及有无肌震颤等情况。

(2)固定家兔,两兔均由耳缘静脉缓慢注射5%敌百虫溶液2 mL/kg,观察并记录中毒后上述生理指标改变情况。

(3)待家兔瞳孔缩小、唾液分泌增多、呼吸急促等中毒症状出现时,先于甲兔耳缘静脉注射2.5%氯解磷定注射液2 mL/kg,乙兔耳缘静脉注射0.1%硫酸阿托品溶液1 mL/kg,观察中毒症状的缓解情况。

(4)再于甲兔耳缘静脉注射0.1%硫酸阿托品溶液1 mL/kg,乙兔耳缘静脉注射2.5%氯解磷定注射液2 mL/kg,继续观察中毒症状的缓解情况。

【实验结果】 实验结果记录于表17-4中。

表 17-4　实验结果记录表

标记	药物	呼吸/(次/分)	瞳孔大小/mm	唾液分泌	大小便	肌震颤
甲	用药前					
	用敌百虫后					
	用氯解磷定后					
	用硫酸阿托品后					
乙	用药前					
	用敌百虫后					
	用硫酸阿托品后					
	用氯解磷定后					

注:症状指标记录如下。唾液分泌:用滤纸按住吸嘴部,看纸上水印大小,以＋、＋＋、＋＋＋表示。大小便:按量的多少,以＋、＋＋、＋＋＋表示。肌震颤:按程度不同,以＋、＋＋、＋＋＋表示。

【注意事项】

(1)注意观察并记录正常状态时家兔的各种情况。

(2)本实验使用的敌百虫是有机磷农药,能透过皮肤吸收。在实验过程中,应充分注意自我保护,戴好防护手套,防止接触性中毒的发生。

(3)给家兔静脉注射敌百虫后,如 20 min 尚未出现中毒症状,可追加 5% 敌百虫溶液 0.5～1 mL/kg。

(4)观察家兔中毒症状时,备好抢救药品,在抢救时应反复给药,以达到解救目的。

【实验分析】

(1)分析并讨论有机磷酸酯类中毒的临床表现及中毒机制。

(2)阿托品、氯解磷定对有机磷酸酯类中毒的哪些症状的缓解效果好?

(3)分析并讨论阿托品和氯解磷定联合解救有机磷酸酯类中毒的依据。

(周　静　刘　璇)

技能五　局部麻醉药的表面麻醉作用与毒性比较

【实验目的】

(1)比较普鲁卡因、丁卡因局部麻醉作用与毒性大小。

(2)熟练掌握家兔的捉拿、滴眼给药法及眨眼反射的观察。

(3)熟练掌握小白鼠的捉拿与腹腔注射操作技能。

【实验原理】　局部麻醉药通过阻滞神经细胞膜上的钠通道,抑制 Na^+ 内流,从而阻断神经冲动的产生和传导,产生局部麻醉作用。目前认为局部麻醉药在钠通道上的受体是疏水性的,因此疏水性强的药物和受体的亲和力较高,毒性也增加。丁卡因脂溶性高,穿透性强,其麻醉效能是普鲁卡因的 10～20 倍,毒性亦为普鲁卡因的 10～20 倍。毒性反应主要表现为中枢神经和心血管系统的毒性,包括惊厥、抽搐、呼吸和心搏骤停等。

一、普鲁卡因、丁卡因的表面麻醉作用比较

【实验准备】

1.实验动物　家兔(2～3 kg)1 只。

2.实验药品　1% 盐酸普鲁卡因溶液、1% 盐酸丁卡因溶液。

3. 实验器材 兔固定器1个、剪刀1把、滴管2支等。

【实验步骤】

(1)取无眼疾家兔1只,检查两眼情况,放入兔固定器内,剪去双眼睫毛,用兔须触及角膜的上、中、下、左、右5点,观察并记录正常眨眼反射。

(2)将家兔下眼睑拉成杯状,并用中指压住鼻泪管,左眼滴3滴1%盐酸普鲁卡因溶液,右眼滴3滴1%盐酸丁卡因溶液。轻揉下眼睑使药液与角膜充分接触1 min后开始计时。

(3)每隔5 min测试两眼的眨眼反射1次,至30 min为止,记录眨眼反射阳性反应率。

【实验结果】 实验结果记录于表17-5中。

表 17-5 实验结果记录表

兔眼	药品	用药前眨眼反射	用药后眨眼反射					
			5 min	10 min	15 min	20 min	25 min	30 min
左	1%盐酸普鲁卡因溶液							
右	1%盐酸丁卡因溶液							

【实验结论】

请写出实验结论。

【注意事项】

(1)用药前后刺激角膜的兔须应为同一根,刺激强度保持一致。

(2)刺激角膜时不可触及眼睑,以免影响实验结果。

(3)眨眼反射阳性反应率记录方法:角膜5个点都引起眨眼反射记为5/5(全部阳性);如果只有1个点存在眨眼反射记为1/5;如果5个点均不引起眨眼反射记为0/5(全部阴性)。

【实验分析】

(1)实验结果说明了什么? 有何临床参考意义?

(2)通过对实验的观察、分析,讨论临床常用的局部麻醉药与局部麻醉方法。

二、普鲁卡因、丁卡因的毒性比较

【实验准备】

1. 实验动物 小白鼠(18～22 g)2只。

2. 实验药品 1%盐酸普鲁卡因溶液、1%盐酸丁卡因溶液。

3. 实验器材 电子天平、1 mL注射器、鼠笼(或大烧杯)、记号笔等。

【实验步骤】

(1)取小白鼠2只,称重、标记(甲、乙),观察正常的活动情况。

(2)甲鼠腹腔注射1%盐酸普鲁卡因溶液0.1 mL/20 g,乙鼠腹腔注射1%盐酸丁卡因溶液0.1 mL/20 g,观察2只小白鼠用药后的活动变化,即发生惊厥的时间、惊厥程度,并比较两种局部麻醉药的毒性。

【实验结果】 实验结果记录于表17-6中。

表 17-6　实验结果记录表

标记	体重/g	药品及给药剂量	用药后反应		毒性大小
			发生惊厥的时间/min	惊厥程度	
甲		1%盐酸普鲁卡因溶液＿＿			
乙		1%盐酸丁卡因溶液＿＿			

【实验结论】

请写出实验结论。

【实验分析】

(1)普鲁卡因与丁卡因毒性是否有差异？有何临床意义？

(2)通过对实验的观察、分析，讨论临床工作中的用药护理。

(娜仁花)

技能六　地西泮的抗惊厥作用

【实验目的】

(1)观察地西泮的抗惊厥作用。

(2)掌握家兔耳缘静脉注射给药法。

【实验原理】　地西泮通过激动中枢神经系统内苯二氮䓬受体,促进脑内抑制性神经递质 γ-氨基丁酸(GABA)与 GABA 受体结合,增加 GABA 对中枢神经系统的抑制效应,从而产生抗惊厥作用。

【实验准备】

1. 实验动物　家兔(2~3 kg)2 只。

2. 实验药品　0.5%地西泮注射液、25%尼可刹米注射液、生理盐水等。

3. 实验器材　电子天平、注射器、兔固定器、75%酒精棉球等。

【实验步骤】

(1)取家兔 2 只,称重、标记(甲、乙)后分别放入兔固定器中。

(2)2 只家兔均由耳缘静脉注射 25%尼可刹米注射液 0.5 mL/kg,待家兔出现惊厥(躁动、角弓反张等)后,甲兔立即由耳缘静脉注射 0.5%地西泮注射液 1 mL/kg,观察其惊厥缓解情况;乙兔由耳缘静脉注射生理盐水 1 mL/kg,观察两者的惊厥表现有何不同。

【实验结果】　实验结果记录于表 17-7 中。

表 17-7　实验结果记录表

标记	体重/kg	药物	结果
甲		25%尼可刹米注射液＋0.5%地西泮注射液	
乙		25%尼可刹米注射液＋生理盐水	

【注意事项】　注射尼可刹米前,同时准备好 0.5% 地西泮注射液和生理盐水,待家兔出现惊厥反应立即给药。

【实验分析】

(1)在本实验中,尼可刹米引起的中枢兴奋有哪些表现?为什么?

(2)给予地西泮后,家兔有何变化?为什么?

(李永芬 刘 璇)

技能七 氯丙嗪的镇静作用及对体温调节的影响

【实验目的】

(1)观察氯丙嗪对小白鼠体温调节的影响并掌握其降温作用特点。

(2)掌握小白鼠的体温测量及腹腔注射技术。

【实验原理】 氯丙嗪通过阻断中脑-边缘叶及中脑-皮质通路的多巴胺受体而产生镇静和抗精神病作用。同时,氯丙嗪能抑制下丘脑体温调节中枢,使体温调节失灵,体温随环境温度变化而变化。

【实验准备】

1. 实验动物 小白鼠(18～22 g)4 只。

2. 实验药品 0.08%氯丙嗪溶液、生理盐水、液体石蜡等。

3. 实验器材 托盘天平、鼠笼、大烧杯、肛温计、冰箱、1 mL 注射器等。

【实验步骤】

(1)取小白鼠 4 只,分别称重、标记(甲、乙、丙、丁),观察正常活动及精神状况。测肛温:左手捉持小白鼠,右手将涂有液体石蜡的肛温计缓慢插入小白鼠肛门内约 1.5 cm 处,3 min 后取出读数,每隔 2 min 测 1 次,共测 3 次,取平均值记为正常体温。

(2)甲、丙两鼠分别腹腔注射 0.08%氯丙嗪溶液 0.1 mL/10 g;乙、丁两鼠分别腹腔注射生理盐水 0.1 mL/10 g。

(3)给药后将甲、乙两鼠放入冰箱冷藏室,丙、丁两鼠置于室温。按表 17-8 中规定时间各测量体温 1 次,记录结果并比较差异。

【实验结果】 实验结果记录于表 17-8 中。

表 17-8 实验结果记录表

标记	体重/g	药物	环境	用药前体温/℃	用药后体温/℃			温差/℃	活动情况
					15 min	30 min	45 min		
甲		0.08%氯丙嗪溶液	冰箱						
乙		生理盐水	冰箱						
丙		0.08%氯丙嗪溶液	室温						
丁		生理盐水	室温						

【注意事项】

(1)测体温时,不宜使小白鼠过度骚动。

(2)每次测量时间和肛温计插入深度要一致,每只小白鼠固定一支肛温计。

(3)室温须在 30 ℃以下,以免影响实验结果。

(4)实验前 24 h,将小白鼠置于实验环境中鼠笼内饲养。

【实验分析】 在物理降温配合下使用氯丙嗪,小白鼠体温会发生什么变化?为什么?

(李永芬 刘 璇)

技能八　抗凝血药的抗凝血作用

【实验目的】

(1)观察抗凝血药肝素对小白鼠凝血时间的影响。

(2)掌握小白鼠的捉拿、腹腔注射及灌胃操作技术。

【实验原理】　出血时间是指从出血时起至血液在创口停止流出所需的时间,用以检查凝血过程是否正常。凝血时间是指从血液流出体外时起至凝固所需的时间,用以检查凝血过程的快慢。肝素可通过干扰多个凝血过程,发挥强大的体内、体外抗凝血作用。

【实验准备】

1.实验动物　小白鼠(18～22 g)4 只。

2.实验药品　2 mL∶12500 U 肝素溶液、生理盐水。

3.实验器材　鼠笼、电子天平、注射器、小鼠灌胃器、秒表、毛细玻管、针头、棉球、玻片等。

【实验步骤】

(1)取小白鼠 2 只,分别称重、标记(甲、乙)。甲鼠腹腔注射 2 mL∶12500 U 肝素溶液 0.2 mL/10 g;乙鼠腹腔注射生理盐水 0.2 mL/10 g。20 min 后,测定凝血时间。

(2)毛细玻管法:左手捉持小白鼠,右手持毛细玻管,刺入小鼠内眦部,使血液注满毛细玻管后迅速拔出,以秒表计时。以后每隔 20 s 折断毛细玻管,并轻轻向左右拉开,观察到有血丝出现时,即为毛细玻管法凝血时间,正常值一般为 2～7 min。

(3)玻片法:左手捉持小白鼠,右手持眼科弯头镊摘除一侧眼球,迅速将血滴于清洁干燥的玻片上,同时启动秒表。以后每隔 10 s 用干燥的针头挑动血滴 1 次,直至针头能挑出纤维蛋白丝为止,即为玻片法凝血时间。

【实验结果】　实验结果记录于表 17-9 中。

表 17-9　实验结果记录表

标记	体重/g	药物	凝血时间/s	药物对凝血时间的影响
甲		2 mL∶12500 U 肝素溶液		
乙		生理盐水		

【注意事项】

(1)实验动物体重、大小要相近。

(2)甲鼠与乙鼠测量凝血时间的方法要一致,如甲鼠选择毛细玻管法测量凝血时间,乙鼠也应选择毛细玻管法测量。

【实验分析】

(1)肝素对小白鼠的凝血时间有何影响?

(2)肝素的抗凝机制是什么?临床上有哪些应用?

(付江琴)

技能九　硫酸镁不同给药途径的作用

【实验目的】

(1)观察不同给药途径对药物作用的影响。

(2)掌握家兔的捉拿、耳缘静脉注射和灌胃操作技术;掌握小白鼠的捉拿、腹腔注射及灌胃操作技术。

【实验原理】 硫酸镁口服给药时,在肠道内不易被吸收,使肠内渗透压增高,水分向肠腔转移,肠容积增大,刺激肠壁,反射性引起肠蠕动加快而发挥导泻作用。其作用迅速而强大。

硫酸镁静脉给药,血中 Mg^{2+} 浓度升高,抑制中枢神经,同时拮抗 Ca^{2+} 的作用导致骨骼肌及血管平滑肌松弛,发挥抗惊厥、降压作用。

一、家兔实验法

【实验准备】

1. 实验动物 家兔(2～3 kg)2 只。

2. 实验药品 5%硫酸镁溶液、2.5%氯化钙溶液。

3. 实验器材 电子天平、注射器、兔固定器、75%酒精棉球、灌胃导管等。

【实验步骤】

(1)取家兔 2 只,分别称重并标记(甲、乙),观察两兔的正常活动情况。

(2)甲兔:耳缘静脉注射 5%硫酸镁溶液 3.5 mL/kg。乙兔:5%硫酸镁溶液 16 mL/kg(4～6 倍于注射剂量)灌胃。随后观察家兔肌张力、呼吸及粪便情况。

(3)当家兔出现肌肉松弛、不能站立、呼吸抑制时,尽快经耳缘静脉注射 2.5%氯化钙溶液 1 mL/kg。

【实验结果】 实验结果记录于表 17-10 中。

表 17-10　实验结果记录表

标记	体重/kg	给药途径	药品剂量/mL	给药前			给药后			氯化钙解救效果
				肌张力	呼吸	粪便	肌张力	呼吸	粪便	
甲										
乙										

【注意事项】 硫酸镁需要缓慢静脉注射,注射时要注意观察,一旦出现异常,立即停止注射,并用氯化钙解救。

【实验分析】 根据实验现象分析硫酸镁不同给药途径对药物作用的影响。

二、小白鼠实验法

【实验准备】

1. 实验动物 小白鼠(18～22 g)2 只。

2. 实验药品 10%硫酸镁溶液。

3. 实验器材 鼠笼、灌胃器、电子天平、1 mL 注射器、大烧杯等。

【实验步骤】

(1)取体重相近的小白鼠 2 只,称重、标记(甲、乙)后分别放入大烧杯内,观察小白鼠的活动状态、呼吸和粪便情况。

(2)甲鼠:腹腔注射 10%硫酸镁溶液 0.2 mL/10 g;乙鼠口服 10%硫酸镁溶液 0.2 mL/10 g 或灌胃。

(3)观察、记录 2 只小白鼠反应有何不同。

【实验结果】 实验结果记录于表 17-11 中。

表 17-11　实验结果记录表

标记	体重/g	药品途径	药品剂量/mL	给药前		给药后	
				肌张力	粪便	肌张力	粪便
甲							
乙							

【注意事项】 给小白鼠灌胃时,一定要掌握要领,注意灌胃器不要误入气管,也不要刺破食管或胃壁。

【实验分析】 根据实验现象分析硫酸镁不同给药途径对药物作用的影响。

(张亚平)

技能十　可待因的镇咳作用

【实验目的】

(1)观察磷酸可待因对小白鼠的镇咳作用。

(2)掌握小白鼠的捉拿和腹腔注射给药方法。

【实验原理】 可待因又名甲基吗啡,为阿片生物碱之一,是典型的中枢性镇咳药。通过激动中枢阿片受体,选择性抑制延髓的咳嗽中枢,产生迅速而强大的镇咳作用。

【实验准备】

1.实验动物 小白鼠(18～22 g)2只。

2.实验药品 0.2%磷酸可待因溶液、生理盐水、25%氨水。

3.实验器材 电子天平、1 mL注射器、大烧杯、棉球、计时表等。

【实验步骤】

(1)取小白鼠2只,分别称重并标记(甲、乙),观察其正常的活动及呼吸情况。

(2)甲鼠腹腔注射0.2%磷酸可待因溶液0.2 mL/10 g,乙鼠腹腔注射生理盐水0.2 mL/10 g。

(3)20 min后将等重的棉球分别固定于2个大烧杯底部,并向棉球中滴入2滴25%氨水,将2只小白鼠同时放入倒扣的烧杯中,观察其咳嗽潜伏期和2 min内的咳嗽次数。

【实验结果】 实验结果记录于表17-12中。

表 17-12　实验结果记录表

标记	药物	咳嗽潜伏期/min	2 min 内的咳嗽次数
甲			
乙			

【注意事项】

(1)棉球的大小和松紧程度以及滴入氨水的量要一致。

(2)潜伏期是指将棉球放入大烧杯后至小白鼠第一次咳嗽时的时间。小白鼠咳嗽不易听到声音(在非常安静的环境下可听到),应注意观察,其咳嗽以张口、缩胸为标准。

【实验分析】 通过观察比较实验结果,分析可待因镇咳的作用特点、临床应用及用药护理。

(王锦迪)

技能十一　氢化可的松对细胞膜的保护作用

【实验目的】

(1)掌握糖皮质激素的药理作用,能够分析糖皮质激素对细胞膜保护作用的原理。

(2)学会红细胞混悬液、桔梗煎剂溶液的制备方法。

【实验原理】 桔梗中的皂苷能与细胞膜上的胆固醇形成复合物,致使细胞膜去稳定,红细胞溶解而发生溶血。糖皮质激素氢化可的松具有膜稳定作用,对细胞膜有保护作用,从而对抗溶血。

【实验准备】

1. 实验动物 健康家兔 1 只。

2. 实验药品 0.5%氢化可的松溶液、生理盐水、2%红细胞混悬液、桔梗煎剂溶液。

3. 实验器材 离心机、三角烧杯、试管、5 mL 量筒,0.5 mL、1 mL、2 mL 移液管各 1 支等。

【实验步骤】

(1)2%红细胞混悬液的制备:取家兔 1 只,从心脏取血,置于盛有玻璃珠的三角烧杯中,振荡或搅拌15~20 min,直至纤维蛋白黏附到玻璃珠或搅拌棒上为止,最终得到去纤维蛋白血液。转入刻度离心管中,加入 3~4 倍体积的生理盐水,摇匀后以 3000 r/min 离心约 10 min,弃上清液。如此反复洗涤 3~4 次,直至上清液呈无色透明为止。最后,弃去上清液,根据红细胞容量,用生理盐水稀释成 2%红细胞混悬液。

(2)桔梗煎剂溶液的制备:取 4 g 桔梗,加适量水浸泡 30 min,连续煎煮 3 次(第 1 次 20 min,第 2 次15 min,第 3 次 10 min)后过滤,用蒸馏水定容至 100 mL 即可。

(3)取 3 支试管,分别编号,各加入 3 mL 2%红细胞混悬液。

(4)于 1 号试管中加入 1.5 mL 生理盐水,2 号试管中加入 1 mL 生理盐水,3 号试管中加入 1 mL 0.5%氢化可的松溶液,摇匀后静置 10~15 min。

(5)再分别于 2 号试管、3 号试管中加入 0.5 mL 桔梗煎剂溶液,摇匀,静置 10~15 min,观察各试管中有无溶血现象。

【实验结果】 实验结果记录于表 17-13 中。

表 17-13 实验结果记录表

试管号	2%红细胞混悬液	生理盐水	0.5%氢化可的松溶液	桔梗煎剂溶液	结果观察
1	3 mL	1.5 mL	—	—	
2	3 mL	1 mL	—	0.5 mL	
3	3 mL	—	1 mL	0.5 mL	

【注意事项】 桔梗煎煮过程中,注意补充水分,以防煮干。

【实验分析】 结合糖皮质激素的药理作用,得出实验现象的分析结果。

(张亚平 布正兴)

技能十二 药物的配伍禁忌

【实验目的】

(1)通过实验,观察两种或两种以上药物配合使用时,可能产生的配伍禁忌。

(2)熟悉药物配伍禁忌的实际意义。

【实验原理】 两种或两种以上药物在配合使用时,可能出现理化性质或药理性质改变,使药效减弱或丧失,或产生毒性的现象称为配伍禁忌。药物的配伍禁忌可分为以下三种情况。

(1)物理性配伍禁忌:药物配合使用时,发生物理性质改变,如吸附、潮解、液化、溶化、析出等。如:抗生素与活性炭合用,则抗生素被吸附而疗效降低;碳酸钠与醋酸铅研磨会变湿润;水合氯醛与樟脑等量混合研磨会形成低熔点混合物而产生液化现象;浓盐水与乙醇混合会析出 NaCl 晶体。

(2)化学性配伍禁忌:药物配合使用时,发生化学性质改变,如沉淀、变色、产气、燃烧、爆炸等。如:盐酸四环素以碳酸氢钠注射液稀释时,由于 pH 增大而析出四环素结晶;肾上腺素溶液遇光或空气后,特别是在碱性条件下,会逐渐变成红色或棕色而疗效降低,甚至失效;高锰酸钾与甘油混合会发生燃烧。

(3)药理性配伍禁忌(疗效性配伍禁忌):药物配合使用时,药理作用相互抵消或毒性增强。如:Ca^{2+} 与

Mg^{2+}的相互对抗;洋地黄与钙剂合用,钙剂能增强洋地黄对心脏的毒性。

临床上常将多种药物联合使用,此时应特别注意药物之间的物理性和化学性配伍禁忌,如青霉素与磺胺嘧啶,庆大霉素与羧苄西林或氨苄西林相混合则失去活性,必要时,应以不同途径给药。药理性配伍禁忌一般应予避免,但在特殊情况下,可利用它来减少药物的副作用和在药物中毒时进行解毒,如酸中毒可用弱碱中和,毛果芸香碱等拟胆碱药中毒可用阿托品等抗胆碱药解救,咖啡因可用来减低水合氯醛对延髓和心脏的副作用等。

【实验准备】

1.实验动物 小白鼠(18~22 g)4 只。

2.实验药品 蒸馏水、液体石蜡、水合氯醛、樟脑、樟脑醑溶液、10%磺胺嘧啶钠注射液、维生素 B_1 注射液、24 万 U 青霉素 G 钠溶液、1.25%盐酸四环素注射液、0.1%盐酸肾上腺素注射液、5%碳酸钠溶液、0.3%戊巴比妥钠注射液、1%安钠咖注射液、4%硫酸镁注射液、5%氯化钙注射液等。

3.实验器材 托盘天平、1 mL 注射器、试管架、试管、5 号针头、药匙、乳钵、pH 试纸等。

【实验步骤】

1.物理性配伍禁忌

(1)分别取 1 mL 樟脑醑溶液和 1 mL 蒸馏水于试管中混合摇匀,观察是否产生沉淀。

(2)分别取 3 mL 液体石蜡和 1 mL 蒸馏水于试管中混合摇匀,观察是否产生分层。

(3)分别取 2 g 水合氯醛和 2 g 樟脑置于乳钵混合研磨,观察是否有液化现象产生。

2.化学性配伍禁忌

(1)先用 pH 试纸测定 10%磺胺嘧啶钠注射液的 pH,然后分别取 1 mL 10%磺胺嘧啶钠注射液和 1 mL 维生素 B_1 注射液于试管中混合摇匀,待充分反应后用 pH 试纸测定溶液的 pH。

(2)分别取 1 mL 24 万 U 青霉素 G 钠溶液和 1 mL 1.25%盐酸四环素注射液于试管中混合摇匀,观察是否发生反应。

(3)分别取 1 mL 0.1%盐酸肾上腺素注射液和 1 mL 5%碳酸钠溶液于试管中混合摇匀,观察是否发生反应。

3.药理性配伍禁忌

(1)取小白鼠 2 只,分别称重、标记(甲、乙),甲鼠肌内注射 1%安钠咖注射液 0.1 mL/10 g,5 min 后两鼠分别腹腔注射 0.3%戊巴比妥钠溶液 0.2 mL/10 g,观察两鼠反应有何不同。

(2)取小白鼠 2 只,分别称重、标记(丙、丁),两鼠均肌内注射 4%硫酸镁注射液 0.2 mL/10 g,待出现肌肉松弛现象后,丙鼠立即腹腔注射 5%氯化钙注射液 0.1 mL/10 g,观察两鼠反应有何不同。

【实验结果】

1.物理性配伍禁忌实验结果 将实验结果记录于表 17-14 中。

表 17-14 实验结果记录表

实验名称	药物 1	药物 2	混合摇匀或混合研磨后的反应
沉淀实验	1 mL 樟脑醑溶液	1 mL 蒸馏水	
分层实验	3 mL 液体石蜡	1 mL 蒸馏水	
液化实验	2 g 水合氯醛	2 g 樟脑	

2.化学性配伍禁忌实验结果

(1) 10%磺胺嘧啶钠注射液 pH 为_____ ,1 mL 10%磺胺嘧啶钠注射液和 1 mL 维生素 B_1 注射液混合摇匀充分反应后溶液的 pH 为_____。

(2) 1 mL 24 万 U 青霉素 G 钠溶液和 1 mL 1.25%盐酸四环素注射液混合摇匀后发生的反应是_____
_____。

(3) 1 mL 0.1%肾上腺素注射液和 1 mL 5%碳酸钠溶液混合摇匀后发生的反应是_____
_____。

3.药理性配伍禁忌

(1)实验结果记录于表17-15中。

表 17-15　药理性配伍禁忌结果(一)

标记	体重/g	注射的药物	5 min 后腹腔注射 0.3％戊巴比妥钠溶液 0.2 mL/10 g 后的反应
甲		肌内注射 1％ 安钠咖注射液 0.1 mL/10 g	
乙		无	

(2)实验结果记录于表17-16中。

表 17-16　药理性配伍禁忌结果(二)

标记	体重/g	注射的药物 1	出现肌肉松弛 后注射的药物 2	注射药物 2 后的反应
丙		肌内注射 4％硫酸镁 注射液 0.2 mL/10 g	腹腔注射 5％氯化钙 注射液 0.1 mL/10 g	
丁		肌内注射 4％硫酸镁 注射液 0.2 mL/10 g	无	

【实验分析】　根据以上实验结果说明药物配伍禁忌的临床应用意义。

(叶群芳)

技能十三　链霉素的毒性反应及解救

【实验目的】　观察链霉素阻断神经肌肉接头的毒性及钙离子的对抗作用。

【实验原理】　大剂量链霉素可产生非去极化型神经肌肉阻滞作用,表现为急性肌肉麻痹。钙剂或新斯的明可拮抗此毒性反应。

【实验准备】

1.实验动物　小白鼠(18～22 g)2 只。

2.实验药品　1％氯化钙溶液、4％硫酸链霉素溶液、生理盐水等。

3.实验器材　托盘天平、1 mL 注射器、大烧杯等。

【实验步骤】

(1)取大小相近的小白鼠 2 只,分别称重、标记(甲、乙),观察正常活动、呼吸及肌紧张状况。

(2)甲鼠腹腔注射 1％氯化钙溶液 0.1 mL/10 g,乙鼠腹腔注射生理盐水 0.1 mL/10 g。

(3)6 min 后,两鼠分别腹腔注射 4％硫酸链霉素溶液 0.1 mL/10 g。观察两鼠有何变化,记录结果并比较差异。

【实验结果】　实验结果记录于表 17-17 中。

表 17-17　实验结果记录表

标记	体重/g	药物	给药前反应	用 4％硫酸链霉素溶液后反应	注射钙剂后反应
甲		1％氯化钙溶液			
乙		生理盐水			

【注意事项】 一般注射 4‰硫酸链霉素溶液 10 min 后毒性反应才会出现,并逐渐加重。

【实验分析】 链霉素的不良反应有哪些? 钙剂可拮抗链霉素的哪些毒性反应?

(叶群芳)

技能十四　药物一般常识

一、药物、药品、假药与劣药

(1)药物:能改变或查明机体的生理功能或病理状态,用于预防、诊断、治疗疾病的化学物质。

(2)药品:用于预防、治疗、诊断人的疾病,有目的地调节人的生理机能并规定有适应证或者功能主治、用法和用量的物质,包括中成药、化学药和生物制品等。

(3)假药:《中华人民共和国药品管理法》规定有下列情形之一的药品,为假药。

①药品所含成分与国家药品标准规定的成分不符。

②以非药品冒充药品或者以他种药品冒充此种药品。

③变质的药品。

④药品所标明的适应证或者功能主治超出规定范围。

(4)劣药:《中华人民共和国药品管理法》规定有下列情形之一的,为劣药。

①药品成分的含量不符合国家药品标准。

②被污染的药品。

③未标明或者更改有效期的药品。

④未注明或者更改产品批号的药品。

⑤超过有效期的药品。

⑥擅自添加防腐剂、辅料的药品。

⑦其他不符合药品标准的药品。

二、处方药、非处方药

(1)处方药:凭执业医师和执业助理医师处方方可购买、调配和使用的药品。

(2)非处方药(OTC):由国务院药品监督管理部门公布的,不需要凭执业医师和执业助理医师处方,消费者可以自行判断、购买和使用的药品。

三、毒性药品、放射性药品、麻醉药品与精神药品

(1)毒性药品:医疗用毒性药品的简称,指毒性剧烈、治疗量与中毒量相近,使用不当会致人中毒或死亡的药品。

(2)放射性药品:用于临床诊断或者治疗的放射性核素制剂或者其标记药物。

(3)麻醉药品:列入麻醉药品目录的药品和其他物质,连续使用后易产生生理依赖性,停药后会出现戒断症状的成瘾性药品。

(4)精神药品:列入精神药品目录的药品和其他物质,直接作用于中枢神经系统,使之兴奋或抑制,连续使用能产生精神依赖性的药品。精神药品可分为第一类精神药品和第二类精神药品两类。

四、药品的慎用、忌用与禁用

药品说明书上经常出现慎用、忌用与禁用等表述,虽然只有一字之差,但意义却大不相同。

(1)慎用:使用此药物应谨慎,用药过程中要密切观察,一旦出现不良反应应立即停止使用。通常需要慎用的药物适用人群为儿童、老年人、孕产妇及内脏器官功能不良者。因此类人群体内代谢功能较差,容易出现不良反应。

(2)忌用：药物不适宜使用或应避免使用。提醒患者服用此类药物可能会出现明显的不良反应。如服用喷托维林，咳嗽痰多时就应该忌用，否则痰不易咳出，反而加重病情。因喷托维林属抑制咳嗽中枢的镇咳药，若必须用此药，应与对抗该药副作用的药物联合使用，以减少不良反应的发生。

(3)禁用：禁止使用。某些患者如使用该药会发生严重的不良反应或中毒，如心动过缓、心力衰竭的患者应禁用普萘洛尔；青光眼患者应禁用阿托品等。凡属禁用的药物，绝不能使用。

五、处方常用缩写词

处方常用缩写词见表17-18。

表 17-18　处方常用缩写词

缩写词	中文	缩写词	中文
Rp	取	bid	每日 2 次
am	上午	tid	每日 3 次
pm	下午	qid	每日 4 次
ac	饭前	q8h	每 8 小时
pc	饭后	prn	必要时（长期）
po	口服	sos	需要时（临时）
ih	皮下注射	St	立即
im	肌内注射	Co	复方
iv	静脉注射	Sig	用法
ivgtt	静脉滴注	Tab	片剂
qn	每晚	Caps	胶囊剂
qd	每日 1 次	Inj	注射剂

（杨　实）

参 考 文 献

[1]　陈妙茹,林春英. 用药护理[M]. 2 版. 北京:人民卫生出版社,2017.

[2]　陈忠,杜俊蓉. 药理学[M]. 9 版. 北京:人民卫生出版社,2022.

[3]　符秀华,付红焱. 药物学基础[M]. 北京:科学出版社,2018.

[4]　符秀华,覃隶莲. 药理学基础[M]. 北京:人民卫生出版社,2015.

[5]　贾焕金. 药理学基础[M]. 3 版. 北京:科学出版社,2021.

[6]　姜国贤. 护理药理学[M]. 3 版. 北京:人民卫生出版社,2018.

[7]　秦红兵,姚伟. 护用药理学[M]. 北京:人民卫生出版社,2018.

[8]　邱建波. 药理学与药物治疗学基础[M]. 2 版. 北京:中国医药科技出版社,2021.

[9]　吴增春,沙红. 药理学[M]. 武汉:华中科技大学出版社,2012.

[10]　沙红,夏大华. 药物学基础[M]. 武汉:华中科技大学出版社,2017.

[11]　沙红,严秀芹. 护用药理学基础[M]. 北京:人民卫生出版社,2018.

[12]　孙宏丽,田卫东. 药理学[M]. 2 版. 北京:人民卫生出版社,2018.

[13]　孙艳平,吴丽萍. 药物学基础[M]. 北京:人民卫生出版社,2018.

[14]　孙艳平. 药物学基础[M]. 3 版. 北京:人民卫生出版社,2022.

[15]　王开贞,李卫平. 药理学[M]. 8 版. 北京:人民卫生出版社,2019.

[16]　王开贞,于天贵. 药理学[M]. 7 版. 北京:人民卫生出版社,2014.

[17]　杨宝峰,陈建国. 药理学[M]. 4 版. 北京:人民卫生出版社,2023.

[18]　姚宏,黄刚. 药物学基础[M]. 3 版. 北京:人民卫生出版社,2015.

[19]　詹沛晶. 药物应用护理[M]. 北京:中国中医药出版社,2017.

[20]　詹沛晶,叶宝华. 护理药物学[M]. 武汉:华中科技大学出版社,2013.

[21]　张庆,符秀华. 药物学基础[M]. 4 版. 北京:人民卫生出版社,2023.